electrocardiogram

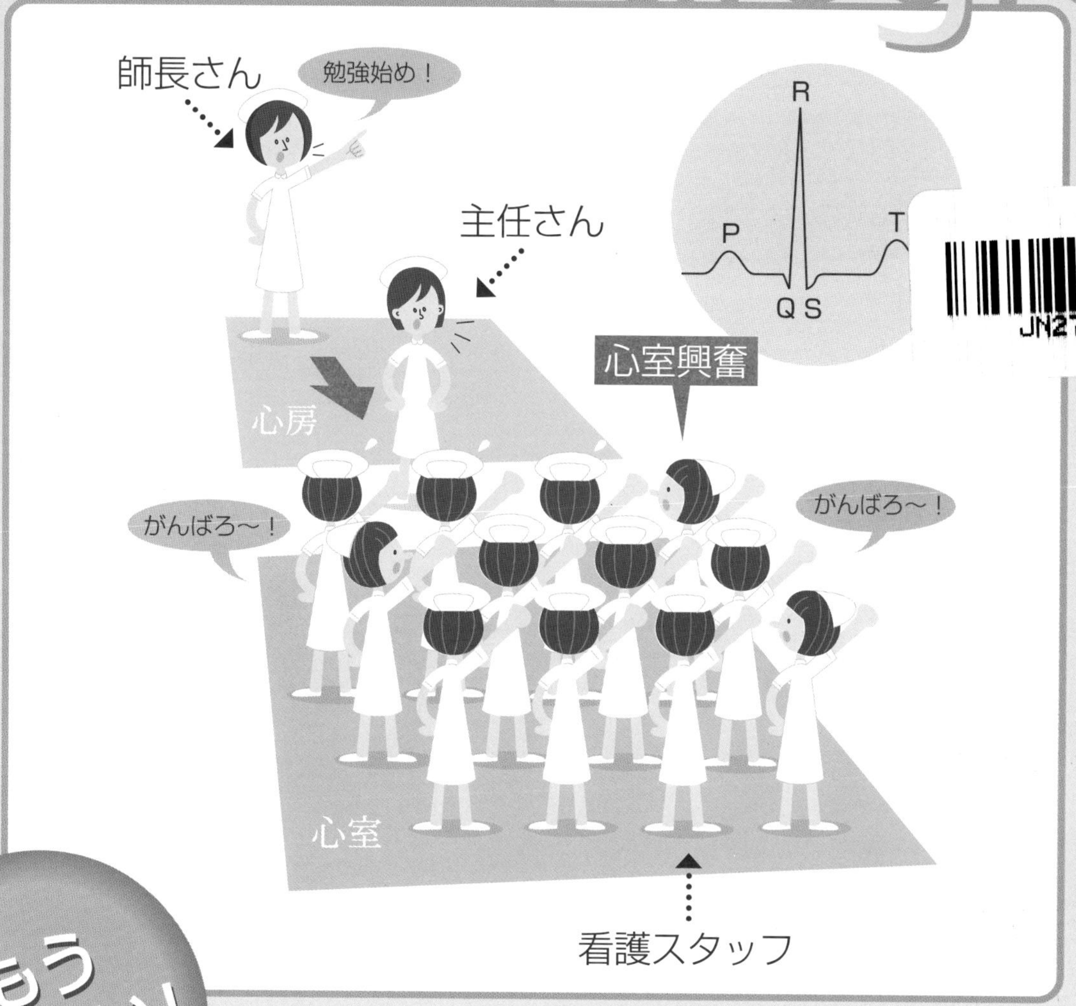

もう忘れない！早わかり心電図

たとえで覚える心臓の動きと心電図の読みかた

中国電力株式会社
中電病院 内科副部長
石橋 克彦
Ishibashi Katsuhiko

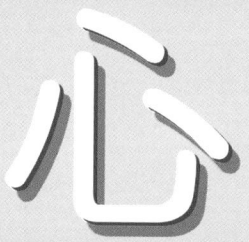

INTRODUCTION

はじめに

　心電図は、心臓という臓器の様子を、患者さんに負担を掛けることなくうかがい知ることのできる、たいへん優れた検査です。そのため、医師だけでなくナースにとっても、とても身近な検査法といえるでしょう。

　ところが、医学の進歩は心電図学をなんだか難しく、複雑なものに変えてしまいました。もちろん、医療の最先端では、次々に新しい機器や理論が登場し、新しい知見が積み重ねられています。そのため、テキストも細分化され、深い基礎知識を要求されるようになり、少々息苦しい印象があります。

　この本は、臨床の現場で、あるいは看護学校や院外セミナーで、心電図をどんなふうにとらえたらいいんだろう、ということを、スタッフと話し合って出来上がりました。ときにはオーバーなたとえもあるけれど、正しい知識が楽しく身に付くように、というコンセプトで進めています。「ちょっと行き過ぎ？」という部分もあるのですが、そのあたりはそっと教えていただけると助かります。

　第１章から第４章まで、たくさんのたとえやイラストをちりばめました。どこから読み始めてもらっても、へえ～と思ってもらえるような、そんな仕掛けにしています。

　掛け算の九九のように、丸暗記が効果的な場合ももちろんあります。だけど、子どものころ、「なぜ？　どうして？」で始まった知識は、色あせることがありません。そんなふうに、いろんな「なぜ」に答えられるように。モニター心電図を見て、次はどんな対応になるんだろう？　そのとき使う薬は何だろう？　その薬はどこに気を付けたらいいの？　そんな具合に。

　私たちは、現場に立つ者として、患者さんの病態をより的確に把握しなくてはいけません。心電図はそのための道具です。その道具をうまく使いこなせるように、少しでもお手伝いができるなら。

　やわらかな書き味ですが、内容的にはかなり深いところまで踏み込んでいます。コメディカルの方、そして研修医からベテランの諸先輩方まで、忌憚のないご意見をいただければ、望外の喜びです。

2006年1月

中国電力株式会社
中電病院 内科副部長

石橋 克彦

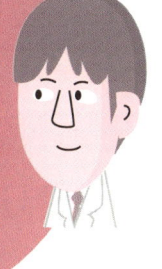

CONTENTS もくじ

はじめに ・・・・・・・・・ 3

Chapter 1

第1章 基礎編 ～たとえで学ぶ心電図の読みかた ・・・・・・・・・ 7

1. あたかもジェットコースター！ ・・・・・・・・・ 8
2. 興奮のドミノ ・・・・・・・・・ 10
3. 脈拍数早わかり！ ・・・・・・・・・ 12
4. 心臓を眺める電気の目 ・・・・・・・・・ 14
5. 恋の心電図♡ ・・・・・・・・・ 16
6. P波とPQ時間の異常 ・・・・・・・・・ 18
7. QRS波の異常 ・・・・・・・・・ 20
8. ST部分とT波の異常 ・・・・・・・・・ 22
9. 内側に不安？ ST低下の意味 ・・・・・・・・・ 24
10. ST低下の形 ・・・・・・・・・ 26
11. 迷惑なハイテンション！ ST上昇の意味 ・・・・・・・・・ 28
12. コンサート会場の法則 ・・・・・・・・・ 30
13. 陰性T波は最初のチャイム ・・・・・・・・・ 32
14. キューちゃんと冠動脈 ・・・・・・・・・ 34
15. どこでもキューちゃん ・・・・・・・・・ 36
16. 心臓を取り巻く電気の目 ・・・・・・・・・ 38

ハイパー基礎編

17. 電極4つで6つの波形？ ・・・・・・・・・ 40
18. 傾きは左向き ・・・・・・・・・ 42
19. 胸部誘導と移行帯 ・・・・・・・・・ 44
20. 電極色とりどり ・・・・・・・・・ 46
21. 静止電位とイオン ・・・・・・・・・ 48
22. イオンと心筋興奮 ・・・・・・・・・ 50

第2章 臨床編 ～ナースステーションで読み解く不整脈心電図 ‥53

1. 刺激伝導系はまるでナースステーション ‥‥‥‥‥‥‥‥‥‥‥54
2. 心電図波形をナースステーションでみてみると ‥‥‥‥‥‥‥‥55
3. 他病棟のおせっかい師長がやってくる！～上室性期外収縮（APC）‥‥‥‥58
4. 突然やる気のスタッフが登場！～心室性期外収縮（VPC）‥‥‥‥60
5. 張り切りスタッフが混乱させる ～危険な心室性期外収縮（VPC）‥‥62
6. そのタイミングは悪すぎる ～R on T型心室性期外収縮（VPC）‥‥64
7. 師長さんの井戸端会議 ～心房細動（Af）‥‥‥‥‥‥‥‥‥‥66
8. 主任さん張り切りすぎ ～発作性上室性頻拍（PSVT）‥‥‥‥‥68
9. でしゃばりケント束 ～WPW症候群 ‥‥‥‥‥‥‥‥‥‥‥‥70
10. 羽ばたき師長は要注意 ～心房粗動（AF）‥‥‥‥‥‥‥‥‥‥72
11. やる気のスタッフが勝手にどんどん指示 ～心室頻拍（VT）‥‥‥74
12. 病棟の危機！～無秩序状態の心室細動（Vf）‥‥‥‥‥‥‥‥‥76
13. 主任さんの伝達がちょっとだけ遅い ～1度房室ブロック‥‥‥‥78
14. 主任さんからの指示がときどき途切れる ～2度房室ブロック‥‥80
15. 指示がまったく届かない ～3度房室ブロック ‥‥‥‥‥‥‥‥82
16. ひ弱で途切れがち ～右脚ブロック（RBBB）‥‥‥‥‥‥‥‥84
17. 丈夫なのにどうして？ ～左脚ブロック（LBBB）‥‥‥‥‥‥86
18. 張り切り師長に必死でついていく ～洞性頻脈 ‥‥‥‥‥‥‥‥88
19. のんびりペースでヒマな病棟 ～洞性徐脈 ‥‥‥‥‥‥‥‥‥‥90
20. 師長といっしょに大混乱 ～洞不全症候群（SSS）‥‥‥‥‥‥92

第3章 ハイパー臨床編 ～もっと理解を深めるために ‥‥‥‥95

ハイパー臨床編

1. 発作時の変化をつかまえろ！～狭心症 ‥‥‥‥‥‥‥‥‥‥‥‥96
2-1. 早期治療がカギ！～心筋梗塞 ‥‥‥‥‥‥‥‥‥‥‥‥‥‥‥98
2-2. キューちゃん再登場！① ～前壁中隔梗塞 ‥‥‥‥‥‥‥‥‥100
2-3. キューちゃん再登場！② ～下壁梗塞 ‥‥‥‥‥‥‥‥‥‥‥102
2-4. キューちゃん再登場！③ ～前壁側壁梗塞 ‥‥‥‥‥‥‥‥‥104
2-5. キューちゃん再登場！④ ～側壁梗塞 ‥‥‥‥‥‥‥‥‥‥‥105
3. 徐脈治療の切り札！～人工ペースメーカー ‥‥‥‥‥‥‥‥‥106

ハイパー薬編
- **4-1** はじめに　不整脈の治療薬 108
- **4-2** Ⅰa群　ちょっと危ない万能選手　〜リスモダン® 110
- **4-3** Ⅰb群　心室頻拍に第1選択　〜キシロカイン® 112
- **4-4** Ⅰc群　新しいけど慎重に　〜サンリズム® 114
- **4-5** Ⅱ群　脈を抑える降圧薬　〜インデラル® 116
- **4-6** Ⅲ群　強い作用と副作用　〜シンビット® 117
- **4-7** Ⅳ群　刺激伝導系を抑制する降圧薬　〜ワソラン® 118
- **4-8** Ⅴ群　脈はゆっくり、強心作用も　〜ジギタリス製剤 120
- **4-9** Ⅴ群　急速静注で効果を発揮　〜アデホスコーワ® 122
- **4-10** その他　あっと驚くアトロピン®　〜副交感神経遮断薬 123

ハイパー電解質編
- **5-1a** テント状T波が特徴的　〜高カリウム血症① 124
- **5-1b** なぜT波は高くなる？　〜高カリウム血症② 126
- **5-2** 平低T波とU波の出現　〜低カリウム血症 127
- **5-3** QT時間の短縮　〜高カルシウム血症 128
- **5-4** QT時間の延長　〜低カルシウム血症 129

ハイパー不整脈編
- **6-1** よく見ればP波が！　〜変行伝導を伴う上室性期外収縮 130
- **6-2** 洞停止と間違えないで　〜非伝導性上室性期外収縮 132
- **6-3** P波いろいろ　〜房室接合部調律 134
- **6-4** 師長さん一人ぼっち　〜洞房ブロック 136
- **6-5** 引っ込み思案なケント束　〜間欠性WPW症候群 138

さらにハイパー臨床編
- **7** 広範囲なST上昇　〜急性心膜炎 140
- **8** 高電位と陰性T波　〜肥大型心筋症 141
- **9** 術後合併症として重要　〜肺梗塞症 142
- **10** 突然死が怖い特殊波形　〜ブルガダ症候群 143
- **11** もう迷わない！　〜ドクターコール集 144

第4章　問題集　〜力試しをしてみよう！ 147

INDEX 162

基礎編

第1章 Chapter 1

たとえで学ぶ
心電図の読みかた

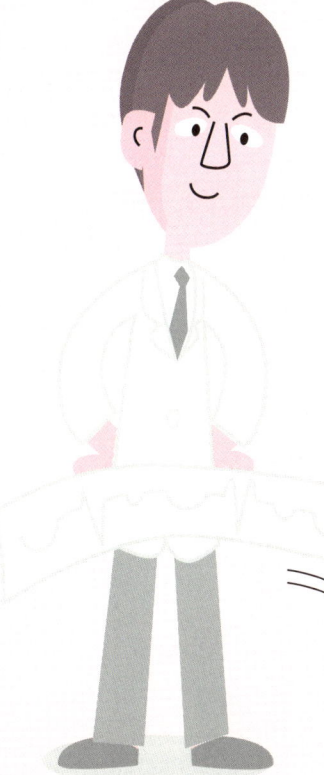

Lecture 1 あたかもジェットコースター！

心臓の役割と心電図でわかることを知っておきましょう

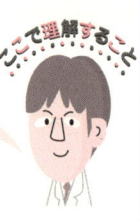

この言葉を覚えよう
- □ 循環器は閉鎖回路
- □ 電気仕掛けのゴムポンプ
- □ 左室優位の法則

決まったルートをぐるぐる回る

「循環」という言葉を辞書で調べると、「閉じた回路の中を繰り返し通ること。ひと巡りすること」とあります。「循環器」とはまさに、心血管系という閉じた回路の中を血液がぐるぐる回っている状態を指します。たとえば、遊園地にあるジェットコースター（図1）。コースターをカタカタと上げるベルトコンベアが「心臓」です。コースターがレールの上を駆け下りるように、血液は全身をくまなく巡ります。動脈系、毛細血管から静脈系へ。そこで血液は再び心臓へとたどり着き、肺での酸素化を受けて全身へと巡る。この絶え間ない繰り返しが循環器系です。

気を付けてほしいのは、血球自体は受け身で回っているだけで、すべては心臓任せであるということ。あくまでもベルトコンベアの力でコースターは推進力をもつのです。したがって、循環器系の疾患の多くは心臓のトラブルが原因です。では、心臓の調子を体の外から知ることはできないだろうか。その手段として心電図は臨床の現場に登場してきました。

電気仕掛けのゴムポンプ

心臓は、いわば「電気仕掛けのゴムポンプ」です。ポンプの形に最も近いのが「ジャンプ蛙」のゴム球でしょうか。ゴム球を押すと、蛙がピョンと跳ぶ。心臓もぎゅっと収縮することで血液を送り出します。心臓の調子を見るということは、このポンプとしての働きを知りたいということですね。

左室優位の法則

心電図の話に入る前に、心臓の基本的な解剖を知っておきましょう。心臓には「右心房」「右心室」「左心房」「左心室」の4つの部屋があります。この4つの部屋を血液が順番に流れていきます（図2）。左右の部屋を仕切っているのが「心房中隔」「心室中隔」です。この4つの部屋の中でいちばん大事なのは「左心室」です。

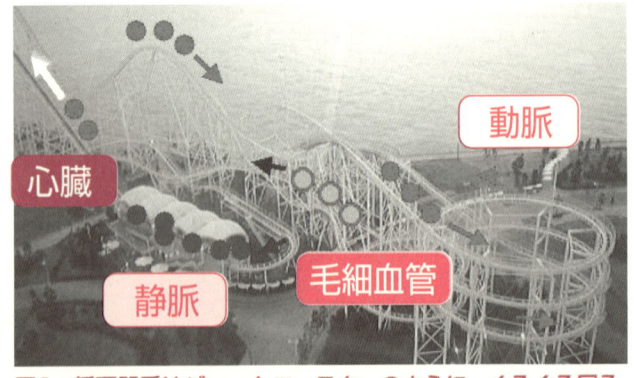

図1 循環器系はジェットコースターのように、ぐるぐる回る

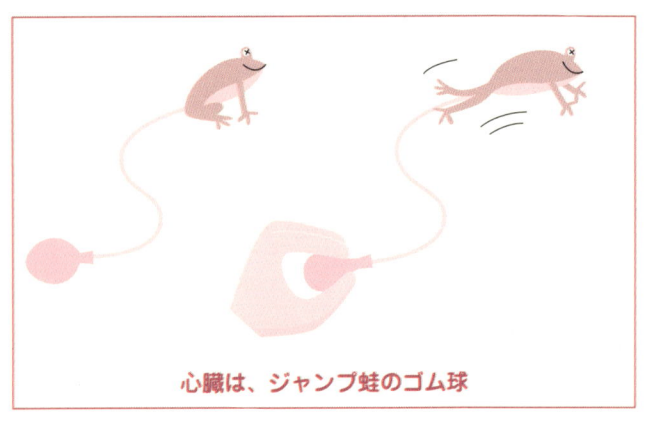

心臓は、ジャンプ蛙のゴム球

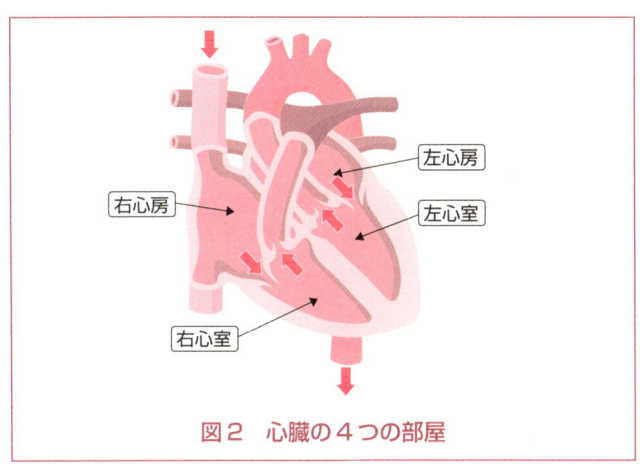

図2 心臓の4つの部屋

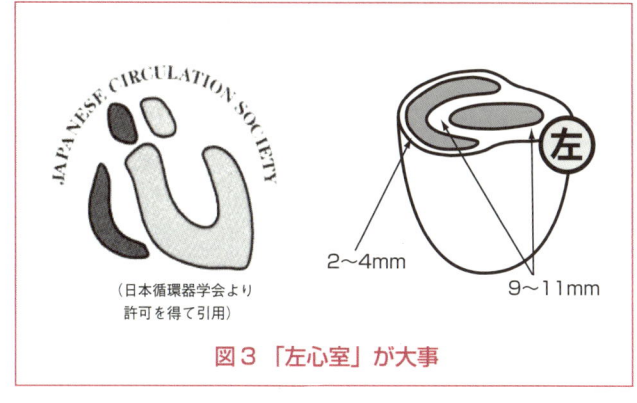

図3 「左心室」が大事

図3の左は日本循環器病学会のマークです。「心」という4画の漢字をうまく心臓の形に作り変えています。特に2画目の「はらい」の部分。これが左心室に見立ててあります。実際の心臓でも左心室が大きくて立派です。強い圧力で全身に血液を送り出さなくてはいけないからです。

左心室は右心室の約3倍の厚みがあります。右心系の圧力は最大で30mmHgですが、左心系は最大で120mmHgと、右心系よりずっと高い。このため、心筋の厚さに大きな差が生じるのです。筋肉が厚ければ厚いほど、発生する電気力が大きくなります。皆さんが心電図で見ている電気の振れは、ほぼ左心室のものです。イラストなどでは心臓の4つの部屋が同じように見えてしまいますが、現実には左心室のパワーが圧倒的に強いということを、覚えておいてください。

心電図は電気の影絵

ようやく心電図の話に入ります。心電図は心臓の生み出す電気の変化を記録します。心臓という動的臓器の「電気的な影絵」を見ているような感じです。

両手で犬の形の影絵を作ると、影は犬の形でも、本当は「手」ですよね。心臓も同じです（図4）。

犬の影絵を見たとき、それが「手」であることはわかっても、子どもの手か大人の手か、などということはわからない。心電図の波形が正常でも、心臓は止まりかけているかもしれません。心臓の動きと波形は、完全には一致しないんですね。

メリットと限界

心電図の最大のメリットは「普遍性」、つまり、だれがその検査を行っても同じ結果が得られるということです。勘や熟練に頼っていた医学は、こうしてまた1つ、科学的な指標を手に入れました。

いっぽうで、心電図は心臓の電気的な情報しか教えてくれません。弁膜症による心不全など、心電図異常が現れにくい病態もあります。この「能力の限界」も知っておく必要があります。

たとえばICUで「ST低下」の心電図を見かけたとします。教科書の狭心症の心電図そっくりです。だからそのまま狭心症、と診断するのはまだ早いのです。狭心症を含めてSTが低下する病態を考えなくてはいけません。

我々が知りたいのは、「ポンプとしての心臓」であり、心電図で見ているのは、あくまでもその一部である電気活動です。心電図を見て、理解し、情報を得ることはあっても、その情報を過信しないように。つねに、ちょっと疑うという姿勢がたいせつです。

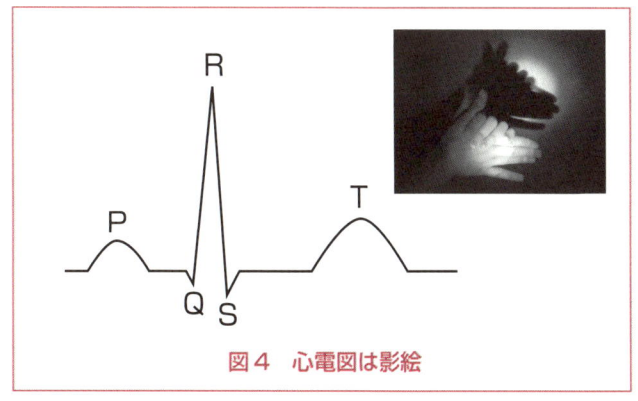

図4 心電図は影絵

Lecture 2 興奮のドミノ

刺激伝導系の役割を理解しましょう

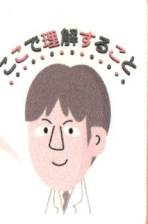

この言葉を覚えよう

- □ 刺激伝導系
- □ 洞結節
- □ 房室結節
- □ 静止電位
- □ 活動電位

刺激伝導系はドミノ倒し

　心電図の理解には、刺激伝導系の話も欠かせません。心臓は収縮運動をする固有心筋と、収縮しない特殊心筋からなります。この特殊心筋は、くもの糸のように心臓の中央を走っていて、電気的興奮を発生し、それを心臓のすみずみまで届けるのが役目です。このネットワークを「刺激伝導系」といいます。

　電気的興奮を発生するペースメーカーは「洞結節」と呼ばれ、心臓の右上、右心房と上大静脈のつなぎ目あたりにあります（図1）。ここから出た電気は、心房を横切って、心臓のほぼ中央にある「房室結節」に集まります。それから、「ヒス（His）束」を通り、「右脚」「左脚」に分かれて、「プルキンエ線維」と呼ばれる細い線維を通って心筋細胞に届けられます。これが刺激伝導系です。電気的に興奮した心筋細胞はそれぞれ隣りの細胞に興奮を伝えていきますが、その速度は刺激伝導系の約1／3です。

　刺激伝導系、および隣り合った心筋細胞を電気が流れるさまは、ちょうど「ドミノ倒し」のようです。最初のドミノを倒せば、隣り合ったドミノがパタパタと倒れていくように、電気的興奮も洞結節から順に心房・心室へと伝わっていきます。ここで注意しておきたいのは、心房と心室は、電気的に絶縁しているということです。電気を通すのは、真ん中の房室結節ただ1点です（図2）。このために、後述しますが、「ブロック」という病態が起こってしまうわけです。

　なお、刺激伝導系を通る電気信号は非常に弱いので、体表面の心電図から観察することはできません。心電図で見ているのは、心房筋、心室筋といった固有心筋の興奮です。刺激伝導系の様子を知るには、「電気生理学的検査」という、カテーテルを用いた特別な検査が必要です。

猫のわき腹つっつき攻撃

　刺激が伝導していくと、心筋細胞は、収縮します。収縮してポンプとして機能するわけです。たとえば、猫のわき腹をつつくと、猫は背中を丸めて小さくなりますね。心臓

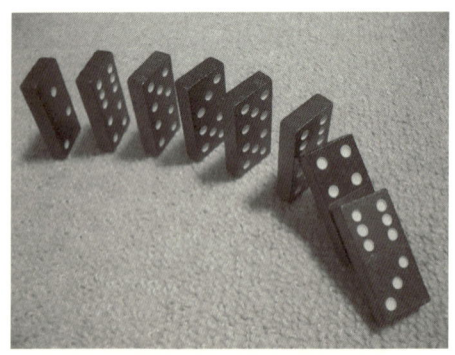
ドミノ倒しのように刺激が伝わる

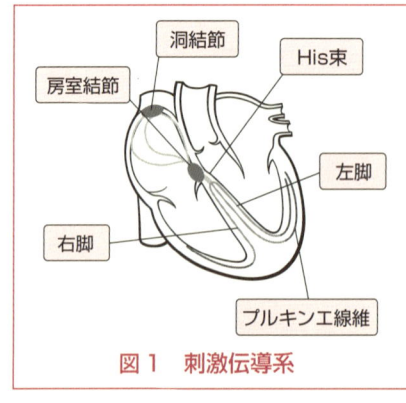
図1　刺激伝導系

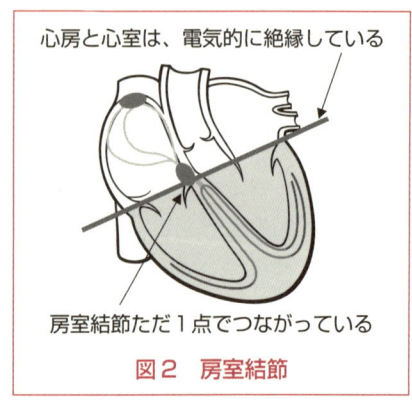
図2　房室結節

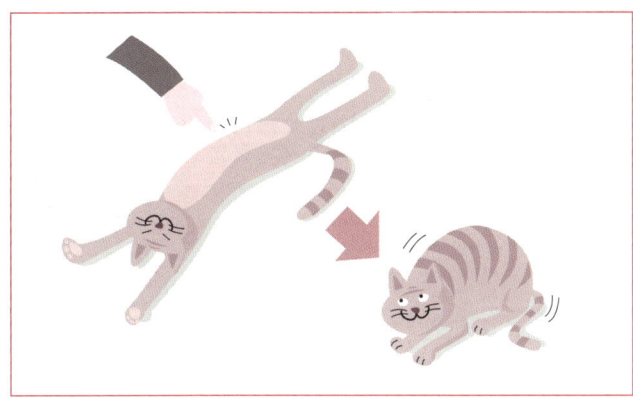

も刺激を受けると、キュッと収縮します。刺激を受けて収縮する。これを1分間に約60回しています。猫には、指で刺激を与えましたが、心臓には電気で刺激が与えられます。このときの心臓の電気活動が、心電図に記録されるのです。

静止電位と活動電位

細胞が電気的に興奮していないときの電位を静止電位、興奮したときの電位を活動電位といいます（図3a）。骨格筋細胞ではこの活動電位の持続時間はとても短く、すぐに静止状態に戻ります。いっぽう、心筋細胞では活動電位の持続がたいへん長いのが特徴です（図3b）。このおかげで、心臓はゆっくりと力強く収縮することができるのです。

トビウオと細胞内電位

心筋細胞における静止電位は－80mVで、ふだんはマイナスに傾いています。刺激を受けて興奮すると、細胞内電位は上昇し、0～5mVとなります。興奮したときに0mV、というのはおかしな感じもしますが、ちょうど元気のいいトビウオのようなものですね（図4）。トビウオは海のちょっと深いところで眠っていますが、目が覚めると水面に勢いよく飛び出して、水面すれすれを滑空します。そして疲れるとまた水中にもぐり、眠ってしまう。これを繰り返すわけです。

心筋細胞も、イメージがよく似ています。ふだんはマイナス電位をもち、静止状態に沈んでいます。ひとたび興奮すると、0mVまで電位が上昇します。その後、再びマイナスまで細胞内電位が低下し、静止状態に戻るのです。

静止電位：マイナスに偏った、静止時の細胞内電位
活動電位：一過性にプラスとなる、活動時の細胞内電位

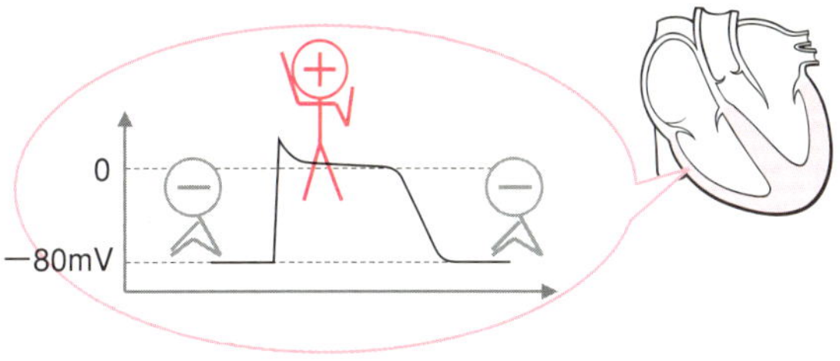

図3a　静止電位と活動電位

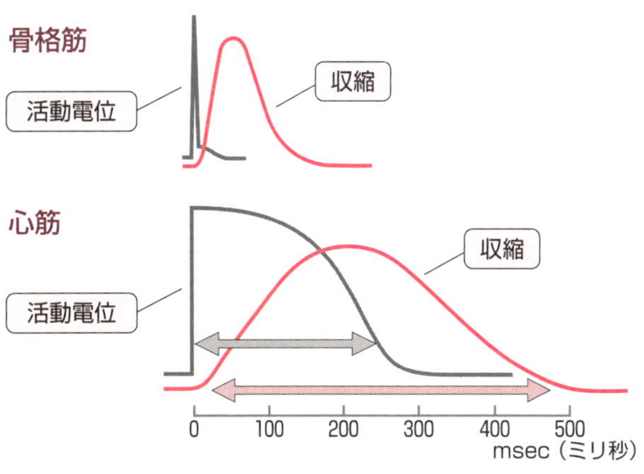

図3b　活動電位と収縮

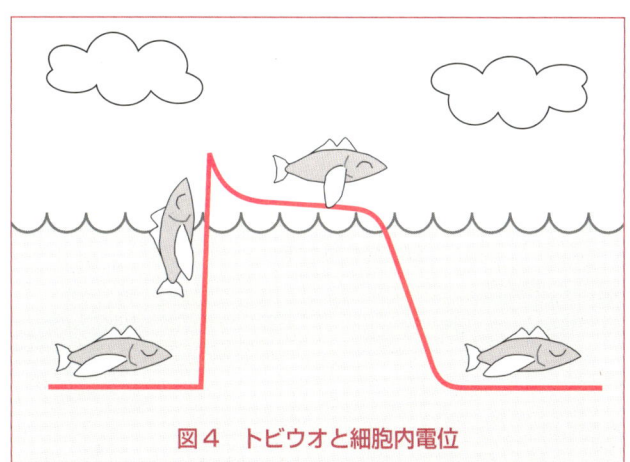

図4　トビウオと細胞内電位

より道COLUMN

◆新幹線が体を走る！◆

刺激伝導系は心臓における興奮伝導のスペシャリストで、その速度は約1m／秒（時速3.6km）です。これは心室筋同士の興奮伝導速度の約3倍です。このため、心筋内では一目置かれる存在ですが、上には上があるもの。それは、全身に張りめぐらされた、神経。

神経の興奮伝達速度は70～120m／秒であり、刺激伝導系の100倍です。時速なんと250～430kmで、新幹線も軽く追い抜くスピード。刺激伝導系も、神経に比べればまだまだヒヨコ同然なのです。

Lecture 3 脈拍数早わかり！

記録用紙の見かたと波形・脈拍数の測りかたを覚えましょう

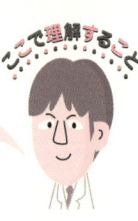

この言葉を覚えよう

- □ 横方向25mm＝1秒
- □ 縦方向10mm＝1mV
- □ 較正曲線
- □ P波
- □ QRS波
- □ T波
- □ QTc

1秒＝25mm

心電図の記録用紙を見てみましょう（図1）。1マスが1mmの方眼で、5mm間隔で線が太くなっています。心電図の紙送りは、通常1秒間に25mm進むように設定してあります。割り算をすると横方向の1mmは0.04秒と、非常に短い時間になっています。いっぽう、縦方向は電圧を表します。10mmが1mVに対応します。心電図の始めか終わりに四角い波がついているはずです。これは「較正曲線」といって、「この高さが1mVですよ」という印を機械が自動的に付けてくれているものです。曲線といっても直線であることが多いんですが（笑）。

アルファベットを並べてみました

心電図の波形には、「P波」「Q波」「R波」「S波」「T波」という名前が付いています。P波は「心房の興奮」を表しています。QRS波は「心室の興奮の瞬間」。そして、T波は「心室の興奮の回復」というふうになります（図2）。

波形に付けられた「PQRST」の文字は、オランダの生理学者アイントーフェンによって名付けられました。なぜアルファベットになったかというと、当時、医学的にアルファベットがよく使われており、たまたま残っていたアルファベットを組み合わせ、「PQRST」になったようです。だから特に、意味はありません。

波形の計測

波形の名前と計測部位は次のようになっています（図2、3）。

- P　波：幅0.10秒以下、高さ2.5mm以下
- PQ時間：P波の始まりからQRS波の始まりまで　幅0.12〜0.20秒
- QRS波：幅0.10秒以下、高さ25mm以下

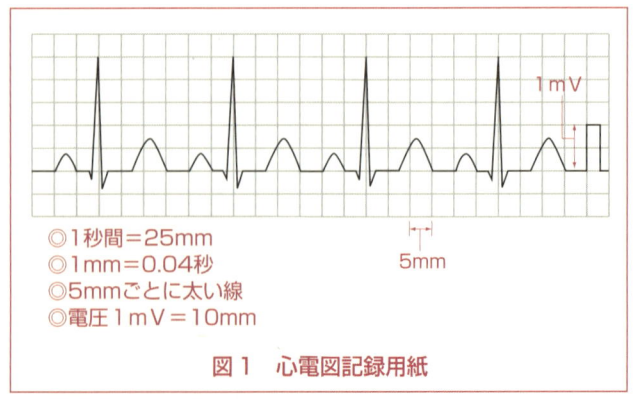

◎1秒間＝25mm
◎1mm＝0.04秒
◎5mmごとに太い線
◎電圧1mV＝10mm

図1　心電図記録用紙

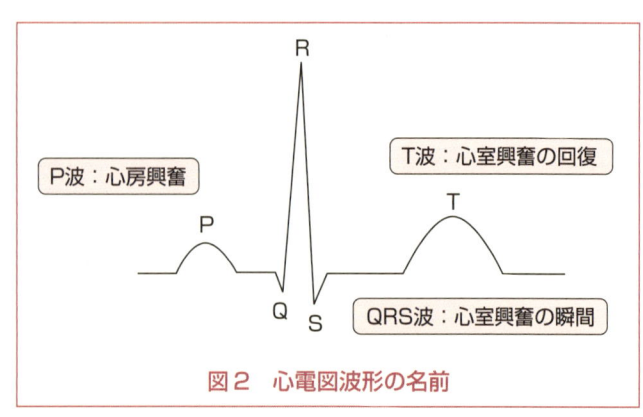

図2　心電図波形の名前

QT時間：QRS波の始まりからT波の終わりまで
　　　　　QTcとして幅0.35～0.44秒

　QT時間は脈拍がゆっくりだと正常でも延長するため、R-R間隔を用いて補正します。これをQTcといいます。Cはcorrectionで、補正の意味です。

　QTc＝QT(秒)／$\sqrt{R\text{-}R}$(秒)で計算されます。毎回これを計算するのはかなりたいへんです。R-R間隔が1秒ちょうどのときはQTc＝QTとなり、R-R間隔が1.2秒のときはQTcはQT÷1.1で計算できます。最近は自動で計算してくれる心電図もあるので、確認しておくとよいでしょう。

脈拍数早わかり！

　さて、脈拍数早わかりの方法をお教えします。図4を見てください。まずR波から次のR波までの間（R-R間隔）に、太い線のマス目がいくつあるか数えます。この場合は6個ありますね。脈拍数の計算式は「300÷（太い線のマス目の数）」です。この場合は「300÷6＝50」。脈拍数は50回／分と、たちどころにわかります。この「300」という数字は、R-R間隔にマス目が1つしかない場合の脈拍です。これさえ覚えておけば、脈拍の計算はすばやくできます。

　たとえばR-R間隔にマス目が3つあれば、「300÷3＝100」で脈拍は100回／分。100回／分以上は頻脈とみなされるので、これは患者さんの体調に何か変化があるのではないか、ということが予想されるわけです。逆に6マスですと、「300÷6」で脈拍50回／分。50回／分以下では徐脈の診断となります。

　このように太い線のマス目を数えるだけでだいたいの脈拍数がすぐにわかります。「300÷（太い線のマス目の数）」。ぜひ実践してみてください。

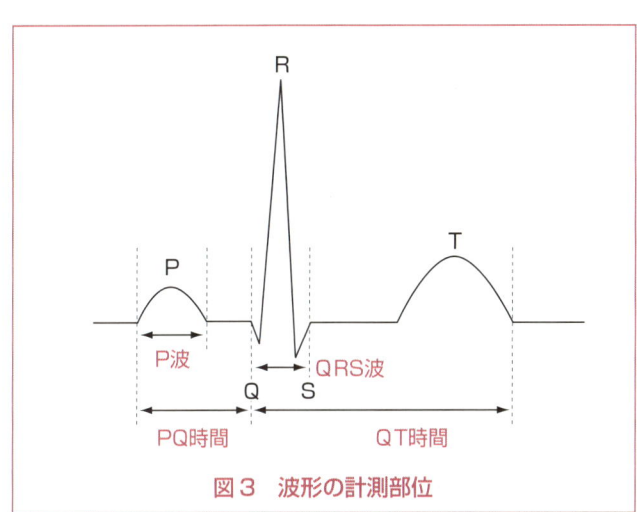

図3　波形の計測部位

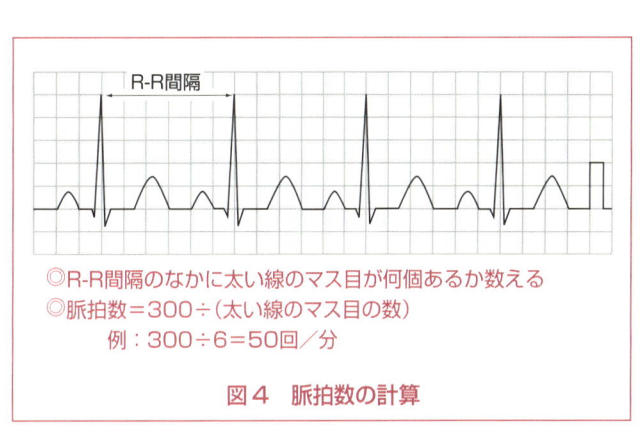

◎R-R間隔のなかに太い線のマス目が何個あるか数える
◎脈拍数＝300÷（太い線のマス目の数）
　例：300÷6＝50回／分

図4　脈拍数の計算

近道COLUMN

◆太い線ならこう読もう◆

　かつて心電図は万年筆のようなインクペンで記録されており、またノイズの影響などで記録される線も太いものになりがちでした。そのため、線の太さを考慮した計測方法が決まっていました。

　上方向の高さ：基線の上側から頂点まで（A）
　下方向の深さ：基線の下側から頂点まで（B）
　上向き波形の幅：波形の内側（C）
　下向き波形の幅：波形の内側（D）
　基線の下方偏位：基線の下側から偏位後の下側（E）

　特に基線の偏位はSTの評価の際に必要です。ST上昇の場合は基線の上側から偏位後の上側までとなります。最近は心電図の記録も糸のように細いものになっていますが、覚えていて損はありません。

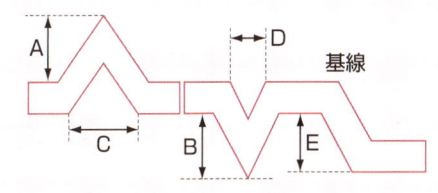

Lecture 4 心臓を眺める電気の目

モニター心電図を見るときのポイントを押さえましょう

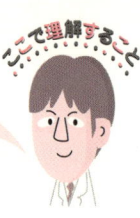

この言葉を覚えよう
□モニター心電図　□誘導と感度

電気の目が心電図を描く

まずおさらいです。心臓は「電気仕掛けのゴムポンプ」であり、その電気は刺激伝導系を通って、それぞれの心筋細胞へと伝達されていきます。先ほどはこの様子を、ドミノ倒しのようにパタパタと倒れていく、という表現をしましたが、実際にはパタパタと目が覚めていく、といったほうが正確です。もともと細胞は、各種のイオンによって電気的にマイナスにチャージされています。これは静止電位といって、マイナスの電気を背負ってじっとうずくまっている状態。そこに刺激がくると、プラスにチャージされて、わーっと立ち上がる（図1）。これは活動電位というのですが、心電図はこういった電位の変化を記録します。いわば電気の目が心臓を眺めているのです。

興奮が電極に近づくと波形はプラスに振れ、逆に遠ざかるとマイナスに振れます（図2）。このように、電極を付ける位置によって波形が変わってくるわけです。

モニター心電図

心電図は「標準12誘導法」が基本ですが、患者状態をモニタリングするために、3点誘導を用いた「モニター心電図」もよく使われます。皆さんにとっては「12誘導心電図」よりもなじみ深いかもしれませんね。モニター心電図は、診断の正確さでは12誘導法に一歩譲りますが、刻々と変化する心臓の状態を見ることができるのが大きな魅力です。

電極の貼りかたを図3に示します。メーカーによって赤・黄・緑だったり、赤・黄・黒だったりしますが、右肩の赤がスタートなのは共通です。赤と緑（あるいは赤と黄）の電極で心臓を挟み込む感じになります。

心臓では電気が右肩から左下方向に流れます。このため、左胸部、すなわち心尖部（しんせん）に付けた緑（あるいは黄）の電極では、自分のほうに電気が向かってくるかたちとなります。

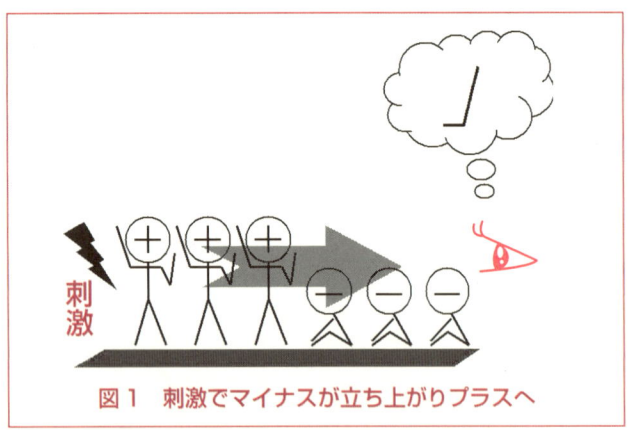

図1　刺激でマイナスが立ち上がりプラスへ

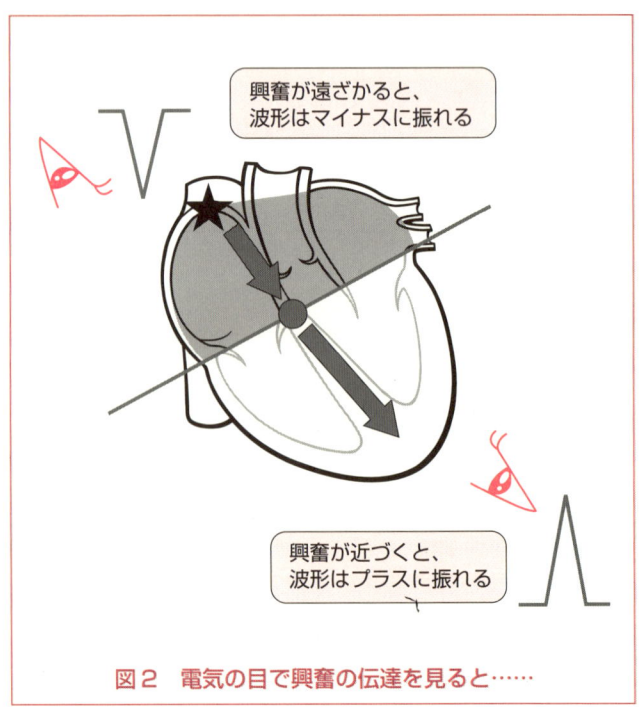

図2　電気の目で興奮の伝達を見ると……

これをモニター波形として記録するのです。これは12誘導におけるⅡ誘導に相当します。

4つのチェックポイント

モニター波形を見てチェックしてほしいことが4つあります。図4の心電図で説明しましょう。

①脈拍およびリズム不整の有無

まず、R-R間隔が一定かどうか、すなわちリズム不整がないかどうかを見ます。この心電図では不整はありません。次にR-R間隔とマス目の数を用いて脈拍を計算します。この心電図ですと「300÷5マス」で、60回／分になります。

②P波の確認

P波はきれいに見えるでしょうか。また、QRS波との間隔は一定でしょうか。この心電図では問題なさそうです。

③QRS波の幅

QRS波の幅が0.10秒以下で正常です。この心電図では0.08秒で問題ありません。

④ST偏位とT波

ST部分が基線よりずれていて、上昇や低下を起こしていないでしょうか。この心電図では大丈夫です。さらにT波の陰転化や増高を見ます。

最近のモニター心電図では、いろいろな情報が併せて表示されるものもあります。たとえば図5の心電図では、脈拍や誘導、感度が示してあります。VPC（心室性期外収縮）やAPC（上室性期外収縮）などの不整脈情報もあります。STはマイナス0.1と少し低下しているようですね。ですがこれらは機械の判断です。参考程度に考えればよいと思います。

経時変化で注意すること

モニター心電図の記録を経時的にカルテに貼って残している施設も多いと思います。その際に気を付けてほしいのは先ほどの「誘導」と「感度」です。同じ誘導で同じ感度であるのに波形が大きく変化していれば、何かが患者さんに起こったな、ということがわかります。重症かどうかまではわからなくても、少し心構えはできるはず。この気持ちの準備がたいせつなのです。心電図の記録をカルテに貼るときには、毎回、確認しておきましょう。

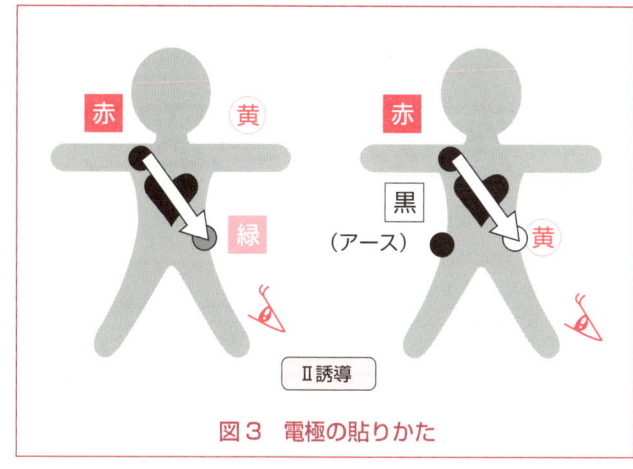

図3　電極の貼りかた

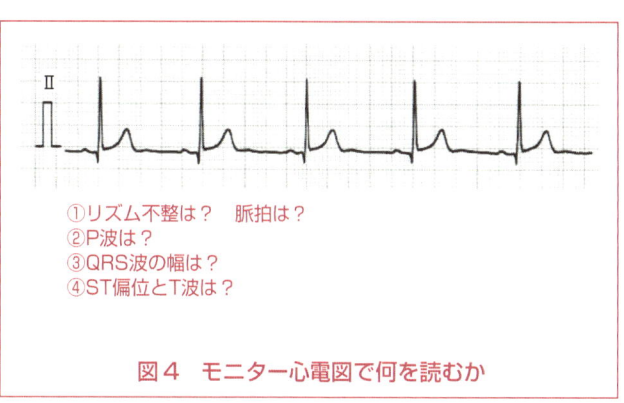

図4　モニター心電図で何を読むか

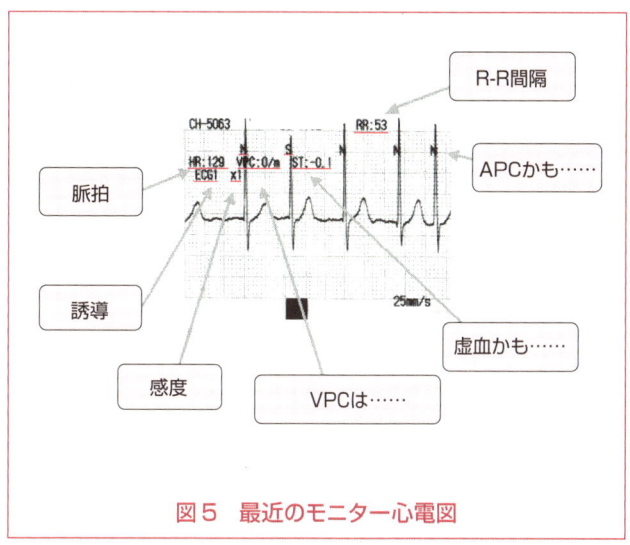

図5　最近のモニター心電図

Lecture 5 恋の心電図♡

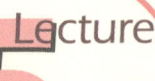

心電図の波形に隠れているドラマをのぞいてみましょう

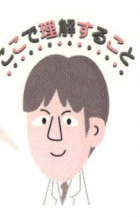

この言葉を覚えよう

- □ P波
- □ PQ部分
- □ QRS波
- □ ST部分
- □ T波

心電図は、恋に似ている！？

心電図の波形と、心臓の興奮の伝わりかたは、なかなかイメージしにくいものですね。でも、恋愛話にたとえれば、波形の意味がきっとわかります。

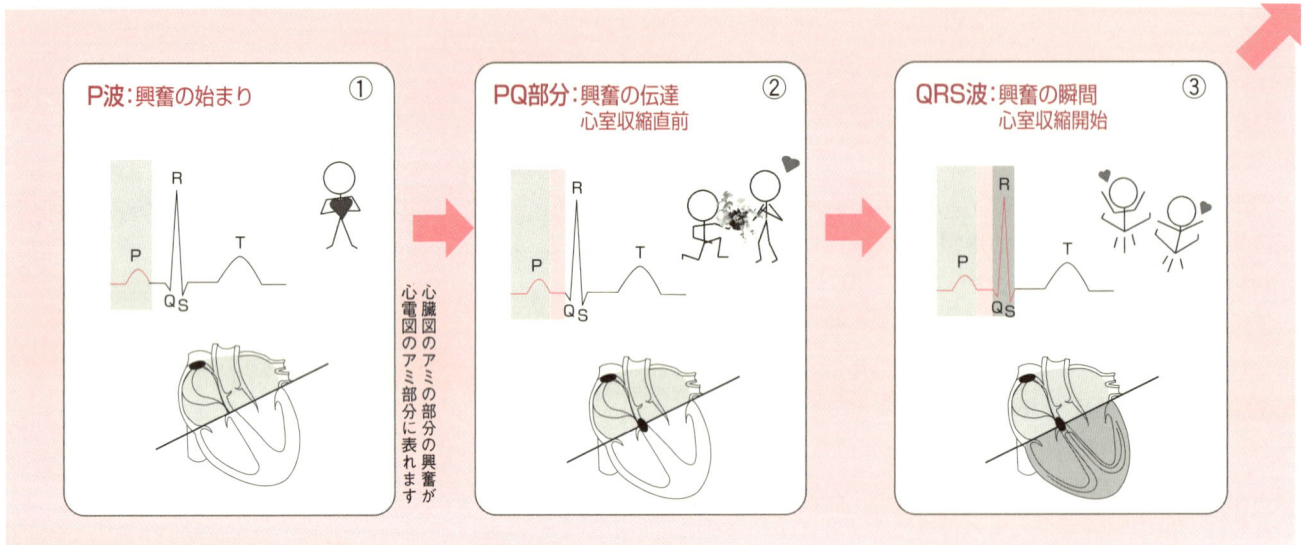

① P波：興奮の始まり
② PQ部分：興奮の伝達　心室収縮直前
③ QRS波：興奮の瞬間　心室収縮開始

心臓図のアミの部分の興奮が心電図のアミ部分に表れます

■P波～恋の始まり

恋に始まりがあるように、心臓にも電気的興奮の始まりがあります。たとえば駅のホームで出会った瞬間、世界がぱっとバラ色になる。ときめき、ですね。小さな変化ですが、周囲にもわかります。「P波」です。

P波は心房の興奮を指します。心房は収縮し、心室に血液を送り込みます。

■PQ部分～想いを伝える

心房側で起こった興奮は、心室側に伝えられます。これが「PQ部分」で、P波の終わりからQRS波の始まりまでを指します。PQ部分は基線に一致し、その興奮伝導は外からは見えません。これは「どんなふうに伝えよう」と人知れず悩んでいる時間帯と思ってください。房室結節の通過に時間が掛かるのです。

■QRS波～めでたく両想い

なんと2人は両想い。想いは見事に成就しました。興奮が心室に伝達され、波形が大きく振れる瞬間が「QRS波」です。非常にはしゃいでいる状態。ここから心室の収縮がスタートします。恋もここからが本番です。

QRS波からT波終了までが収縮期、そこから次のQRS波までが拡張期です。我々はどうしてもQRS波の大きな振れに目を奪われてしまいがちですが、「ポンプとしての心臓」を評価するには、むしろST部分やT波の変化に注意する必要があるのです。

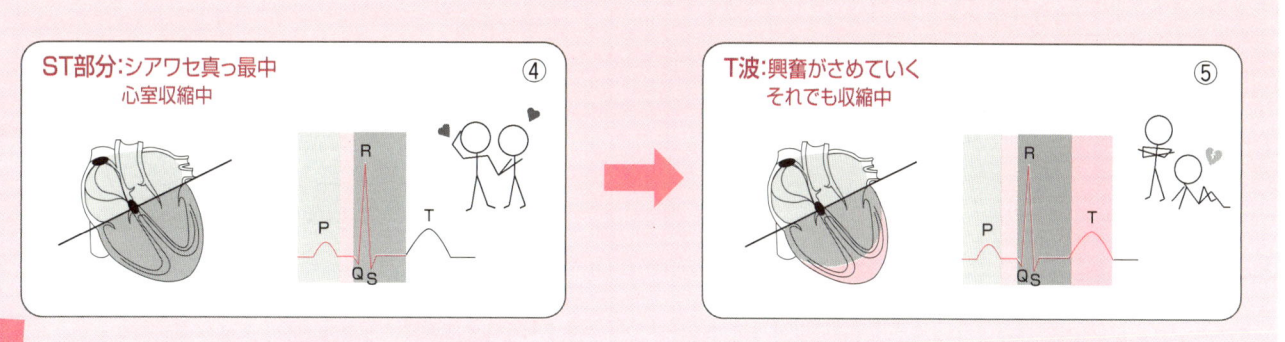

■ST部分～シアワセ真っ最中
　これは恋愛の安定期。外からは何もないように見えますが、じつは2人は興奮しっぱなしです。そして次第に密着していく。このシアワセな収縮の時代が「ST部分」です。ラブラブです。心筋細胞は一様に興奮しているため、電位の変化がなくST部分は基線に一致します。ですがこの時期、心臓はポンプとして最も仕事をしているのです。

■T波～さめてゆく2人
　あんなにもラブラブだったのに、恋は必ずさめていく。あの日あのセリフ。小さなすれ違い。不安で気持ちが再び揺れる。興奮がさめていく不安定な時期が「T波」です。大事なことは、気持ちがさめ始めていても、2人はさらに密着していくという、オトナ的な事情。心筋はさめ始めているけれど、心室はまだ収縮し続けている。「もうダメかも」と思っても、まだいっしょに暮らしてる。心臓はオトナでした。

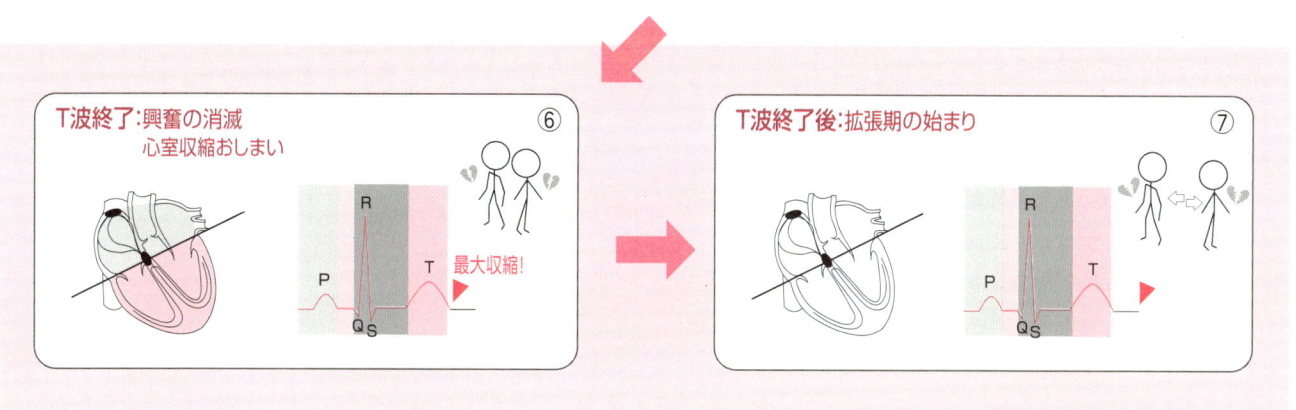

■T波終了～恋の終わり
　もうすべての心筋細胞がさめてしまいました。これが「T波終了」です。恋心はついに消滅してしまった。カケラの未練も残っていない。しかしその瞬間、じつは心臓は最も収縮しているのです。恋心が消滅したときに、最も近い存在となった2人。なんだかしんみりしてしまいますね。

■T波終了後
　T波が終了すると、心臓は拡大を始めます。恋心の消滅した2人は、それぞれの道を歩き始めます。だんだんと距離を置き、離れていく。そうして、その恋の記憶の薄れたころ（時間にして約0.5秒後ですが……）、新しい出会いと、ときめき。次のP波が現れるのです。

Lecture 6 P波とPQ時間の異常

P波とPQ時間に現れる異常の見分けかたを知っておきましょう

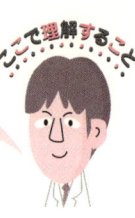

この言葉を覚えよう

- □ 肺性P波
- □ 僧帽性P波
- □ PQ時間
- □ PQ部分
- □ 早期興奮症候群

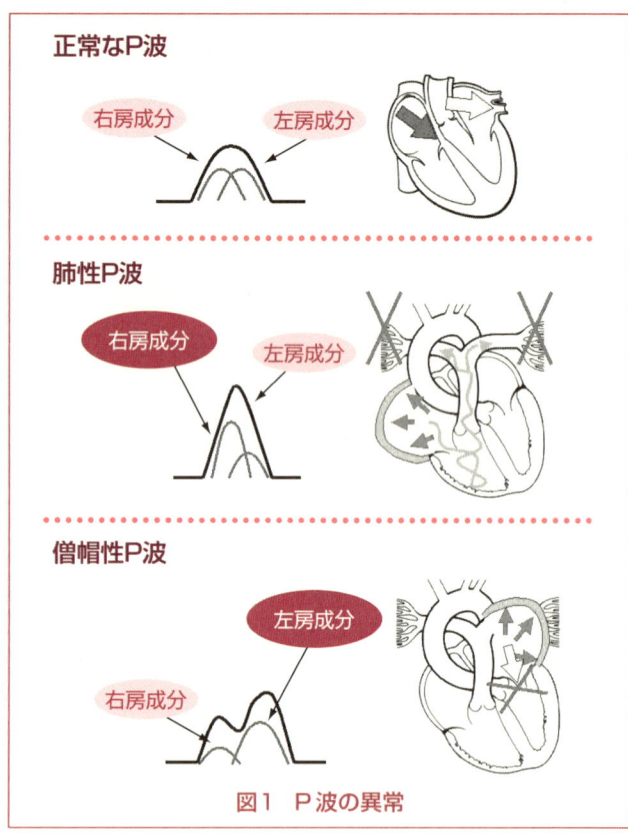

図1　P波の異常

P波の異常

P波は心房の興奮を表します。心電図上では、高さ2.5mm以下、幅0.10秒以下の小さな波で、右房成分と左房成分が混在しています。心房は、洞結節のある右房から興奮を始めるため、P波の前半は右房、後半は左房の興奮を示しています。

■肺性P波（図1）

P波は第Ⅱ誘導で観察しやすいのですが、その誘導で高さが2.5mm以上の高いP波を見ることがあります。これは「肺性P波」と呼ばれ、肺気腫などの慢性呼吸器疾患や、心房中隔欠損症やファロー四徴症など、右房に負荷が掛かるような先天性心疾患で多く見られます。たとえば肺高血圧症では、肺の血管抵抗が増強し、血液がうまく流れません。このため、右房が腫れ、細胞が鍛えられて筋肉が厚くなってきます。こうして右房の電気力が強くなり、P波の高さが高くなるのです。

■僧帽性P波（図1）

いっぽう、左房成分が強くなると、P波の後半部分が増高し、2峰性P波を見ます。これを「僧帽性P波」といい、僧帽弁膜症や、左房に負荷の掛かる左心不全などで見られます。たとえば、僧帽弁狭窄症では、左房から左室へ血液が流れにくいため、左房は腫れるしかありません。このた

め筋肉が鍛えられて左房成分が優位となり、後半が目立つP波となるのです。

PQ時間の異常

PQ時間（PQ interval）はP波の始まりからQRS波が始まるまでを指し、心房から心室への興奮伝導時間を表します。正常のPQ時間は0.12～0.20秒です。PQ時間の後半は基線に一致し、平らになります。ここは房室結節および下位の刺激伝導系を興奮が通過しているところで、何も起こっていないように見えて、ひそかに伝導は続いているのです。この部分をPQ部分（PQ segment）と呼ぶことがあります。用語が紛らわしいので注意しましょう（図2）。

臨床の現場ではPQ時間がおもに用いられます。ですので、以下はPQ時間の変化について説明しましょう。

■PQ時間の短縮（図3）

上室性期外収縮や房室接合部調律など、刺激が本来の洞結節ではなく、もっと下のほうから起こっている場合にPQ時間は短縮します。また、房室結節を経由しない副伝導路によって心房の興奮が心室に伝えられるときも、PQ時間は短縮します。これは早期興奮症候群といって、WPW症候群などがこれにあたります（WPW症候群：第2章Lecture 9、房室接合部調律：第3章Lecture 6-3）。

■PQ時間の延長（図3）

PQ時間が延長するのは多くの場合、房室結節の伝導遅延が原因です。薬剤の影響や炎症（心筋炎）、低酸素（虚血性心疾患など）により引き起こされます。原疾患の治療が優先されるのはもちろんですが、PQ時間の延長そのものに対しては、基本的に治療は不要です。また、PQ時間の延長は房室結節の機能異常であることから、1度房室ブロック（第2章Lecture13）と呼ばれます。

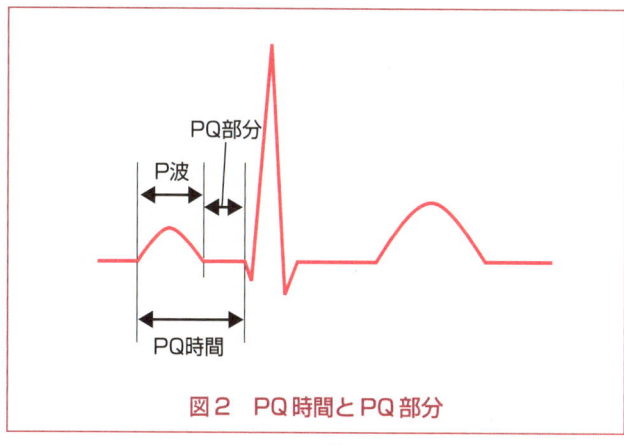

図2　PQ時間とPQ部分

より道COLUMN

◆ PQ時間はPR時間？◆

PQ時間は最近ではPR時間と呼ばれることが増えてきました。QRS波において、Q波をもたないことが多いためです。ただ、PR時間と呼ぶと、P波から誤ってR波までを計測してしまいそうなので、ここでは古典的な「PQ」を用いています。さらに、QT時間（QRS波の始めからT波の終わりまで）という用語が今も健在であり、それとのバランスも考慮しています。

PQ時間と同じ意味で、PQ間隔と呼ばれることがあります。PQ intervalの和訳としてはこちらのほうがより正確なのですが、ここでは、「PQではその持続時間が重要」との観点から「PQ時間」で統一しています。

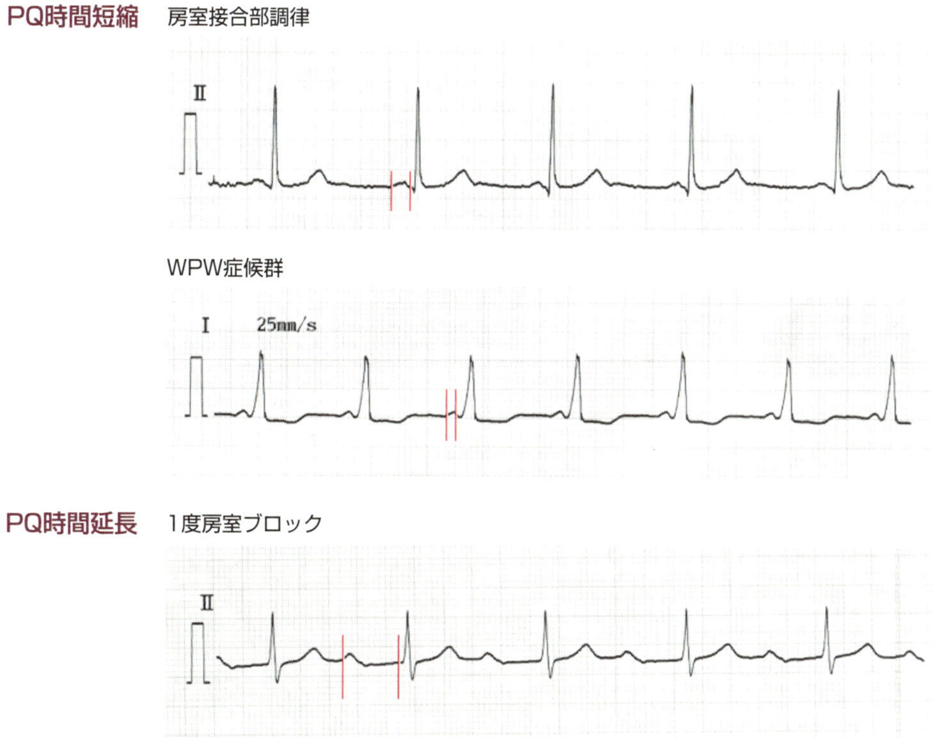

PQ時間短縮　房室接合部調律

WPW症候群

PQ時間延長　1度房室ブロック

図3　PQ短縮とPQ延長

Lecture 7 QRS波の異常

QRS波に現れる異常の見分けかたを知っておきましょう

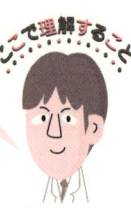

この言葉を覚えよう

- □ QS波
- □ 脚ブロック
- □ 心肥大
- □ 心嚢水貯留

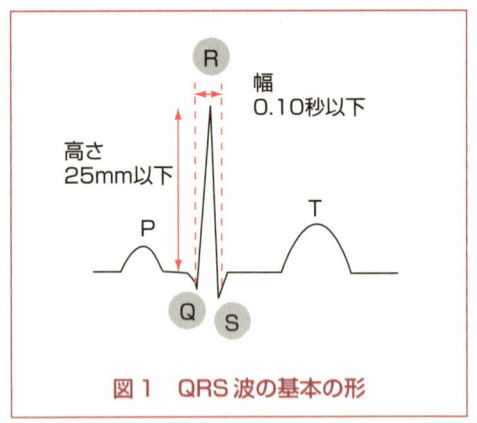

図1　QRS波の基本の形

QRS波の呼びかた

QRS波は、心室に興奮が伝達され、波形が大きく振れる瞬間です。一般的に幅は0.10秒、高さは25mm以下です。最初の下向きを「Q」、次の上向きを「R」、次の下向きを「S」と呼ぶのが基本です。

いろいろな形のあるQRS波ですが、呼びかたには一定のルールがあります。たとえば図2aは、小さなq波、大きなR波のあと、S波がありません。これは「qR波」といいます。図2bは、下向きだからQ波かS波か、とケンカになっても困るので、「QS波」。これは臨床でもけっこう見掛けますので、覚えておいてください。

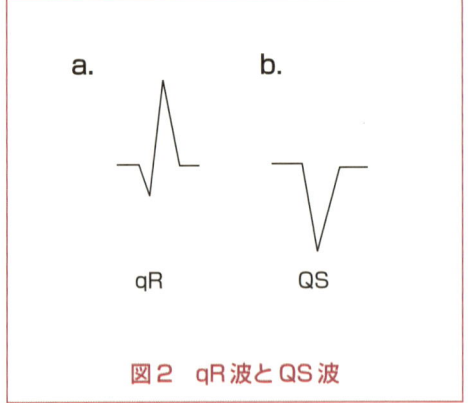

図2　qR波とQS波

ギザギザ波形はなぜ？

QRS波がギザギザな波形となるのは、心室内を流れる電気の順番が原因です（図3）。興奮は、まず心室中隔を左から右へ伝わり（図3－①）、その後心臓全体に広がります（図3－②）。最後に左室の基部に向かって上向きに伝達されます（図3－③）。これがⅡ誘導では小さなQ波、大きなR波、小さなS波となるのです。

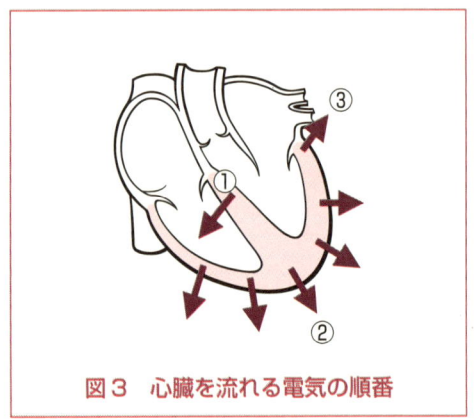

図3　心臓を流れる電気の順番

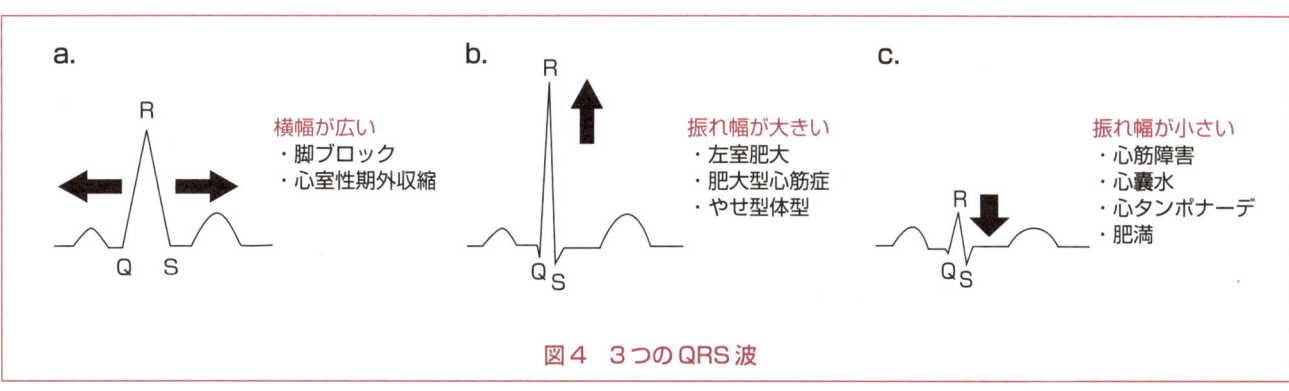

図4　3つのQRS波

QRS波の異常

QRS波の異常を整理すると、「横幅が広い」「振れ幅が大きい」「振れ幅が小さい」の3つになります。

■横幅が広いQRS波（図4 a）

横幅が広いのは、興奮の瞬間に時間が掛かっているということです。心室の興奮の伝達が、ゆっくりとされています。脚ブロックや心室性期外収縮などが疑われます。

■振れ幅が大きいQRS波（図4 b）

QRS波が大きく振れています。これは、電気力が大きいんですね。カメラのフラッシュでも、電池をたくさんつなげば明るいのと同じで、起電力が強い状態です。左室肥大、肥大型心筋症などが疑われます。また、臨床でときどきみられるのは、やせ型の体型の人です。心臓と電極の隙間(すきま)が近いため、電位が脂肪にじゃまされず、振れ幅が高くなります。

■振れ幅が小さいQRS波（図4 c）

逆にQRS波の振れ幅が小さいということは、2つの可能性を考えなくてはいけません。1つは心臓の起電力が弱まっている場合です。心筋障害などです。もう1つは、心臓自体ではなく、心臓の周囲に電気を伝えにくいものがある場合です。肥満の人や心嚢水(しんのうすい)貯留の人では、心臓周囲の脂肪や水がじゃまをして、見かけ上、心電図の波が低くなっています。

より道COLUMN

◆大文字と小文字の意味◆

QRS波の表現に、さらに補足を。ルールの1つに、「QRS波の高さが5mm以上は大文字、5mm以下は小文字で表す」というものがあります。これはあまり浸透していなくて、現場ではすべて大文字で表すことも多いです。ほかには「同じ波が複数ある場合は、2番目の波にダッシュ(´)を付ける」というルールがありますが、こちらは大変重要ですのでぜひ覚えていてください。

図aでは、最初のQ波がなく、上向きのR波から始まります。それから下向きの小さな波があり、これがs波。2番目に来た上向き波はR´波となり、合わせて「RsR´波」と呼びます。

次に図bでは、最初に小さなr波、深いS波、それから2番目の小さなr´波が出ています。「rSr´波」となります。

図cでは、最初にR波、そして小さなs波で終わるので「Rs波」となります。本文の図2aのqR波も同じ考えかたです。

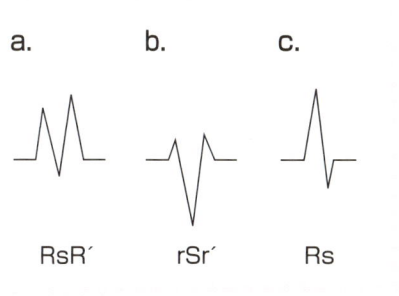

Lecture 8 ST部分とT波の異常

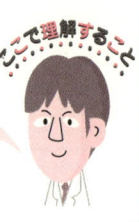

ST部分、T波、QT時間における異常の見分けかたを知っておきましょう

この言葉を覚えよう

- ☐ ST偏位
- ☐ 陰性T波
- ☐ T波増高
- ☐ T波平低化
- ☐ QT短縮
- ☐ QT延長

ST部分の異常

ST部分は、心筋全体が一様に興奮している状態です。心電図では、興奮が安定してしまうと電位がプラスにもマイナスにも振れないため、ST部分は基線に一致します。ST部分が基線に一致せず、上下にずれてしまうことを「ST偏位」と呼びます。これは、一様であるべき心筋の興奮にムラがあることを示しています（図1）。恋愛にたとえるならば、恋が成就した直後、本来幸せな蜜月のはずなのに、不安だったりテンションが高すぎたり。心電図は素直なので、すぐに波形が変化してばれてしまうのです。

■ ST低下とST上昇

ST低下を来す疾患で最も有名なものは狭心症でしょう。いっぽう、ST上昇を見る疾患としては、心筋梗塞や心膜炎が挙げられます。

T波の異常

T波は興奮のさめていく過程です。基本的にQRS波のいちばん大きな振れと同じ向きになります。T波のおもな変化としては、次の3つが挙げられます（図2）。

■ T波の陰転（図2a）

T波の向きが本来と逆になってしまうもので、比較的多く見られる異常です。心筋梗塞や心肥大、心筋症など多彩な疾患で見られます。原因となる疾患が多すぎて、これだけで心電図診断を下すのは困難です。

■ T波の増高（図2b）

T波の高さが通常より高い場合で、高さがQRS波の最大振れ幅の1/2以上であることが目安になります。この波形を見たら、ちょっと緊張しなくてはいけません。心筋梗塞のごく初期や、高カリウム血症で認められるのですが、それらは生命予後に強く影響するからです。

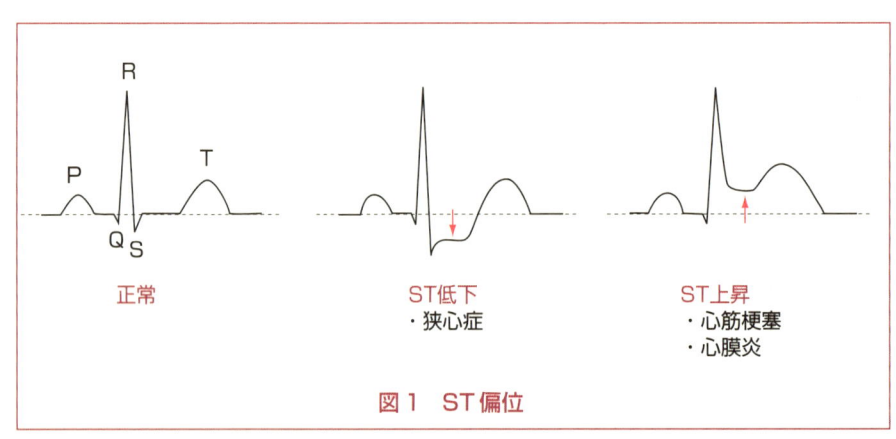

図1　ST偏位

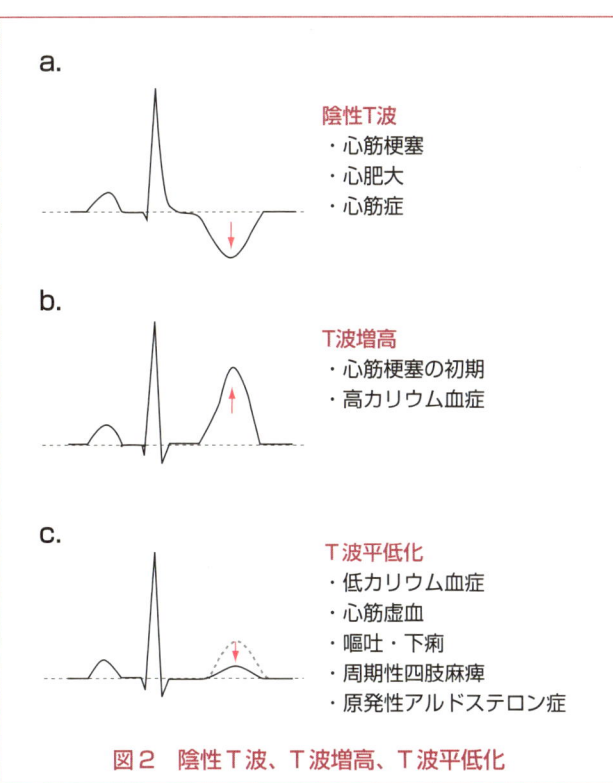

図2　陰性T波、T波増高、T波平低化

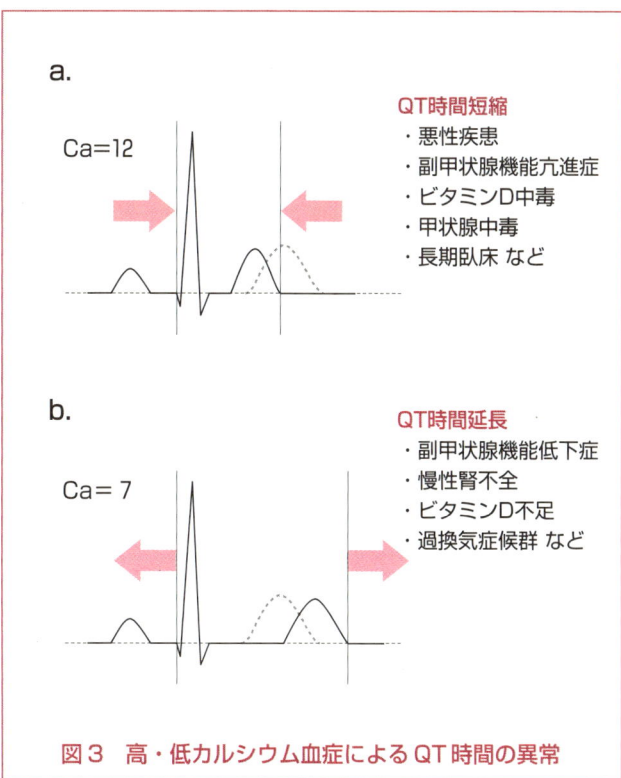

図3　高・低カルシウム血症によるQT時間の異常

■T波の平低化（図2 c）

T波の高さがQPS波の最大振れ幅の1／20未満の場合です。T波増高のときとは逆に、低カリウム血症で認められます。また心筋虚血の場合にも見られます。

QT時間の異常

QT時間はQRS波の始まりからT波の終わりまでの時間をいいます。電気的な収縮時間を意味し、その異常として短縮と延長が見られます。電解質、特にカルシウムの影響を受けるほか、一部の抗不整脈薬により延長することが知られています。QT時間は脈拍が遅いと延長するため、R-R間隔を用いた補正式、QTc＝QT(秒)／√R-R (秒)によりQTcを計算して使用します（第1章Lecture 3）。

■QT時間の短縮（図3 a）

QT時間の短縮の原因としては、高カルシウム血症が有名です。原因としては、悪性疾患、副甲状腺機能亢進症、ビタミンD中毒、甲状腺中毒、長期臥床などがあります。

■QT時間の延長（図3 b）

QT時間の延長は、低カルシウム血症で見られます。原因として、副甲状腺機能低下症、慢性腎不全、ビタミンD不足、過換気症候群などが挙げられます。一部の抗不整脈薬で延長するほか、遺伝性QT延長症候群では原因不明のQT延長を見ます。

より道COLUMN

◆無脈性電気活動（PEA）◆

救命処置が市民活動として普及しつつある今、PEA（Pulseless Electrical Activity）という単語もちらほら聞くようになりました。これは無脈性電気活動という意味です。心電図上では正常に見えるのに脈を触れないという、救命処置の必要な病態です。心電図を過信してはいけないという1つの例といえるでしょう。

Lecture 9 内側に不安？ST低下の意味

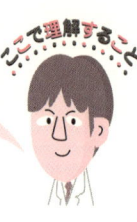

ST低下のときに心臓で起こっていることを理解しましょう

この言葉を覚えよう
- 冠動脈
- 内側の虚血
- 狭心症
- 心肥大

ST低下はなぜ起こる？

　ST部分というのは心筋細胞が一様に興奮している状態。恋愛におけるシアワセな蜜月です。電気的に安定しているため、心電図上は必ず基線に一致しています（図1）。

　ところが、この興奮が一様でないとSTが基線の上下にずれてしまうことがあります。これを「ST偏位」と呼びます。まず「ST低下」について説明しましょう。

　STが低下するというのは、興奮が一様でない、つまり100％盛り上がっていないということ。これを恋愛にたとえるなら、本来ラブラブな時期なのに、何かしら不安があるような状態ですね。たとえば携帯電話が鳴ると、急に相手が挙動不審になるとか。そろそろ定職に着いてほしいのに、ひたすらフリーターにこだわっているとか。あるいは相手のことを友人に相談すると、なんとなく口が重いとか（笑）。何かおかしいな、という漠然とした不安。人前ではハッピーに振る舞っていても、あなたの心の内側は不安がうずまいている。内側に不安、すなわち、ST低下とは、心臓の内膜側にトラブルのある状態を指します。それは多くの場合、冠循環の減少、「虚血」という状態です。

ST低下は内側の虚血

　図2aに示すように、正常心筋の興奮は心筋の内側から外側に向かいます。プルキンエ線維が心筋の内側を走っているからです。心臓の外側にある電気の目は、自分に向かってくる興奮＝正の振れとして、心電図に記録します。QRS波のうち、背の高いR波がこれにあたります。

　ST部分は、心筋細胞がすべてプラスとなり、電気的に安定している状態。このため、ST部分は基線に一致します。

　虚血とは、細胞に十分酸素が行き渡っていない状態です。心臓に酸素を供給する「冠動脈」は、心臓の外側を網目状に走っています。そこに狭窄があると、その影響は冠動脈から遠い心筋の内側で現れます。虚血はまず心臓の内側か

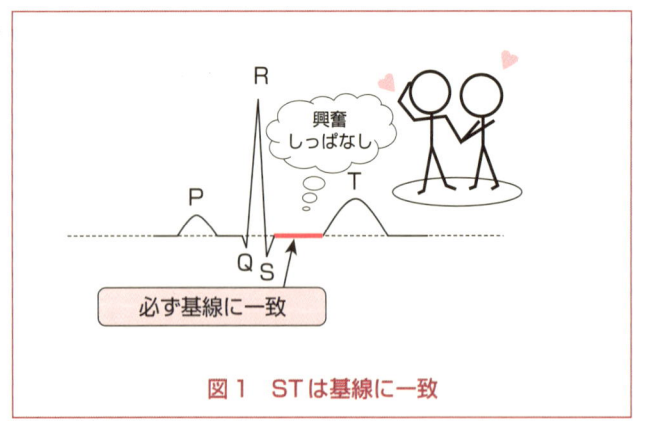

図1　STは基線に一致

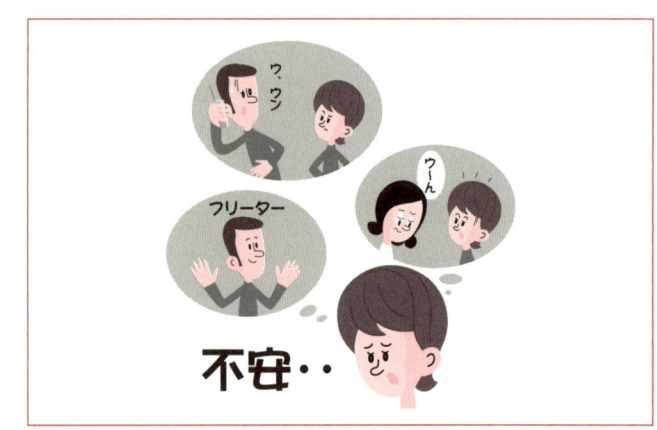

ら起こってくるのです。

虚血部分は十分興奮できず、いつまでもマイナス電位のままです。ST部分では心筋が一様に興奮してプラス電位をもつはずなのに、内側はマイナスのまま。このため心筋の外側から内側へ、じわじわ電流が流れます。これを電気の目から見ると、自分から遠ざかる向きに電気が流れています。このため、本来基線に一致すべきST部分は、遠ざかる向き＝下方に偏位して記録されます。これがST低下という現象です（図2b）。

心肥大とST低下

冠動脈の狭窄だけでなく、心肥大でもST低下を見ることがあります。心筋が分厚くなっても、それに応じて冠動脈が太くなるわけではありません。このため、冠動脈から遠い心臓の内側は、慢性的に酸素不足となります。心筋の内側は、うまく興奮できず、マイナス電位にとどまってしまう。これが心電図にはST低下として記録されるのです。

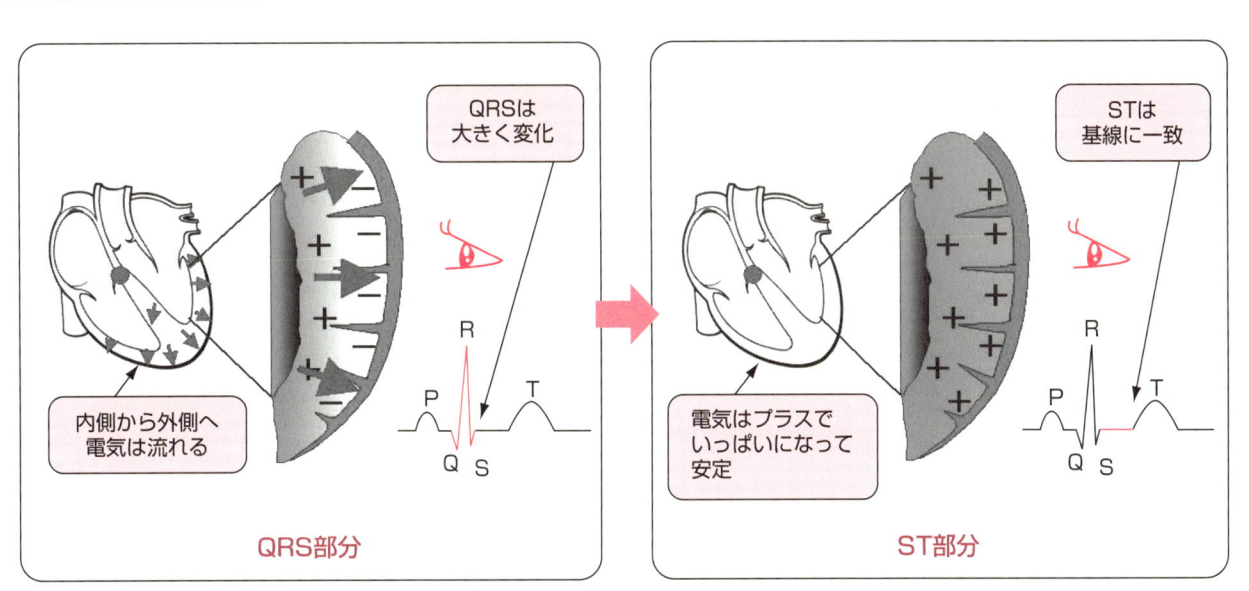

a. 正常時の心筋内電流と心電図

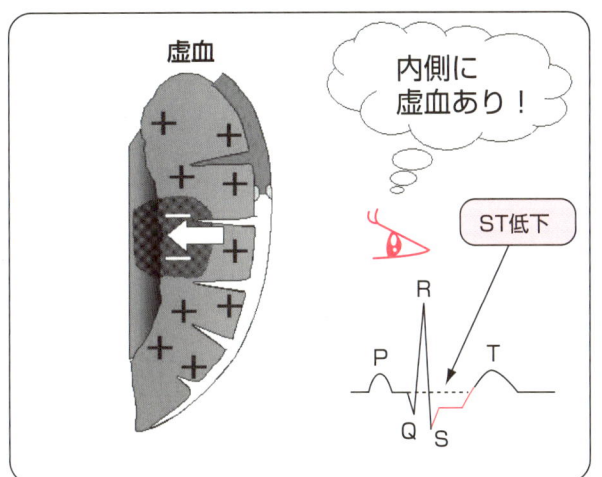
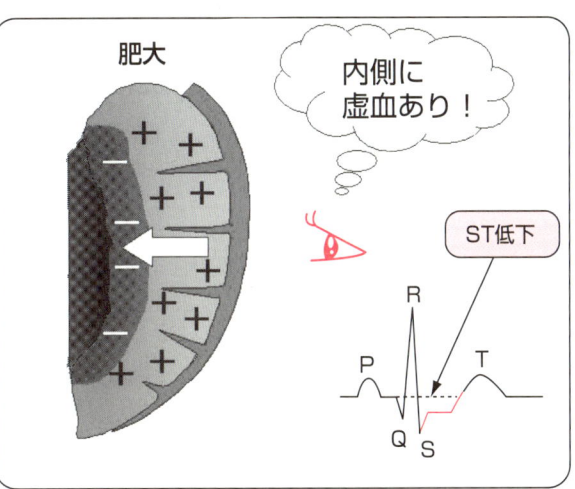

b. ST低下時の心筋内電流

図2　心筋内電流と心電図の関係

Lecture 10 ST低下の形

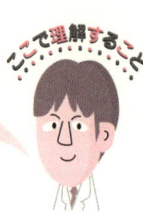

ST低下の形と、そのときに心臓で起こっていることを理解しましょう

この言葉を覚えよう
- □ 水平型ST低下
- □ 下降型ST低下
- □ 上昇型ST低下

■ 水平型（図1a）

ST部分が基線に平行に低下しているタイプ。狭心症や低酸素などの虚血を反映していることが多いです。この形のST低下を見ると、ちょっと身構えてしまいます。

■ 下降型（図1b）

右肩下がりにST部分が低下しているタイプ。陰性T波を伴うことも多いです。狭心症、低酸素などの虚血のほか、左室肥大の場合も少なくありません。「血圧は高くないかな？」ということを考えておきましょう。

■ 上昇型（図1c）

QRS波の後で低下したSTがなだらかに上がっていくタイプ。程度が強ければ虚血を意味しますが、むしろ頻脈など正常例でも見られ、あまり心配ない印象です。

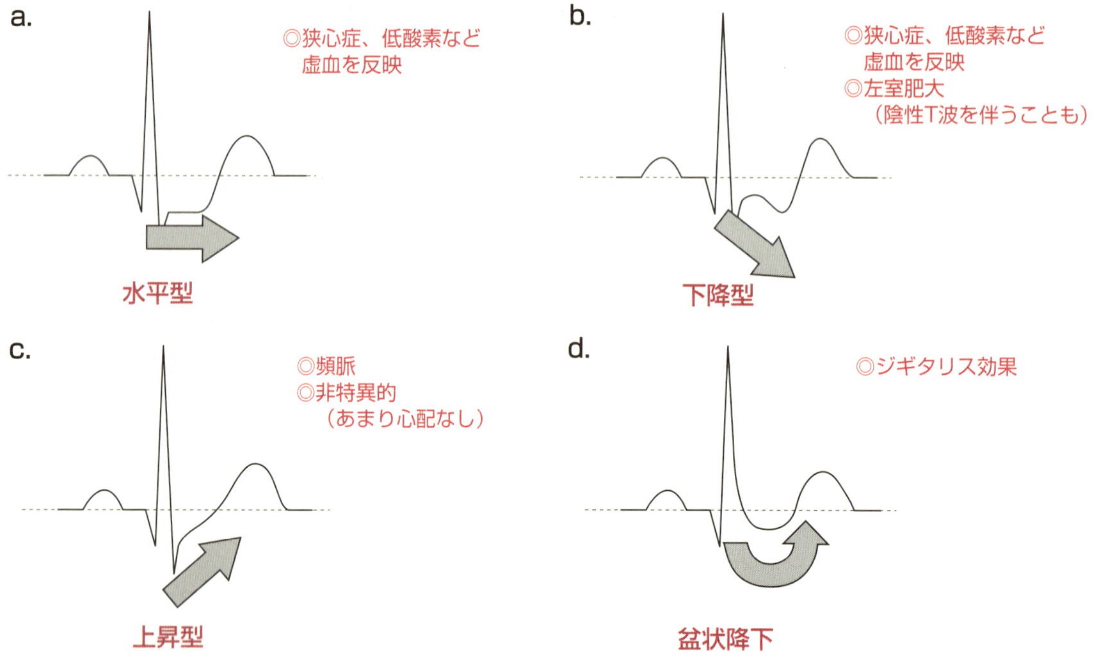

ST低下の形

一口にST低下といってもいろいろな形があります。ST下降の形状によって、ある程度病態を予測することができます。もちろん絶対的なものではなく、診断のヒントとして活用してみてください。

a. 水平型 — ◎狭心症、低酸素など虚血を反映

b. 下降型 — ◎狭心症、低酸素など虚血を反映 ◎左室肥大（陰性T波を伴うことも）

c. 上昇型 — ◎頻脈 ◎非特異的（あまり心配なし）

d. 盆状降下 — ◎ジギタリス効果

図1　ST低下の形

■盆状降下（図１ｄ）

　最近はあまり見なくなりましたが、ST部分が丸く下がっている場合があります。これを「盆状降下」といい、ジギタリス製剤という薬剤が効いたときに見られるものです。ジギタリス製剤は血中濃度が上がりすぎると不整脈が出現するので、注意が必要です。

ST低下の心電図

　実際の心電図を見てみましょう。図２は胸痛で受診された患者さんの、トレッドミル運動負荷心電図です。この患者さんでは負荷後３分からⅢ、aV_F、V_5、V_6誘導にて下降型のST低下が見られました。負荷後５分で胸痛が出現したため検査を終了。冠動脈造影では左前下行枝と左回旋枝にそれぞれ99％の狭窄を認めました。このように、運動負荷心電図は狭心症の診断に非常に有用です。ただ、負荷中に発作を見ることがあるので注意しましょう。

　図３は肥大型心筋症の心電図です。著明な左室肥大を反映し、R波の増高と陰性T波が見られます。STは陰性T波に引っ張られるかたちで下降型の低下を示しています。左室肥大の典型的な形です。

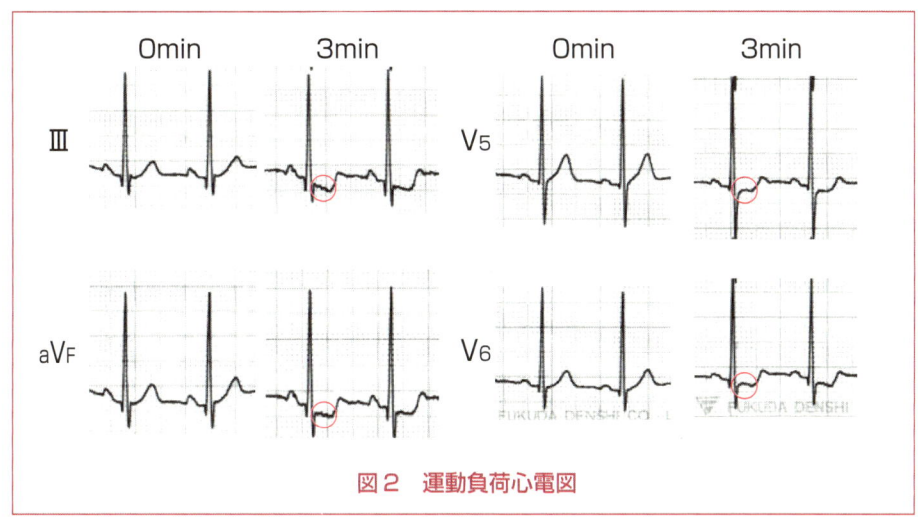

図２　運動負荷心電図

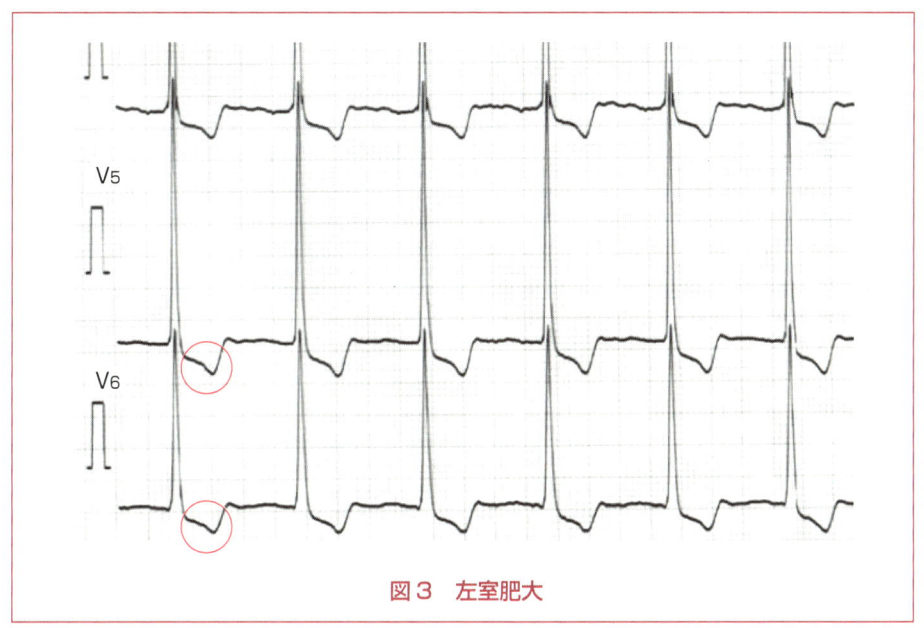

図３　左室肥大

Lecture 11 迷惑なハイテンション！ST上昇の意味

ST上昇のときに心臓で起こっていることを理解しましょう

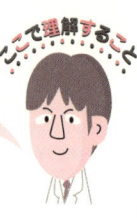

この言葉を覚えよう

- □ 全層性障害
- □ 心筋梗塞（こうそく）
- □ 心膜炎

ST上昇とは？

　ST部分は、本来は基線に一致します。それが、基線より高い。これをST上昇と呼びます。安定期なのに目に見えて興奮している。シアワセのあまり、勢い余ってるって感じでしょうか。たとえば、四六時中自慢話とか。仕事中も上の空で、検温のときハミングしちゃったりとか。人前でもあんなことやこんなこと、とか（笑）。ともかくハイテンションすぎて、目に付きすぎてしまう。ST上昇とは、本来電気的に安定しているST部分で、心臓の内側から外側に電気の流れ続ける状態。恋する2人が過剰なラブビームを周囲に向かって放射します。いい迷惑です。

ST上昇は外側まで及んだ障害

■心筋梗塞（図1）

　ST上昇を見る代表的な疾患が心筋梗塞です。心筋梗塞は冠動脈の閉塞により心筋が全層性の障害を起こし、やがては壊死（えし）に陥ってしまうものです。刺激伝導系から興奮が伝わってきて、ほかの正常な心筋細胞が興奮しプラス電位に変わっても、壊死の部分は興奮することができず、マイナス電位のままです。よって、そのあいだは正常心筋から壊死部分に向かって、じわじわと電流が流れています。この電流は心臓の外にある「電気の目」には、どちらかというと自分に向かっているように見えています。これが、心

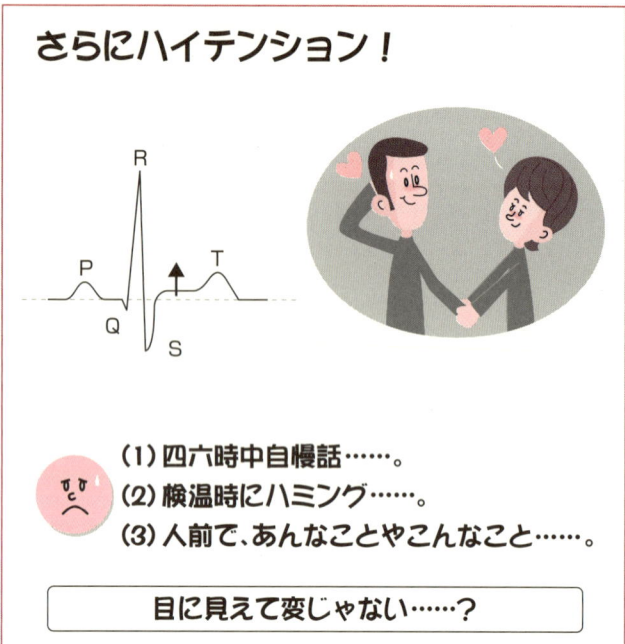

さらにハイテンション！

(1) 四六時中自慢話……。
(2) 検温時にハミング……。
(3) 人前で、あんなことやこんなこと……。

目に見えて変じゃない……？

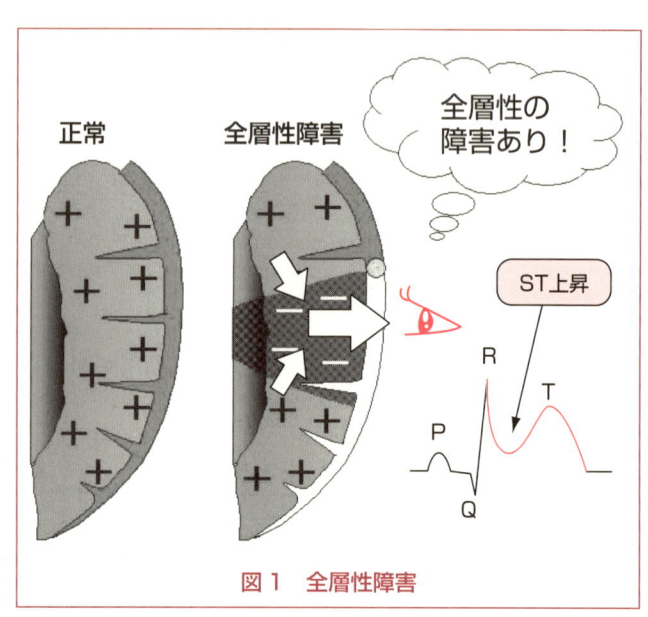

図1　全層性障害

図2　心膜炎

ST上昇の心電図

急性心筋梗塞の心電図を示します（図3）。発症2時間後の来院、Ⅱ、Ⅲ、aVFでST上昇が見られました。右冠動脈の完全閉塞による急性心筋梗塞です。3日後にST部分は基線に戻っていました。

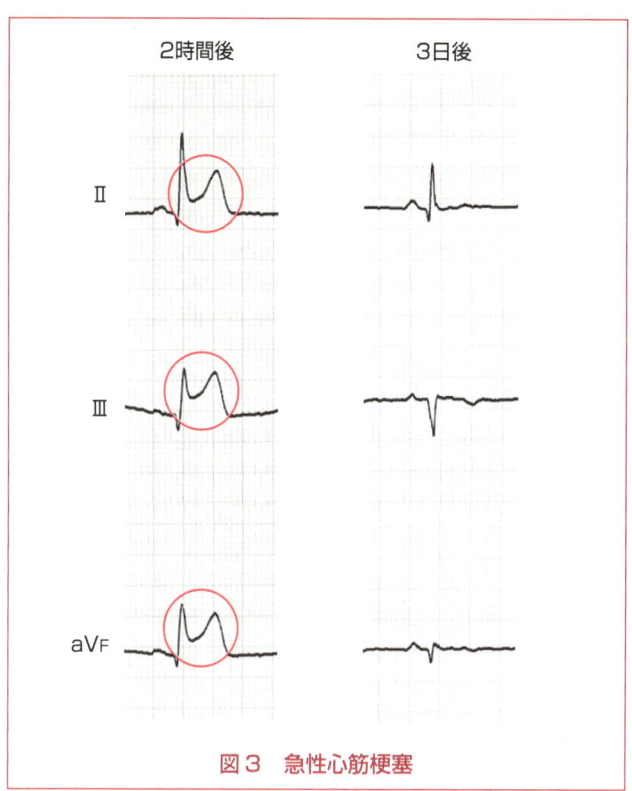

図3　急性心筋梗塞

電図上はSTの上昇として記録されるのです。

■心膜炎（図2）

　もう1つ、ST上昇を来す疾患として有名なのが心膜炎です。心臓の外側にウイルスなどが取り付いてしまい、興奮のパワーが減ってしまうのです。内側は普通に興奮しプラス電位になるけれど、外側はやる気がなくマイナス電位のまま。心臓の内側から外側に向かって電流が流れることとなり、これが心臓の広い範囲で起こります。このため心膜炎ではほぼすべての誘導でST上昇が記録されるのです。

近道COLUMN

◆ ST偏位の秘密 ◆

　ST偏位の仕組みが一般の生理学の教科書とちょっと違うことに気づいた方、やりますね！　すごい！
　心電図におけるST偏位は、じつは別の説明がされることが多いのです。このテキストでは、「障害心筋の活動電位は興奮しても低いまま（あるいは上昇しても十分ではない）」という特性をもとにしています。もちろんこれはこれで正しいのですが、もう1つの生理学的特性、「障害心筋では静止電位が上昇している」という事実のほうがST偏位に影響する度合いが強いとされています。ただ、これがわかりにくいんですね……ざっとお話ししましょう。
　たとえばST低下。虚血となっている部分の静止電位は周りよりも少し高い。するとそこに電位差が生じます。虚血は心臓の内側ですので、興奮していないときでも内側から外側へ、少量の電流が流れることになります。「電気の目」はこれを見て、（自分に向かってきている！）と判断します。そのため、本来の位置よりも少し上に偏位した基線を記録します。ST部分は先ほどの説明どおり下方に偏位する。これらを合わせると、基線は本来の位置よりも高くなっており、全体としてST部分がぐっと低下したように見える、というものです。すなわち、「虚血の際に我々が基線と判断している位置は、静止時の微細電流のために本来の位置より高い」ということになります。
　全国のハイパーナースさんたち、ここまで理解できれば完璧ですね！

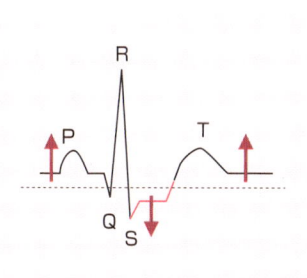

Lecture 12 コンサート会場の法則

興奮がさめていくT波がなぜ上向きになるのか理解しましょう

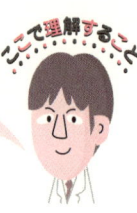

この言葉を覚えよう

- □ 心筋興奮は内側から
- □ 心筋回復は外側から

興奮と回復の方向性

興奮がさめていくときに動く電位は「T波」でしたね。波形は上向き。興奮して波形が上向きなのはわかりますが、T波は、さめていくのに上向きです。いったいなぜでしょう？

刺激伝導系は、心臓の筋肉の内側にあります。そこから電気が流れるので、興奮の方向は内側から外側へドミノ倒しのように流れます（図1）。電気の目で見ると、興奮が押し寄せてくる。だから波形が上向きなのはわかりますね。

逆に心筋の回復は、外側から内側へと戻ります。いちばん外側の興奮はすぐにさめてしまうのです（図2）。

この様子をライブコンサートの会場を使って説明しましょう。

コンサート会場の法則

熱気あふれるライブコンサートの会場。アンコールでは、みんな手拍子をしながら待っています。そのとき、お目当てのアーチストがバンドを引き連れて登場。「きゃーっ！」という歓声とともにみんな立ち上がる。それはステージに近いファンからです。次々に観客は立ち上がっていきます（図3a）。

これを会場の外から見ると、あたかもスタジアムのウェーブのように、立ち上がる観客の波がこちらに迫ってくるように見えます。電気的にはプラスの電位が内側から勢いよく押し寄せてくる。これを「電気の目」が見ると、大きな上向きの振れになります。これがR波です（図3b）。

そうして興奮はすみずみまで伝わり、全員が立ち上がった状態になります（図3c）。会場全体が一様に興奮している。これを「電気の目」から見ると、会場が「安定」して興奮していると判断します。これがST部分にあたります。基線に一致します。

さて、アンコール曲も終わり、アーチストが手を振りながらステージから去ってしまうと、ライブはおしまい。会場の興奮はだんだんさめていきます。このとき、会場の後ろ側からさめていく。後ろの席の人から帰り支度とかしち

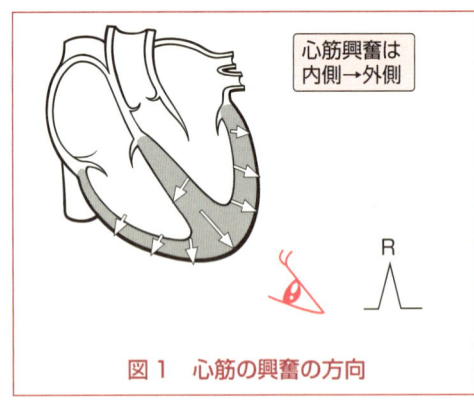

図1 心筋の興奮の方向

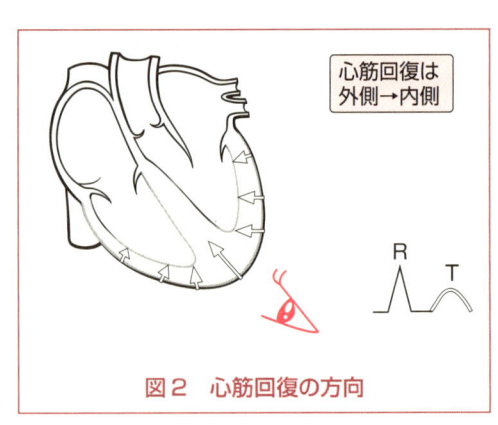

図2 心筋回復の方向

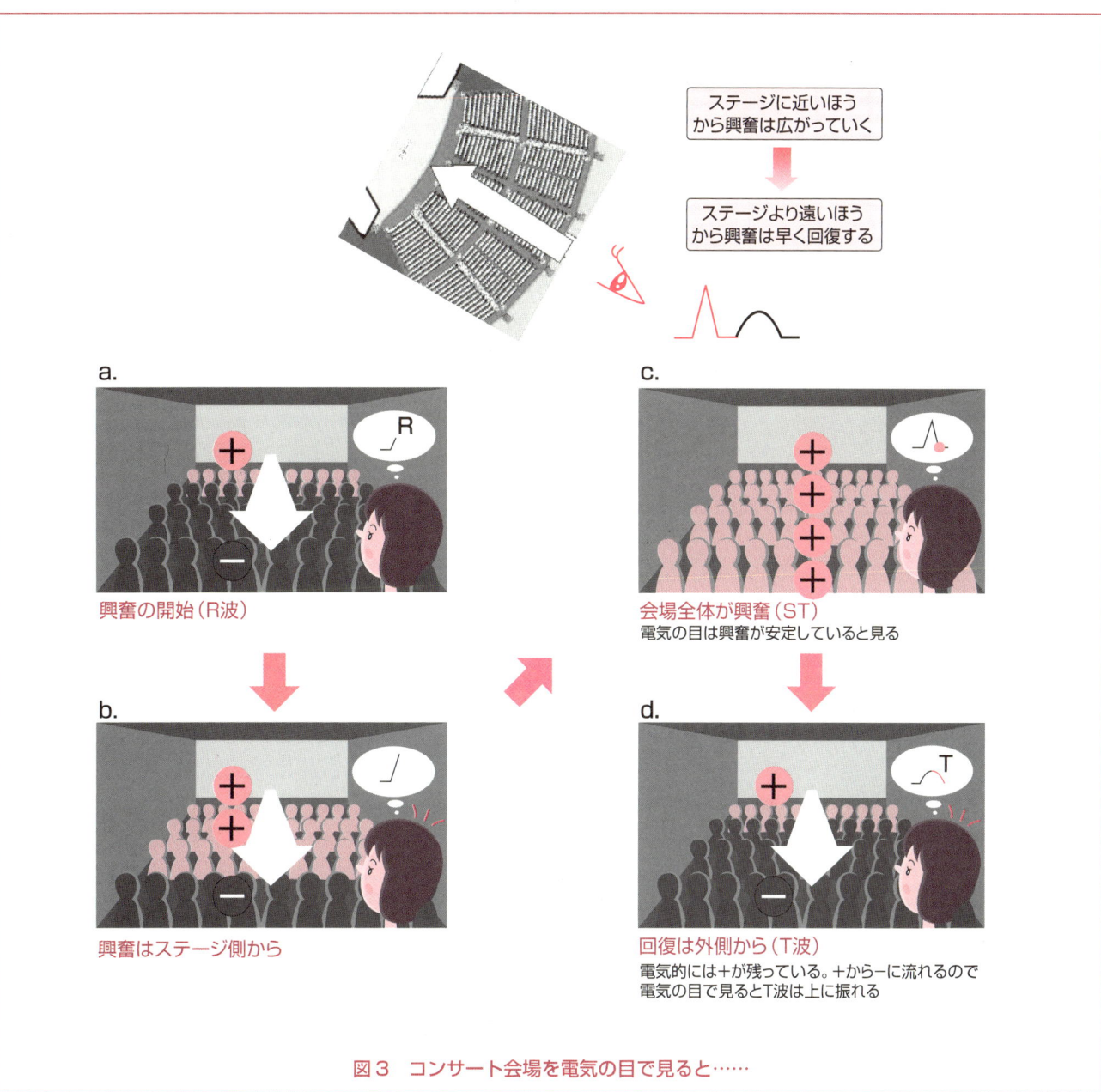

図3　コンサート会場を電気の目で見ると……

ゃうわけです。けれどステージ近くのファンは興奮さめやらず、手拍子を続けているのです。

　この、興奮が半分くらいさめたところで時間を止めたとしますね。するとステージ側はまだ興奮していてプラス、会場の後ろ側はさめていてマイナスです。となると、その瞬間にはプラスからマイナス方向、すなわち内側から外側に電気が流れている。すると「電気の目」には、興奮が「再び向かってきた」ように思えるのです。これが上向きT波の正体です（図3 d）。心筋の外側はさめてしまったけれど、内側はまだがんばって興奮している。T波が陽性というのは、心筋回復の方向が興奮と逆であるという正常な心臓の状態を示しているのです。

Lecture 13 陰性T波は最初のチャイム

陰性T波を見るとき、心臓で何が起こっているかを考えましょう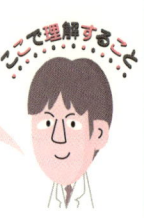

この言葉を覚えよう
□陰性T波
□冠性T波

陰性T波はなぜ起こる？

心筋の興奮は内側から外側へ、逆に回復は外側から内側へ、というのが正常な心筋の特徴でした。T波が陰転するというのは、このルールが破られたということです。ライブコンサートでいえば、アンコール曲が終わり、アーチストが見えなくなった後、おそらく熱烈なファンであろう最前列の席から座っていくという状態です。ありえない！

そのありえない非常事態が「T波の陰転化」なのです。陰性T波の理由はたくさんありすぎて、診断の決め手にはなかなかなりません。ですが、心臓に異変が起こったとき、真っ先に変化するのがこのT波です。いわば心臓の異変に対し、心電図が鳴らす最初のチャイム。聞き逃さないようにしなくてはいけません。

陰性T波を見る病態

陰性T波を示す病態として最も多いのは心肥大でしょうか。ST低下のところでも言いましたが、心筋が厚くなりすぎると心臓の内側は虚血状態となります。本当はもっと長く興奮していたい内側の心筋たちも、酸素不足で早期に興奮からさめてしまいます。ステージ近くの観客席で酸欠になっているようなイメージでしょうか？ 前のほうから着席するのは、詰め込みすぎた会場に問題があったわけです。

左脚ブロックや心室性不整脈でも陰性T波を見ることが多いです。これらは心室を伝わる興奮の方向が本来と違うケースです。QRS波の幅が広く、見た目がふだんとぜんぜん違う波形ですので、逆に違和感はないかもしれません。

むしろ嫌なのは、QRS波の幅が正常で、T波の陰転のみを見るようなケースです。心筋梗塞の急性期（数十分〜2日後）で見られます。左右対称で尖った形の陰性T波であり、特別に「冠性T波」と呼ぶことがあります。また心筋梗塞の場合はST上昇とあいまっていろいろな形の陰性T波を見ることがあります（図1）。

スタッフも走る！ 陰性T波

図2は健康診断にこられた患者さんの心電図です。就職2年目の検査室のスタッフがこの心電図を握りしめ、外来まで走ってきました。たしかに、胸部誘導の陰性T波が尋常ではありません。Ⅰ、Ⅱ、aV_L誘導およびV_2からV_6誘導までで陰性T波が認められます。V_3、V_4誘導のように、T波の深さが10mm以上の場合は、特に「巨大陰性T波」と呼ぶこともあります。

深い陰性T波は左室肥大でよく見られます。この症例では、深い陰性T波の割にはR波の増高が強くないため、通常の左室肥大とはどこか異なる印象でした。

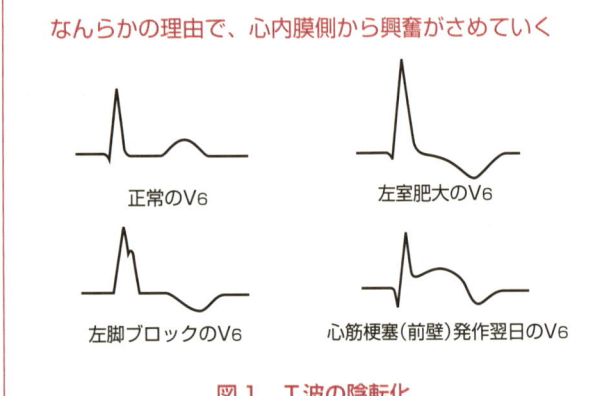

なんらかの理由で、心内膜側から興奮がさめていく

正常のV6　　左室肥大のV6
左脚ブロックのV6　　心筋梗塞（前壁）発作翌日のV6

図1　T波の陰転化

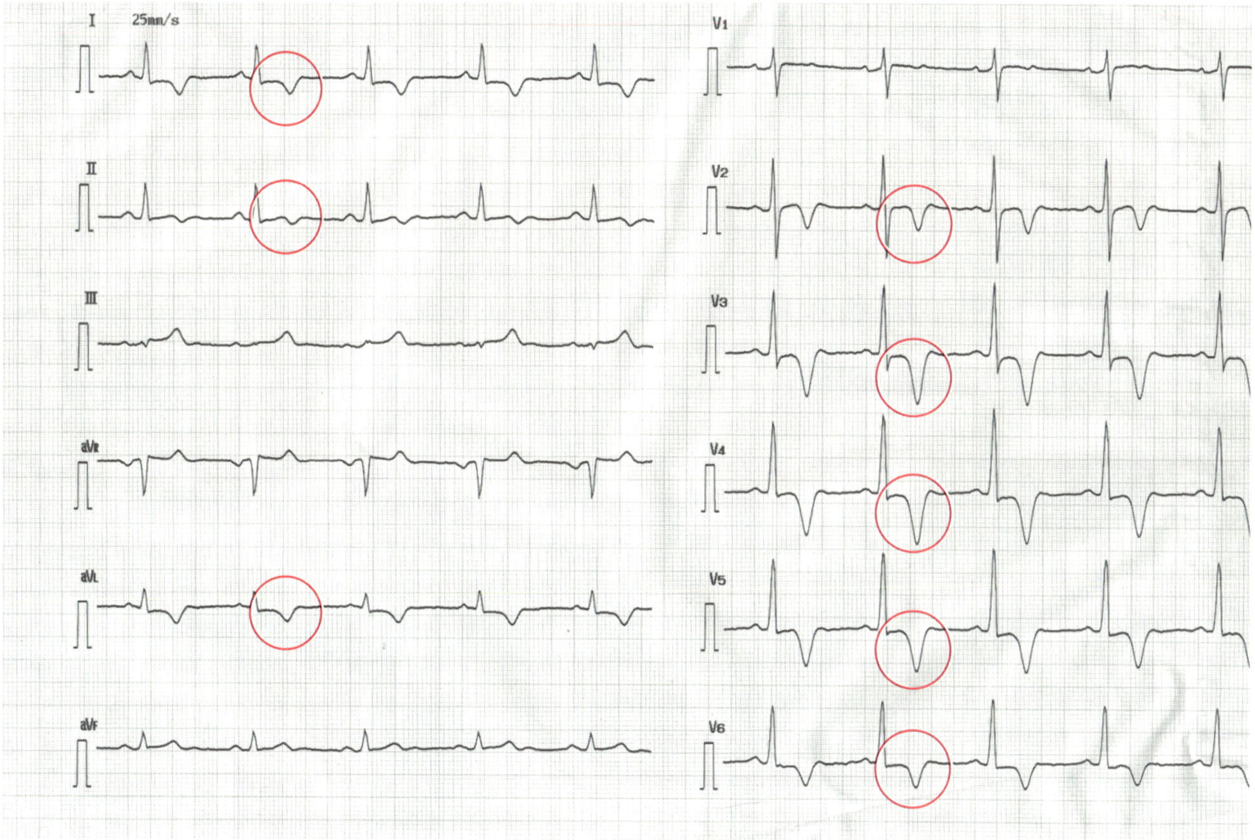

図2 心尖部肥大型心筋症

　帰りかけていらした患者さんを廊下でつかまえ、事情を説明して心エコーをとらせていただきました。結果は「心尖部肥大型心筋症」。十数年前に心電図異常を指摘され、精密検査の結果、問題ないと言われていたそうです。無症状で血圧も高くないので、経過観察で良さそうです。このように、陰性T波は思わぬ情報を教えてくれたりするのです。

より道COLUMN

◆チャイム、という予感◆

　本文で、心臓の異常に対して敏感に反応するT波の変化のことを「チャイム」と表現しました。合図とか警告の意味ですが、ここではもっと不確かな「予感」に近い感覚です。

　臨床の現場で、いわゆる「予感」に助けられたことはありませんか？　たとえば、「患者さんの顔色がなんとなく悪い」とか、「声に張りがない」とか、そういったサインをつかんでいたおかげで、患者さんの異変に早く気づくことができた。そういった経験を皆さんはもっていると思います。

　1枚の心電図を見て、「この人は心房細動だ」と診断するのは、もちろん正しいことです。でもそれで終わりではありません。たとえば心房細動の方の脈を触れると、とても微弱でバラバラな人もいれば、非常にしっかりした緊張で、洞調律と区別のつかない人だっている。心電図診断がすべてではないのです。

　T波の変化は、ある意味活用しにくい指標です。「ST上昇は心筋梗塞」といったわかりやすい診断名をもちませんから。ですが、皆さんがベッドサイドで、「なんとなく様子が変」と感じるように、心臓の変調を早めに教えてくれるサインとして、目を留めてみてください。

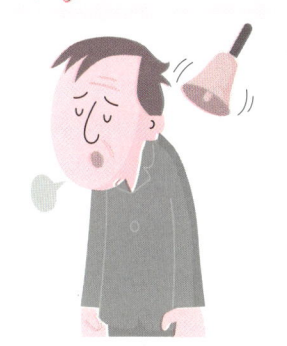

Lecture 14 キューちゃんと冠動脈

覚えにくい冠動脈、たとえで楽しく学んでください

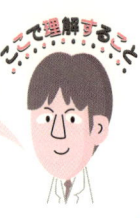

この言葉を覚えよう
- □右冠動脈
- □左主幹部
- □左前下行枝
- □左回旋枝

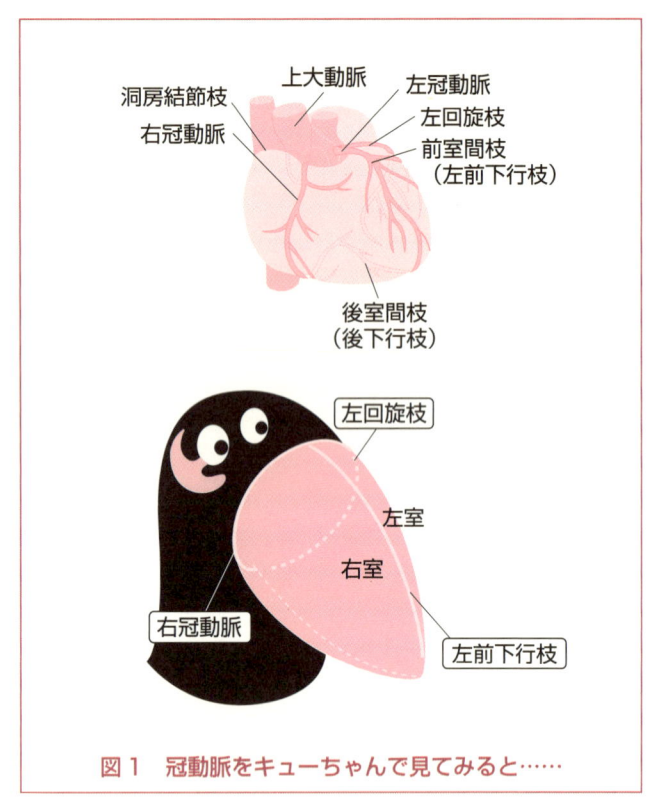

図1 冠動脈をキューちゃんで見てみると……

冠動脈の走行を覚えるコツ！

　心臓に酸素や栄養を送る血管を「冠動脈」といいます。「右冠動脈」と「左冠動脈」の2本からなりますが、左冠動脈はすぐに枝分かれをして「左前下行枝」と「左回旋枝」となります。「3本の冠動脈」という場合は、この、「右冠動脈」「左前下行枝」「左回旋枝」を指します。

　この走行が覚えにくくて、研修医のころかなり苦労しました。これはきっと皆さんも同じはず。で、最近思い付いたのが、心臓の形を鳥のくちばしにたとえる方法です。ここでは「九官鳥のキューちゃん」としてみましょう（図1）。キューちゃんのくちばし、これが心室にあたります。顔そのものが心房になります。

　「右冠動脈」は右房と右室の間を走行し、心臓の真後ろで心室の裏側に回り込みます。キューちゃんでいうなら、くちばしの付け根のところを右側にぐるっと回って、喉ぼとけの近くであごに回ってくちばしの先のほうへ降りていきます。

　いっぽう、「左前下行枝」はキューちゃんの鼻筋そのものです。くちばしの真ん中を先のほうへとまっすぐ進む。左前下行枝の右側が右室、左側が左室です。まさに両心室の境界を進んでいくわけです。

　「左回旋枝」は、くちばしの付け根をぐるっと左側に回り、やはり喉ぼとけの近くであごに回ってくちばしの先のほうへと降りていきます。ちょうど右冠動脈と反対の走行になります。

キューちゃんと冠動脈区域分類

　AHA（American Heart Association：米国心臓協会）では、冠動脈に番号を付けて区域分類をしています。これをキューちゃんに重ねて見てみましょう（図2）。

■右冠動脈
　「右冠動脈」は1番から4番に分けられます。1番から3番まではくちばしの付け根をぐるっと回っています（図2a）。4番は4 AV（房室枝）と4 PD（後下行枝）に分かれます。4 AVはそのままくちばしの付け根に沿って回っていきます。いっぽう4 PDは、ほぼ直角に前方方向に

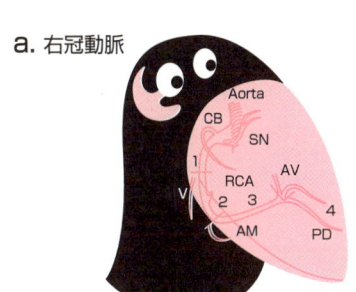
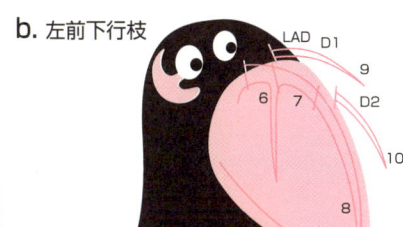
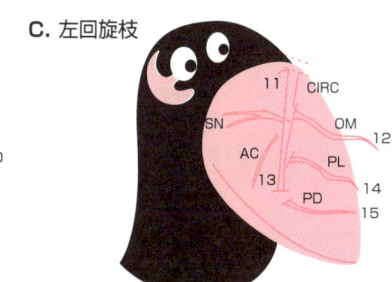

図2　キューちゃんと冠動脈区域分類

折れ曲がり、くちばしの裏側、喉ぼとけからあごのあたりをくちばしの先に向かって降りていきます。

■左主幹部

　左冠動脈の最初の部分、大動脈から出て左前下行枝と左回旋枝に分岐するまでを「主幹部」と呼び、区域分類では5番にあたります。くちばしのイラストからはみ出して、目と目の間に位置する感じでしょうか。

■左前下行枝

　さて、主幹部の後で左冠動脈は2つに分岐します。まずは「左前下行枝」（図2b）。これは6・7・8番が本幹となり、キューちゃんの鼻筋を降りていきます。9番・10番は左室方向に伸びる枝で、それぞれ「第1対角枝（D1）」、「第2対角枝（D2）」と呼ばれ、左室壁を栄養する大事な枝です。

■左回旋枝

　「左回旋枝」では、11・13・15番と奇数番号が本幹となります（図2c）。11番と13番はくちばしの付け根に沿って左側をぐるっと回っていき、15番は喉ぼとけからあごのほうへ直角に曲がり、くちばしの先のほうへ降りていきます。AHA分類では、11番・13番はまっすぐ進んでいるように見えますが、実際にはくちばしに沿ってゆるやかにカーブしています。12番・14番は左室側壁を栄養する枝で、それぞれ「鈍角枝（OM）」、「後側壁枝（PL）」と呼ばれます。

　なお、冠動脈は個人的差異の大きい血管であり、ここで示したような典型的な枝分かれから少し外れる場合もありますので、注意しましょう。

より道COLUMN

◆腹ペコ子どもたち～冠循環の特徴◆

　休みなく働く心臓と、それに酸素や栄養を送り続ける冠動脈。冠循環、すなわち冠動脈→心筋→冠静脈と流れる循環系にはいくつかの特徴がありますが、なかでも注目は酸素摂取率でしょう。

　全身の臓器はヘモグロビンが運んできた酸素を受け取り、エネルギーを産生します。この酸素摂取率はほかの臓器ではだいたい20％くらいなのですが、冠循環では約70％にも達します。「流れてきた酸素は全部イタダキ！」といわんばかりの勢いです。ちょうど、回転寿司に並んだ腹ペコな子どもたちみたい。大人たちは談笑しながらお皿をゆったりチョイスしますが、子どもたちは次から次へお皿を空っぽにしていきます。消費スピードが違うわけですね。

　いっぽうで、もし臓器の循環血液量が少なくなると、ほかの臓器では酸素摂取率を上げることでカバーするのですが、冠循環ではすでに酸素摂取率は限界に近く、血流低下はそのまま虚血となってしまいます。冠動脈の狭窄（きょうさく）がそのまま虚血に結び付くのは、こんな特性も原因なのです。

Lecture 15 どこでもキューちゃん

実際に冠動脈造影を見て、血管の走行を理解しましょう

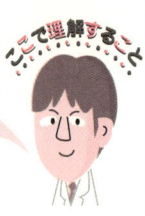

この言葉を覚えよう
- □ 冠動脈造影
- □ 左室優位の法則
- □ 左前下行枝の不平等

冠動脈造影とキューちゃん

　その気になって目を凝らすと、冠動脈造影のときにもキューちゃんが見えてきたりします。いやほんとですってば（笑）。

　図1はRAO（右前斜位）30度からの右冠動脈造影です。キューちゃんを右側から眺めていて、くちばしに沿って右冠動脈が喉のあたりまで降りています。そこから枝分かれしてそのうちの1つは、くちばしの下のあたりを先のほうへ進んでいます。この角度は右冠動脈の1番、2番や末梢の観察に優れています。

　図2は同じ患者さんのLAO（左前斜位）30度からの左冠動脈造影。今度はキューちゃんを左から眺めていることになります。キューちゃんの鼻筋をくちばしの先のほうまで進むのが左前下行枝です。左回旋枝はくちばしの付け根に沿ってぐるっと回っています。左回旋枝は喉ぼとけからあごの辺りまで伸びていくことが多いのですが、この患者さんの場合はやや短く終わっています。この角度は対角枝（9番、10番）の観察に適するほか、左前下行枝、左回旋枝ともに中間から末梢までをよく観察できます。

左前下行枝の不平等

　見てきたように、左前下行枝は右室と左室の真ん中を走っています。ですので、右室と左室の両方にまんべんなく

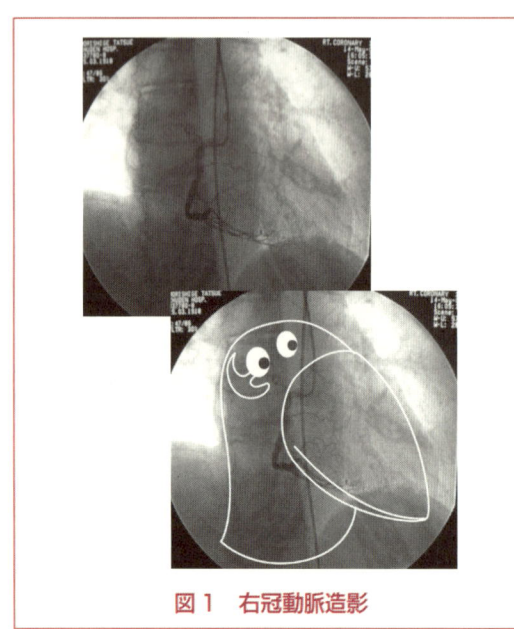

図1　右冠動脈造影

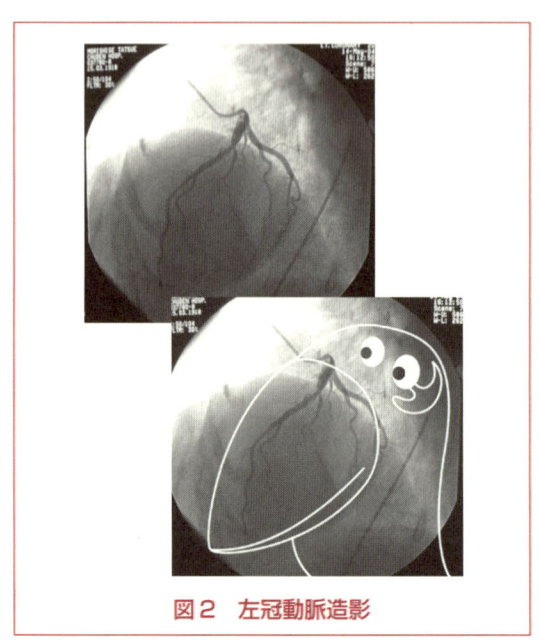

図2　左冠動脈造影

図3 左室のほうが重要

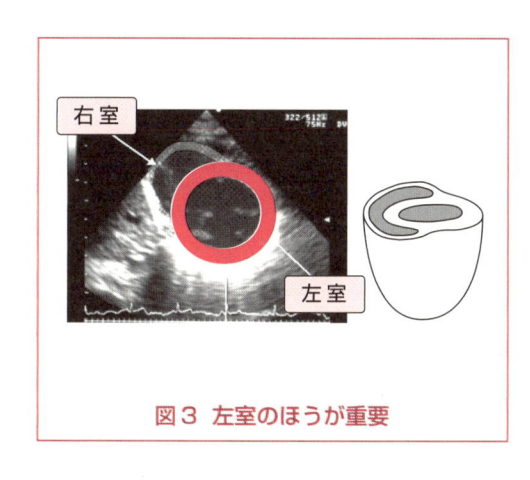

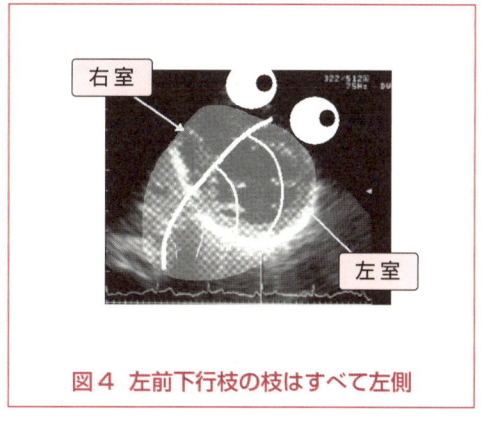

図4 左前下行枝の枝はすべて左側

枝を出していそうですが、実際には大きな枝はすべて左室に向いています。せっかくの中立的な位置なのに、なんという不平等。これを検証してみましょう。

　左室は最初にお話ししたとおり、断面はほぼまん丸な形をしています（図3）。壁の厚さも9〜11mmあります。いっぽう右室は、左室に張り付くような格好でおまけ程度にくっついているだけです。このため、左室のほうが右室よりも酸素や栄養をずっと多く必要とし、このため血管も豊富となっています。左室優位の法則はこんなところにも生きてくるんですね。

　心エコーで得られた心臓の断面図に無理やりキューちゃんを描いたとします。左前下行枝は右室と左室の間の溝を通ってくちばしの先へと進んでいきます。その枝は左室の壁に張り付くように、左側ばかり伸びています（図4）。見事なまでの不平等。この解剖は、心筋梗塞の心電図を見るときに必要となってきますので、ぜひ覚えておきましょう。

より道COLUMN

◆心臓裏の攻防〜右冠動脈と左回旋枝の縄張り争い◆

　心臓は横隔膜にちょこんと乗っかっていますが、その横隔膜に接するあたりを下壁といいます。この場所を栄養するのは右冠動脈の後下壁枝、あるいは左回旋枝ですが、日本人では90％の割合で右冠動脈が栄養しています。下壁梗塞を見た場合、責任病変は右冠動脈だろうと推察するのはこのためです。

　ときどき、左回旋枝がとても発達していて、下壁はおろか右室の後ろあたりまで回り込んで栄養している場合があります。これは「左冠動脈優位型（LCA dominant）」と呼ばれます。

　この冠動脈走行の個人差は心電図だけでは予測できません。このため、心電図から心筋梗塞の部位を予測するのが難しいケースも出てくるのです。

第1章　基礎編　〜たとえで学ぶ心電図の読みかた

Lecture 16 心臓を取り巻く電気の目

標準12誘導心電図の仕組みを理解しましょう

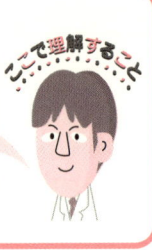

この言葉を覚えよう

□ 標準12誘導心電図
□ 四肢誘導
□ 胸部誘導

標準12誘導心電図とは？

心電図の電極はいわば「電気の目」。それぞれの場所から心臓の電気活動を観察しています。通常我々は波形が12個並んだ心電図を臨床で用いています。これを「標準12誘導心電図」と呼びます。

図1の向かって左側の6つが「四肢誘導」、右側の6つが「胸部誘導」です。それぞれの波形で、人体のどの方向から心臓を眺めているかが決まっています。

四肢誘導

四肢誘導は正面から見た人体を平面に見立て、それをぐるっと取り囲むように電気の目を配置したものです。アイントーフェンが発表した「双極誘導」（＝Ⅰ・Ⅱ・Ⅲ誘導）と、ゴールドバーガーの提唱した「単極誘導」（＝aV$_R$・aV$_L$・aV$_F$誘導）の計6つの波形からなります（図2）。

心臓を眺める方向は角度で表します。心臓から水平に左に向かう方向を0度として、時計回りに角度が増えていきます。これによるとⅠ誘導＝0度、Ⅱ誘導＝60度、Ⅲ誘導＝120度となります。逆に、反時計回りの方向はマイナスをつけて表します。

aV$_R$・aV$_L$・aV$_F$誘導の3つは、それぞれ右手、左手、足のほうから心臓を眺めたものです。角度でいえばaV$_R$＝210度、aV$_L$＝－30度、aV$_F$＝90度です。

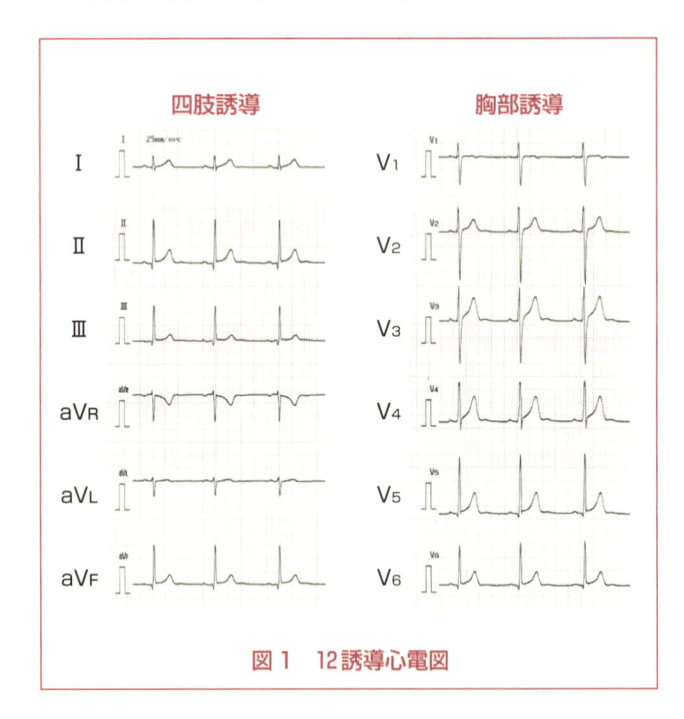

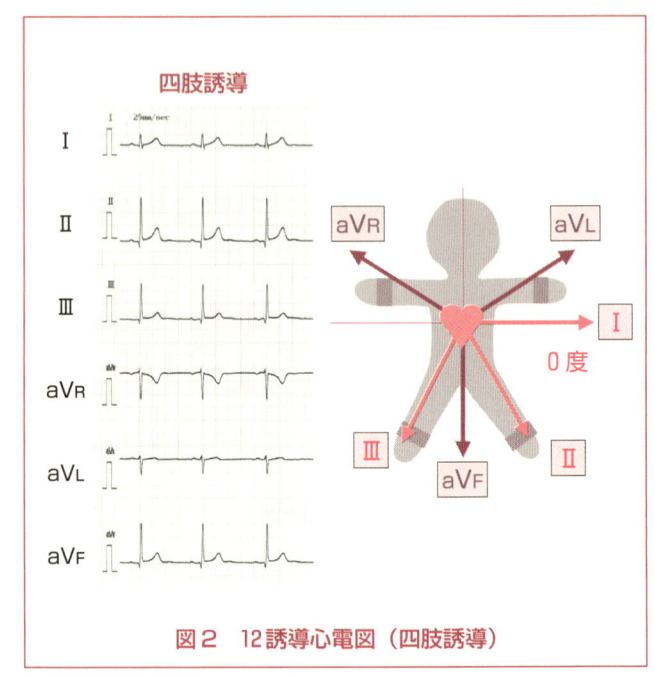

図1　12誘導心電図

図2　12誘導心電図（四肢誘導）

胸部誘導

いっぽう胸部誘導は、フラフープの輪のように心臓を水平方向に丸く囲み、決まった位置に電気の目を配置したものです（図3）。大まかに説明すると、V_1・V_2が心臓をや や右方向から、V_3・V_4は心臓を正面〜やや左方向から、V_5・V_6が左方向から眺めています。実際には電極の位置は完全な水平面にあるのではなく、V_1・V_2に比べV_3は少しだけ下方に、V_4・V_5・V_6はさらに少しだけ下方に位置します（電極の付けかた：第1章Lecture20）。

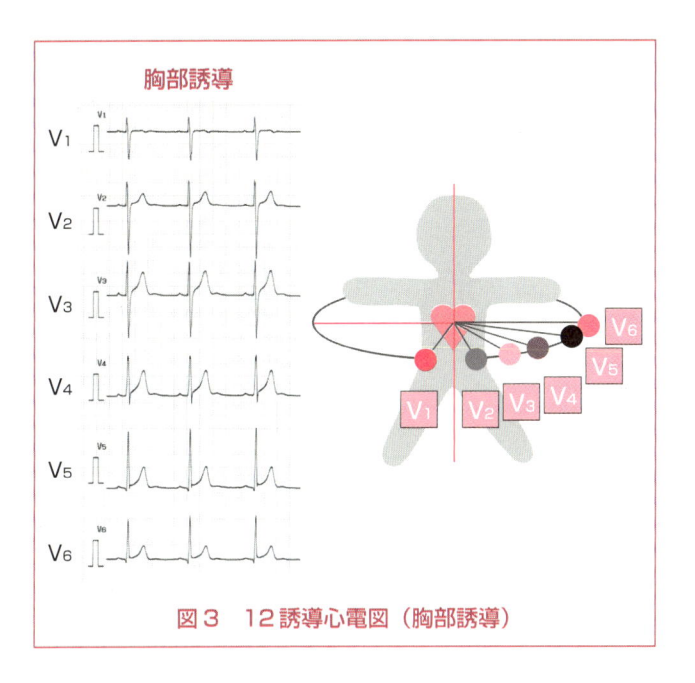

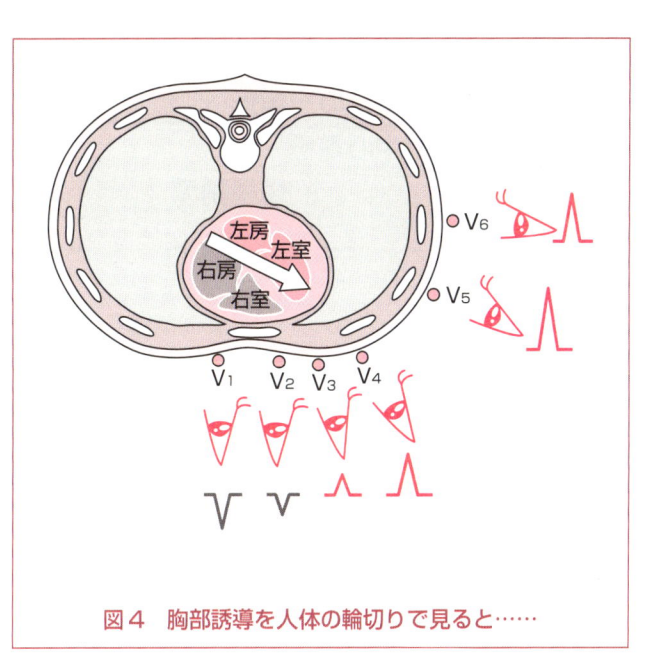

図3　12誘導心電図（胸部誘導）

図4　胸部誘導を人体の輪切りで見ると……

より道 COLUMN

◆心電図といえばこの人たち◆

● アイントーフェン（Einthoven）
1903年に、初めて心電図を記録したオランダの学者です。この業績により、1924年にノーベル賞を受賞しました。

● ウィルソン（Wilson）
1934年、右手・左手・左足からの電位を集めるとほとんどゼロになるという中心電極の理論を発見し、さらに胸部誘導を提唱しました。

● ゴールドバーガー（Goldberger）
ウィルソンの中心電極の理論を応用し、1942年、aV_R、aV_L、aV_F誘導を提唱しました。

第1章　基礎編　〜たとえで学ぶ心電図の読みかた

Lecture 17 ハイパー基礎編
電極4つで6つの波形?

> ここで理解すること
> 四肢誘導の成り立ちについて理解しましょう

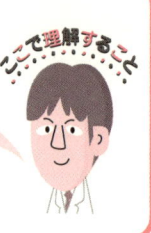

この言葉を覚えよう
- □ アイントーフェンの三角形
- □ ウィルソンの中心電極
- □ 双極誘導
- □ 単極誘導

アイントーフェンの三角形

「なぜ手足4つの電極で6つの波形がとれるんですか?」四肢誘導の話になると、看護学生さんから決まって受ける質問です。4つの電極で波形が6つ記録される不思議。この説明のためにどうしても避けて通れないのが、「アイントーフェンの三角形」です。

アイントーフェンの決断 〜右肩スタート

世界で最初に心電図をとったアイントーフェンは、心臓の電気活動をシンプルに表現しました。すなわち、右手・左手・左足の3点を結んだ三角形で心臓を取り囲み、電気の流れをこの3辺の向きに沿って表したのです。アイントーフェンのすごいところは、微妙に形がずれている三角形を、逆正三角形とみなしたところです。これを「アイントーフェンの三角形」といいます(図1)。

正三角形の各辺を正三角形の中央に移動させると、電気の流れる方向は、Ⅰ誘導＝0度、Ⅱ誘導＝60度、Ⅲ誘導＝120度となります。それぞれの角度から電気の目が心臓を眺めていることになります。これを「双極誘導」といいます(図2)。

ここで興味深いのは、Ⅰ誘導もⅡ誘導も、右手(右肩)が電流の起点となっていることです。洞結節が右上にあるため、生理学的にも理にかなっています。現在もモニター心電図や12誘導心電図を付けるとき、右手(右肩)をスタートとするのは、100年の歴史があるんですね。

ウィルソンの中心電極

アイントーフェンの報告から30年後、ウィルソンが興

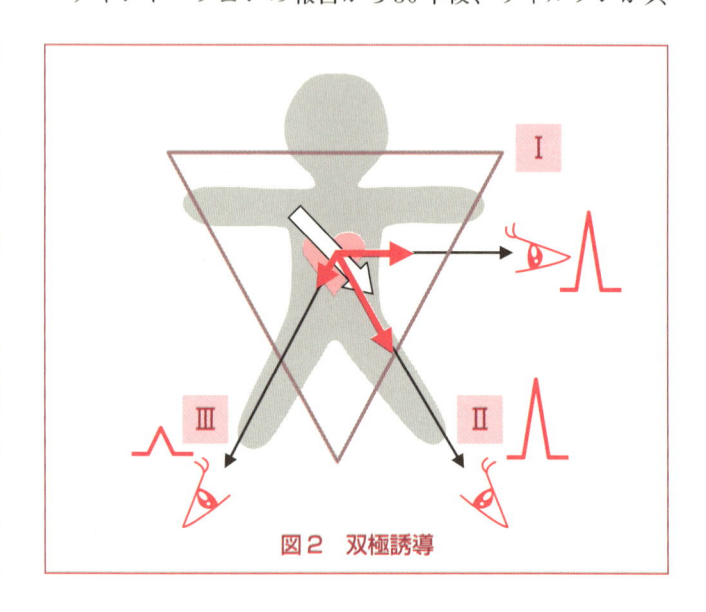

図1　アイントーフェンの三角形

図2　双極誘導

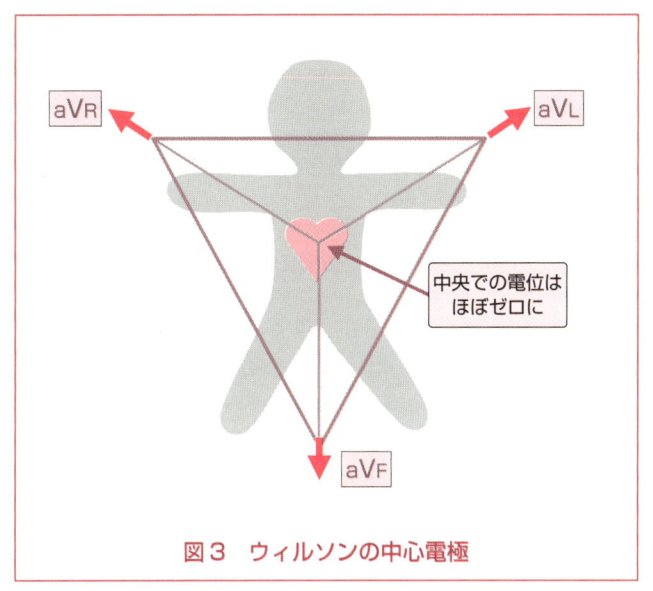

図3　ウィルソンの中心電極

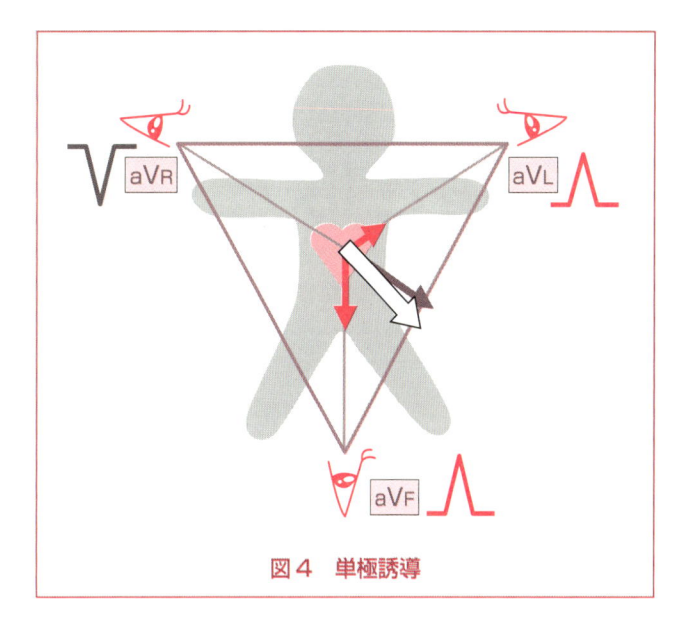

図4　単極誘導

味深い事実を発見しました。すなわち、右手・左手・左足からのコードをつないで1本にすると、発生する電位はほとんどゼロになる、というものです。これを「ウィルソンの中心電極」といいます（図3）。ウィルソンはこの中心電極を用いれば胸壁からも電位を記録できることを見いだし、これが胸部誘導となりました。

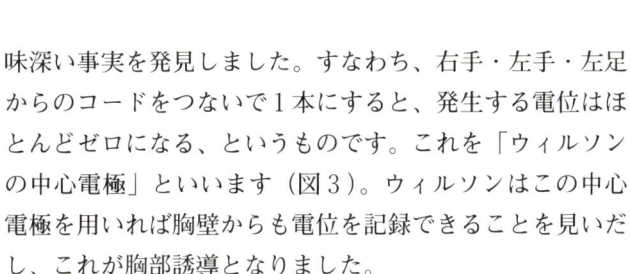

その数年後、ゴールドバーガーがウィルソンの理論を応用し、四肢誘導で新しくaVR、aVL、aVF誘導を提唱しました。これを「単極誘導」といいます（図4）。「a」はaugmented、すなわち「増幅した」という意味です。「V」はベクトル、「R」、「L」、「F」はそれぞれright（右）、left（左）、foot（足）を表します。単極誘導も広く受け入れられるところとなりました。そして、双極誘導3つ、単極誘導3つ、胸部誘導6つの計12誘導が標準心電図として認定され、現在に至るのです。

右足電極の立場は？

先ほどから右手・左手・左足3つの電極の話ばかり。4つ目の電極、右足の立場はどうなんだ？ということですが、じつは右足はアース電極といって、余計な電気を逃がしてやる別の役目があります。電位測定に必要なのはあくまでも3つの電極です。

以上より、「なぜ手足4つの電極で四肢誘導の6つの波形がとれるんですか？」と聞かれたら、こんなふうになるでしょう。「4つの電極のうち実際に測定に関与している

のは3つで、双極誘導であるⅠ・Ⅱ・Ⅲ誘導が基本です。それに単極誘導であるaVR・aVL・aVF誘導が加わり、四肢誘導は6つになりました」と。

より道COLUMN

◆できるかな心電図～胸部電極で四肢誘導がとれる？◆

さて、四肢誘導の電極の角度、本当に計算どおりなんでしょうか？　胸部誘導の電極を使ってこっそり実験してみました。もちろん自分が実験台です。

まずベッドに横になり、心臓のあるあたりに印を付けてみます。そこから角度を測って四肢誘導の6つの方向へマジックで線を引きました。次にそれぞれの方向にあわせ、胸部誘導の電極を付けていきます。Ⅰ誘導に対応するV1電極は水平左方向、Ⅱ誘導に対応するV2電極は左腸骨あたり、という具合。aVF誘導は、位置が微妙……（笑）。

で、出来上がった心電図が下図です。どうですか？　振れ幅が少し違いますが、ほとんど一致しました！　アイントーフェン恐るべし、ですね。まあ実験する私も私ですが。

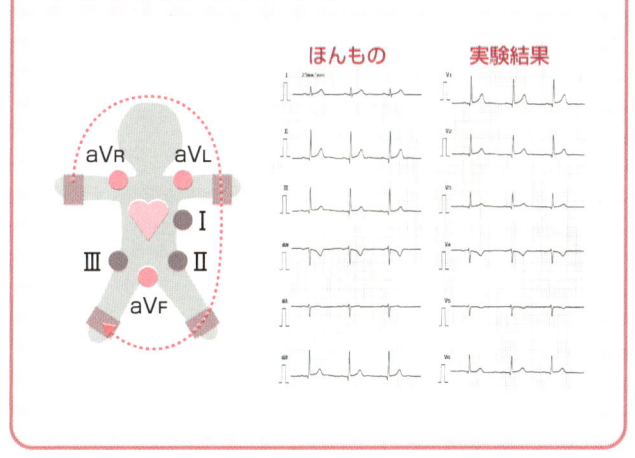

ほんもの　　実験結果

第1章　基礎編　～たとえで学ぶ心電図の読みかた

Lecture 18 ハイパー基礎編
傾きは左向き

電気軸を求めることで何が
わかるのか理解しましょう

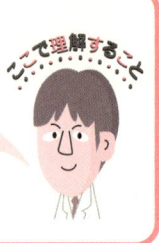

この言葉を覚えよう
□ 電気軸　　　□ 左軸偏位
□ 右軸偏位

電気軸とは何か

　心臓全体の興奮を平均すると、刺激伝導系の方向と同じく右上から左下へと向かっています。この向きのことを心臓の「電気軸」といいます。先ほど冠動脈の説明のとき、九官鳥のキューちゃんに登場してもらいましたが、まさにそのくちばしの方向、左下向きでかつ前方に向かっています。

　このように、本来、電気軸とは立体的な方向性をもつものですが、一般には人体を真正面から眺めたときの電気の流れである「四肢誘導の電気軸」を指して「電気軸」と呼んでいます。正常な電気軸は0度（左向きの水平方向）から90度（真下方向）のあいだで、平均で約55度です（図1）。この傾きから心臓の状態を推察することができます。

電気軸の求めかた

　標準12誘導心電図のⅠ誘導とaVF誘導を見ることで、心臓の電気軸を簡単に判断することができます。

　まずⅠ誘導のQRS波を見て、上向きの振れ（R波）と下向きの振れ（S波もしくはQ波で、より深いほう）を比べます。ほとんどの心電図では上向きの触れが大きいはずです。これにより、心臓の興奮は少なくとも左向きであるといえます。

　次にaVF誘導で同様にR波とS波（もしくはQ波）を比べます。これも上向きの振れが大きいものが圧倒的に多いはず。つまり心臓の興奮は下向きであるといえます。この2つの手掛かりから、心臓の興奮は「左下方向」に向かっていることがわかります（図2）。

　実際の心電図を使ってもう少し詳しく見てみましょう（図3a）。正味の振れ幅は「R波の振れ幅－Q波の振れ幅－S波の振れ幅」で計算します。

　この心電図では、Ⅰ誘導でR波の高さは4mm、S波の深さは1mm、Q波はありません。4－0－1＝3と計算して得られた3mmがⅠ誘導の正味の振れ幅です。同様にaVF誘導では、R波が16mm、Q波が3mm、S波がなく、aVF誘導の正味の振れ幅は、16－3－0＝13になります。

　垂線と水平線からなる座標軸を書き、中心点から左方向に3mmの矢印を、下方向に13mmの矢印を書きます（図3b）。その2つの矢印を辺にもつ長方形を書き、対角線上に新たな矢印を書きます。これがこの心電図における四

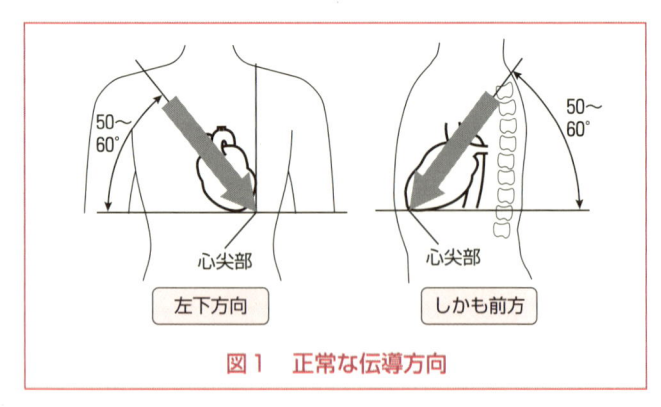

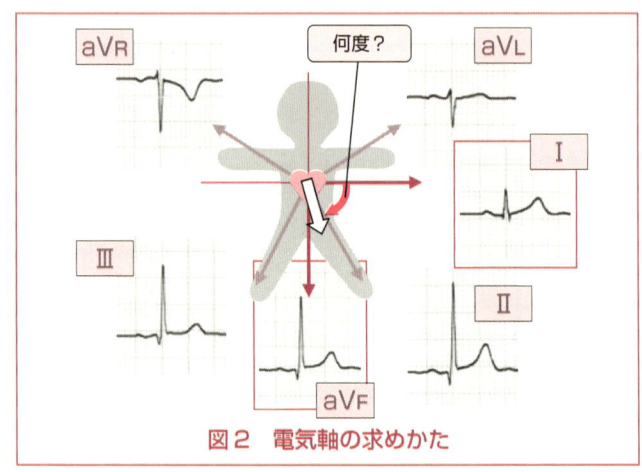

図1　正常な伝導方向
心尖部　左下方向　　心尖部　しかも前方
50〜60°

図2　電気軸の求めかた
何度？

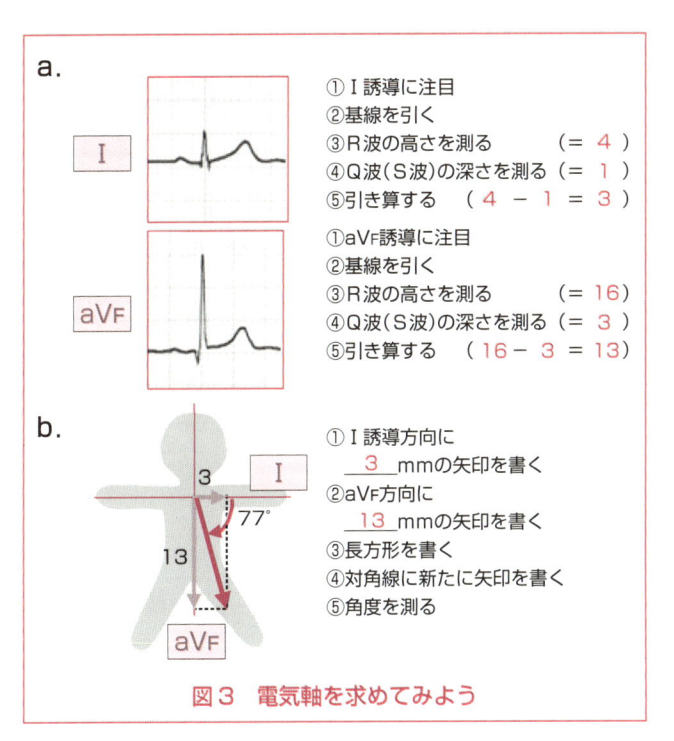

a.

I誘導

①I誘導に注目
②基線を引く
③R波の高さを測る　　　（＝ 4 ）
④Q波（S波）の深さを測る（＝ 1 ）
⑤引き算する　　（ 4 － 1 ＝ 3 ）

aVF

①aVF誘導に注目
②基線を引く
③R波の高さを測る　　　（＝ 16）
④Q波（S波）の深さを測る（＝ 3 ）
⑤引き算する　　（ 16－ 3 ＝ 13）

b.

①I誘導方向に
　　3 mmの矢印を書く
②aVF方向に
　　13 mmの矢印を書く
③長方形を書く
④対角線に新たに矢印を書く
⑤角度を測る

図3　電気軸を求めてみよう

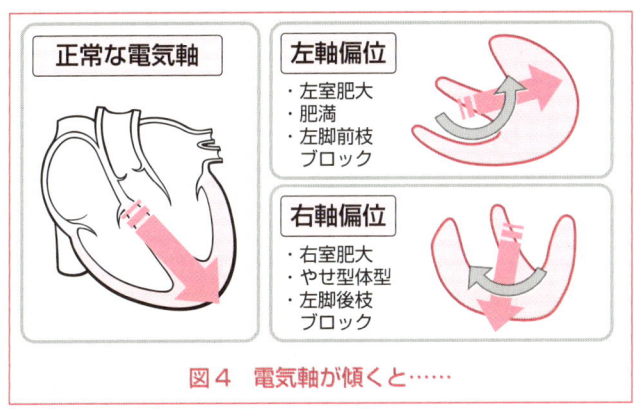

正常な電気軸

左軸偏位
・左室肥大
・肥満
・左脚前枝ブロック

右軸偏位
・右室肥大
・やせ型体型
・左脚後枝ブロック

図4　電気軸が傾くと……

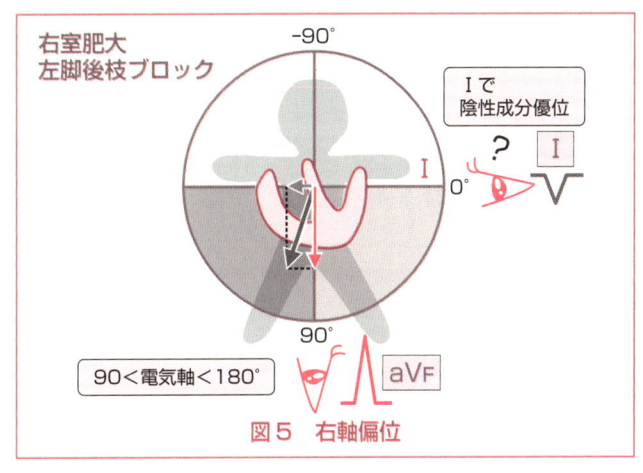

右室肥大　左脚後枝ブロック

90＜電気軸＜180°

Iで陰性成分優位

図5　右軸偏位

左室肥大　左脚前枝ブロック

－90＜電気軸＜0°

aVFで陰性成分優位

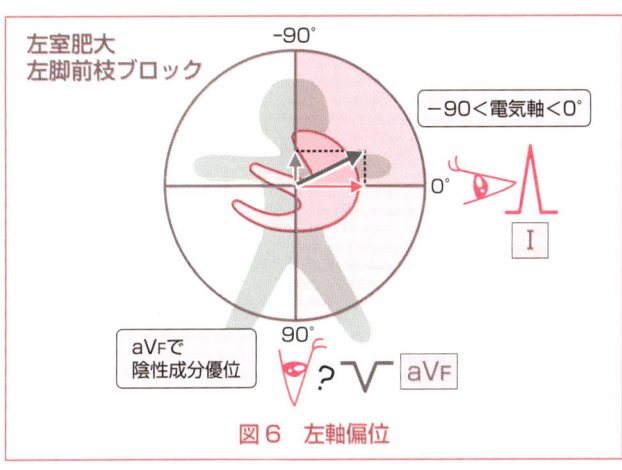

図6　左軸偏位

肢誘導の電気軸です。角度を測ると77°となりました。

右軸偏位と左軸偏位

　心臓の傾きや心肥大の程度によって電気軸は変化します。傾きの異常は右軸偏位と左軸偏位に分けられます（図4）。

■右軸偏位（図5）

　電気軸が90°以上と、右方向に傾きが強くなった場合です。右向きの興奮が強い右室肥大、あるいはやせ型体型で心臓がより右側に傾いている場合などで認めます。

■左軸偏位（図6）

　電気軸が左方向に傾いている場合です。角度でいえば0°以下で、むしろ電気軸は左上方向へ向かっています。高血圧や心筋症などでの左室肥大で見られるほか、肥満の人では心臓が横に寝転がるような位置となり（横位心）、左軸偏位を来しやすいことも知られています。

　心肥大や心臓の位置の変化だけでなく刺激伝導系のトラブルで軸偏位を見ることがあります。左脚前枝ブロックで左軸偏位、左脚後枝ブロックで右軸偏位を来すことが知られています。

軸偏位からわかること

　軸偏位を見ることで、心臓の解剖学的位置、すなわち横位心か滴状心（＝水滴のように心臓が縦長）かということや、心肥大の程度を推測できます。たとえば肺気腫は体型的にやせ型の人が多いこと、肺の過膨張により心臓が水滴状になっていること、右心負荷により右室肥大を来しやすいことなどから、右軸偏位を示す代表的な疾患です。

Lecture 19 ハイパー基礎編
胸部誘導と移行帯

胸部誘導からわかる心臓の異常を理解しましょう

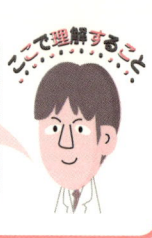

この言葉を覚えよう
- □ 移行帯
- □ R波増高不良
- □ 時計回転と反時計回転

心室の電気の伝わりかた

胸部誘導によって、心臓における水平方向の電気の広がりを観察することができます。心室内の電気の伝わりかたをスローモーションで見ると、次のようになります（図1）。

① 電気的興奮はまず心室中隔を左から右へ横切るように伝わります。これは、左脚のほうが右脚よりも伝導速度が速いためといわれています。

② 次に左右の心室が興奮します。心尖部から右室・左室へと広がっていきます。右室のほうが少し速いのですが、左室のほうが分厚いので全体として興奮は左下向きです。

③ 最後に心室基部に興奮が伝わります。左上方への興奮となります。

つまり、最初に右方向に興奮が伝わり、その後左方向に強く伝わっていくのです。これが胸部誘導のQRS波の形に大きく影響します。

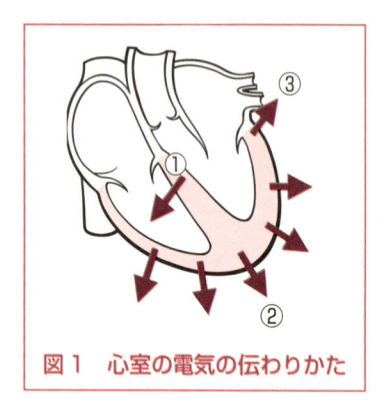

図1　心室の電気の伝わりかた

胸部誘導の形

図2を見てみましょう。たとえばV₁・V₂は心臓をやや右から見ています。最初、心室中隔や右室の興奮が自分に向かってくるため、小さく上向きの波形が出ます。その後、左室の興奮が遠ざかる方向に広がり、深い下向きの波形が記録されます。結果的にrS型のQRS波となります。

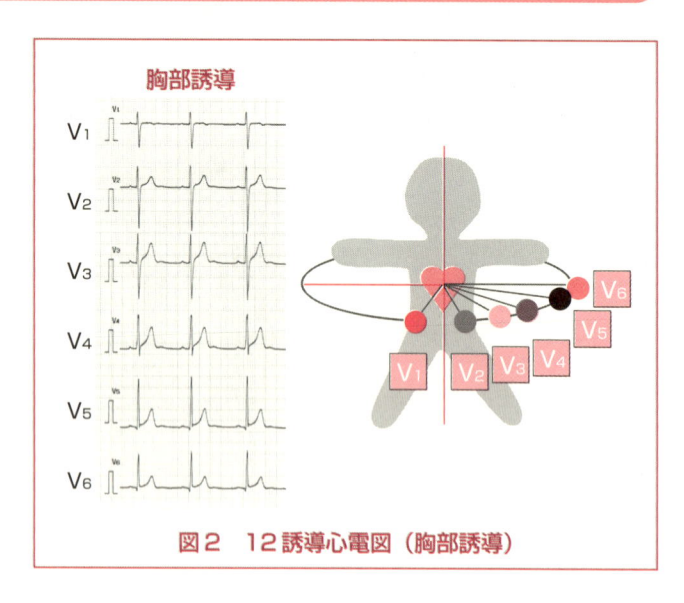

いっぽう、V₅・V₆は心臓を左側から見ているので、右室の興奮は小さな下向き波となり、その後の強い左室興奮が大きな上向きの波形を作ります。この結果qR型の波形となります。

胸部誘導を順に並べると図3のようになります。このように、V₁からV₂、V₃と進むにつれて増加するR波の程

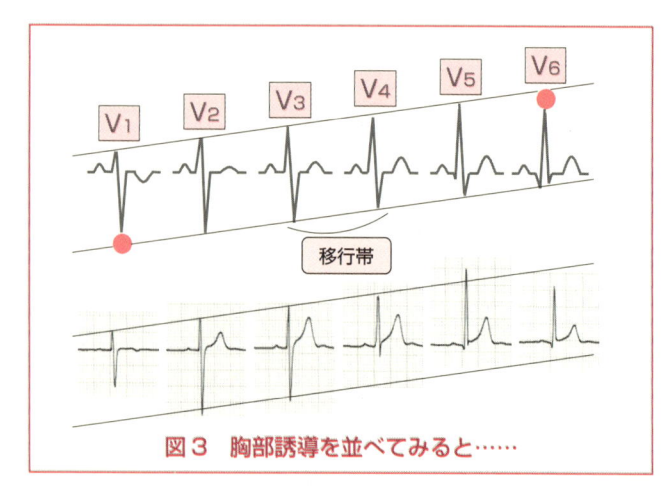

図2　12誘導心電図（胸部誘導）

図3　胸部誘導を並べてみると……

移行帯

度、減少するS波の程度はほぼ一定で、上向きの振れと下向きの振れの総和はだいたい同じになります。V_1のS波、V_6のR波はやや振れ幅が少ないのですが、これは心臓と電極の位置が離れているためと考えられています。

移行帯と心臓の向き

V_3付近で上向きの波と下向きの波の高さがほぼ同じになります（図3）。これは右室側と左室側の興奮が電気的に等しく見える場所で、「移行帯」といいます。右室肥大の場合は移行帯が右側にずれ、逆に左室肥大の場合は移行帯が左側にずれます。移行帯が右にずれる場合、心臓を足のほうから見上げると時計の反対方向に回っていることになるので、「反時計回転」と呼びます。移行帯が左にずれる場合は「時計回転」といいます（図4）。

移行帯の偏位は体型などほかの因子の影響も受けやすいため、心肥大の診断に補助的に使われている程度で、あまり利用されていないようです。

胸部誘導と心肥大

胸部誘導は心肥大の診断に有用です。左室肥大と右室肥大の場合でそれぞれ異なります。

■左室肥大

左室肥大の基準としては、SV_1（V_1誘導におけるS波の深さ）とRV_5（V_5誘導におけるR波の高さ）の和が35mmより大、という式がよく使われます（表1）。この方法は左室の起電力を知る簡便な方法として優れていますが、心肥大でない人まで陽性になってしまう率が高いのが弱点です。けれども、心肥大の見逃しがほとんどないため、心電図の自動解析などにも使われています。

そのほかの基準としては、V_5あるいはV_6のR波が26mm以上、というものもあります。いずれも若年者は高電位になりやすいため、注意が必要です。やせ型体型の人も高電位となりやすいことが知られています。

■右室肥大

右室肥大は左室肥大に比べ比較的まれで、臨床現場で見ることはあまり多くありません。心臓を右から眺めるV_1、V_2誘導でR波が7mm以上と高い場合やR／Sの比率が1

図4　移行帯がずれたとき

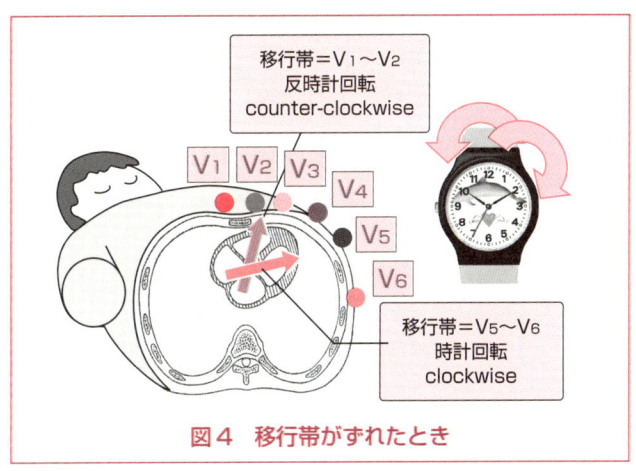

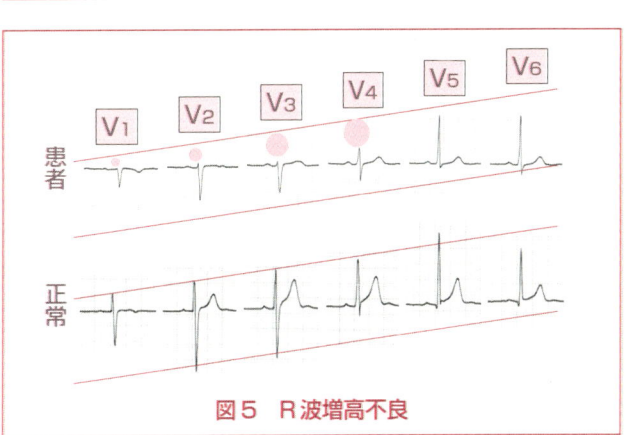

移行帯＝V_1～V_2
反時計回転
counter-clockwise

移行帯＝V_5～V_6
時計回転
clockwise

図5　R波増高不良

患者
正常

表1　心肥大の基準

■左室肥大	■右室肥大
$SV_1+RV_5>35$mm	RV_1（V_2）≧7 mm
RV_5（V_6）≧26mm	R／S≧1

以上の場合、V_5、V_6誘導で深いS波を見る場合に右室肥大が疑われます。臨床所見のほか、右軸偏位、肺性P波なども併せて判断することになります。

R波増高不良

通常V_1、V_2……と誘導が左側になるにつれR波の高さが高くなりますが、V_1からV_3付近までR波の高さがほとんど増えず、ほぼ一定である場合があります（図5）。これを「R波増高不良」と呼びます。心臓、特に左室前側の電気力が弱いことを示しており、前壁心筋梗塞を示唆するものです。既往に胸痛発作などがある場合は心エコーで心室の壁運動を確認することになります。

Lecture 20 ハイパー基礎編
電極色とりどり

> ここで理解すること
> 四肢、胸部それぞれの電極の付けかたを覚えましょう

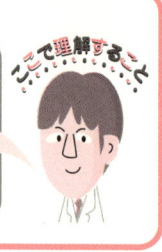

この言葉を覚えよう
- □ 四肢誘導は4色
- □ 胸部誘導は6色
- □ アーチファクト

電極の色分け

心電図の電極は四肢誘導で4色、胸部誘導で6色の色分けがしてあります。

四肢の電極は右手をスタートにして、時計回りで付けていきます（図1）。胸部の電極を付けるために、第4肋間を探す必要があります。胸部の中央にある縦型の骨を胸骨といいますが、その上部に骨の盛り上がった部分があり、指で触れることができます。これを胸骨角といい、その真横にあるのが第2肋骨、その下の肋間が第2肋間です。ここを手掛かりに第4肋間を探します（図2）。

胸骨角のすぐ下が第2肋間

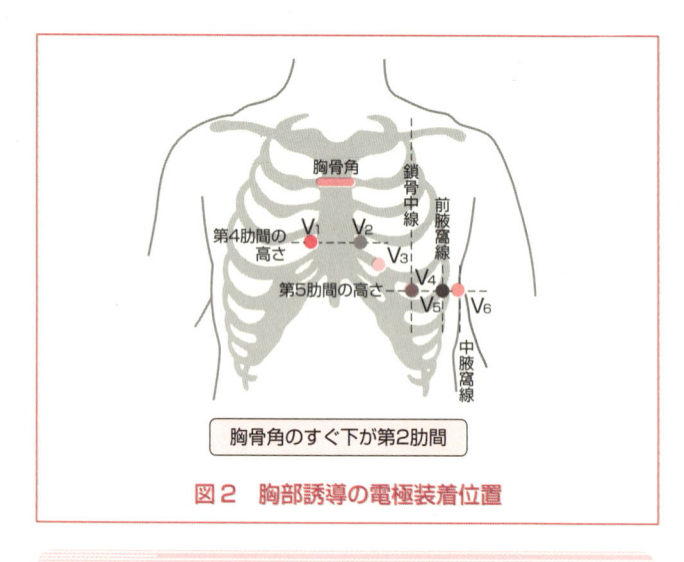

図2 胸部誘導の電極装着位置

胸部誘導
- V_1（赤色）：第4肋間、胸骨右縁
- V_2（黄色）：第4肋間、胸骨左縁
- V_3（緑色）：V_2とV_4の中点
- V_4（茶色）：第5肋間と鎖骨中線の交点
- V_5（黒色）：V_4と同じ高さ、左前腋窩線上
- V_6（紫色）：V_4と同じ高さ、左中腋窩線上

四肢誘導
- 右手（赤色）
- 左手（黄色）
- 左足（緑色）
- 右足（黒色）

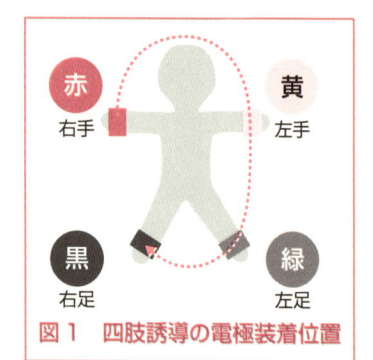

図1 四肢誘導の電極装着位置

電極の装着

電極を装着する際に、いくつか注意する点があります。
① 皮膚が汚れているときや乾燥しているときは、アルコール綿でよく拭きます。
② 皮膚と電極との電気抵抗を少なくするため、電極用ペーストを塗ります。最近はペーストのいらない使い捨て電極やゲルシートもよく使われています。
③ 四肢誘導の場合、手足の電極は内側に来るようにします（図3）。
④ 胸部誘導でゴム吸着式電極を使用する場合は、電極部の皮下出血をみることがあるため、検査が終わればすみやかに外しましょう。

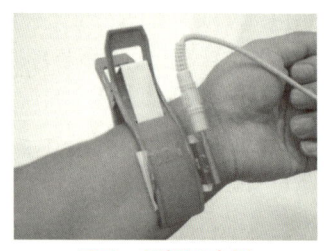

図3 電極は内側

アーチファクト

心電図にさまざまな電気的ノイズが混入し、波形が乱れてしまうことがあります。これを「アーチファクト」といいます。電源の交流の影響を受けて発生するのが交流障害で、「ハム」と呼ばれることもあります。これはほかの電気器具を遠ざけたりコードを抜くことで減らすことができます。また蛍光灯の真下でとるとノイズが入る場合があるので注意しましょう。

被験者の緊張や悪寒によるノイズが「筋電図」です。患者さんをリラックスさせ、また室温が低くなりすぎないようにします。

心電図によっては「フィルター」といってノイズをカットする機能が付いたものがあります。これは本来の波形も少し変えてしまうため、できるだけ使わないほうがいいでしょう。ただ、緊急検査として心電図をとるときは、どうしてもノイズが入りやすいため、フィルターをオンにして記録したほうが良い場合もあります。主治医に確認してください。

アーチファクトの心電図

図4にアーチファクトのある心電図を示します。図4aは正常洞調律なのですが、基線がぎざぎざとなっていて、心房細動と間違えそうです（心房細動：第2章Lecture 7）。また矢印のST部分は低下しているように見えますが、おそらくこれもノイズでしょう。

図4bでは途中で幅広の大きな波が出現しており、心室性期外収縮に似ています（心室性期外収縮：第2章Lecture 4）。矢印はST上昇に見えますが、アーチファクトと考えます。

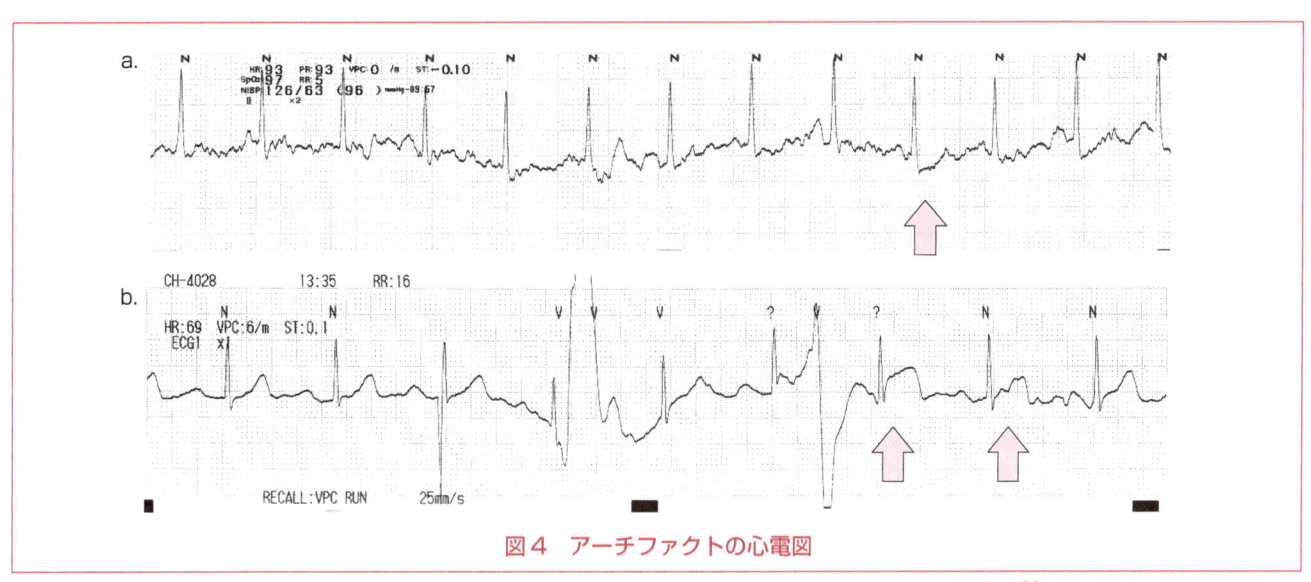

図4　アーチファクトの心電図

近道COLUMN

◆電極の色分けの覚えかた◆

電極の色分けについて、全国でさまざまな覚えかたがあるようです。それをちょっと紹介しましょう。胸部誘導の6色を覚えてしまえば、四肢誘導は右手（赤色）をスタートラインとして時計回りに付けていけば大丈夫。

① 赤　黄　緑　茶　黒　紫
　 せ　き　ぐ　ち　く　ん
　 私はこれで覚えました。フレンドパーク？

② 赤　黄　緑　茶　黒　紫
　 あ　き　に　緑　茶　くむ
　 静岡のあたりでしょうか？（笑）

③ 赤　黄　緑　茶　黒　紫
　 あ　け　み　ちゃん　国　試
　 全国のあけみちゃん、大活躍。

④ 赤　黄　緑　茶　黒　紫
　 あっ　き　みの　チャック　紫
　 緊急の場面で口ずさむにはちょっと勇気いるかも（笑）。

あけみちゃんシリーズはかなりバリエーションがあるようで、それもオトナ系で。「あけみちゃん黒ぱんつムラムラ」、とか（笑）。たいへんですねあけみちゃん。「うちの病院はコレで！」というスペシャルなものがあったら編集部まで（笑）。

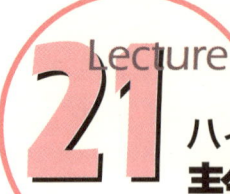

Lecture 21 ハイパー基礎編
静止電位とイオン

静止電位の生まれる仕組みをみてみましょう

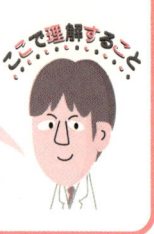

この言葉を覚えよう
- □ 膜電位
- □ カリウムチャンネル
- □ ナトリウム-カリウム交換ポンプ

心筋興奮とイオン電流

　心電図は心臓の電気的活動を記録したものですが、この電気の発生する仕組みを少し詳しくみてみましょう。

　細胞の内外は水で満たされており、そこには「電解質イオン」が存在します。イオンは、プラスあるいはマイナスの電荷をもっているため、イオンが細胞膜を隔てて移動する際に、電流が流れます。これを「イオン電流」と呼びますが、心電図で見ているのはまさにこのイオン電流なのです。

　心筋の興奮に関与する陽イオンとして、カリウムイオン（K^+）、ナトリウムイオン（Na^+）、カルシウムイオン（Ca^{2+}）が挙げられます。これらの陽イオンが細胞膜を通過することで、細胞内電位が変化していくのです。

静止電位のできるまで

　興奮していない状態、すなわち「静止状態」にある細胞は、細胞外よりも低い電位に保たれています。この電位を「静止電位」といい、約－80mVです（静止電位：第1章 Lecture 2）。細胞内がなぜマイナスに保たれているのかをみていきましょう。

■細胞はカリウムイオンでいっぱい（図1）
　細胞膜は脂質でできた薄い膜で、電気はほとんど通しません。しかし、この膜には特定のイオンを通過させる窓（チャンネル）や、積極的にイオンを取り入れたりくみ出したりできるポンプが備わっています。

　心筋の細胞膜で特に働き者なのが、「ナトリウム-カリウム交換ポンプ」です。これは細胞内のナトリウムを外にくみ出し、カリウムを細胞内に取り込む働きがあります。このポンプのおかげで細胞内はカリウムでいっぱい、ナトリウムはほんの少しになります。

図1　細胞内はカリウムイオンでいっぱい

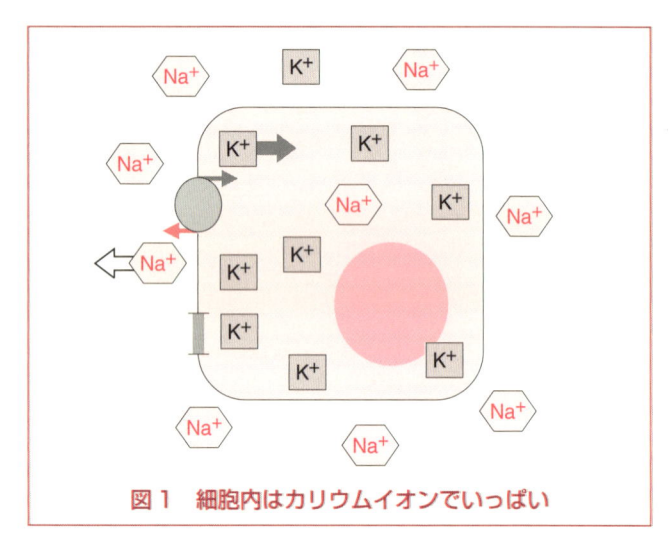

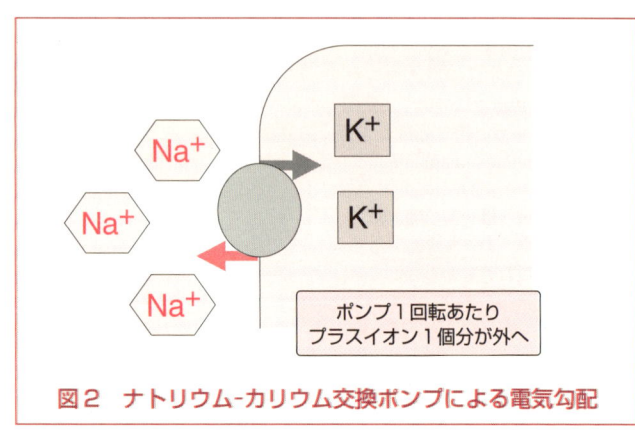

図2　ナトリウム-カリウム交換ポンプによる電気勾配
（ポンプ1回転あたりプラスイオン1個分が外へ）

■ナトリウム-カリウム交換ポンプによる電気勾配（図2）

さらに、このポンプはナトリウムイオン3つを外へ出して、カリウムイオンを2つ細胞内に取り込むことがわかっています。プラスイオン3つを外へ出し、2つを中に入れる。このため少しずつ、細胞内はマイナスに荷電していきます（静止電位のうち、このポンプによるものは－10mV程度といわれています）。

■カリウムチャンネルからカリウムが流出（図3）

細胞膜にはカリウムイオンを選択的に通過させる窓があります。これをカリウムチャンネルといいます。イオンには、水溶液の中を濃度が均一になるように広がる性質があるため、細胞内にたくさんあるカリウムは、この窓を通って細胞外に出ていきます。このとき、プラスの電荷が外に出て行くことになります。

■静止電位の成立

カリウムイオンの流出とナトリウム-カリウム交換ポンプによる電気勾配によって、細胞内はマイナスに荷電していきます。さらに細胞内にあるタンパク質がマイナスに荷電していることも、細胞のマイナス力を保つのに有利です。

細胞内がある程度マイナスに荷電すると、プラスイオンを引き付けて細胞外に出さないようにします。このため細胞外に出ようとするカリウムイオンは、だんだん外に出にくくなり、ついにはバランスして、平衡状態となります（図4）。このときの電位が約－80mV。細胞膜を隔てて電位差が生じることを「膜電位」と呼び、静止状態にある細胞の膜電位が「静止電位」なのです（図5）。

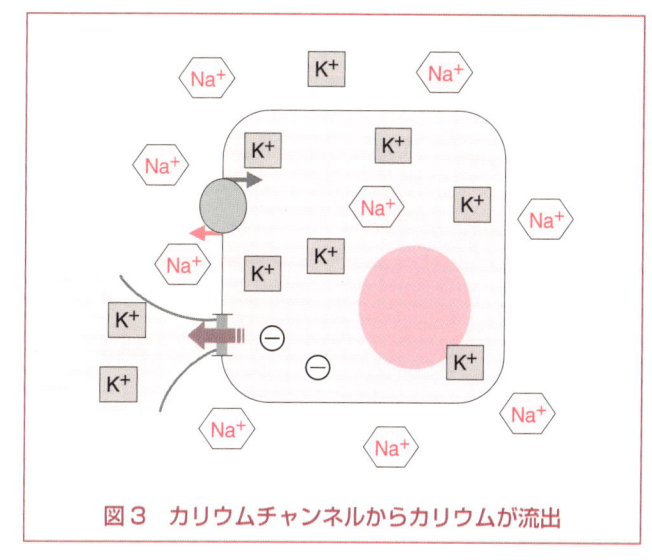

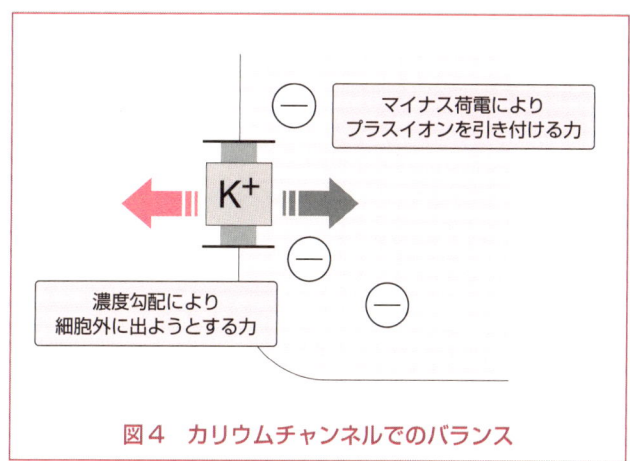

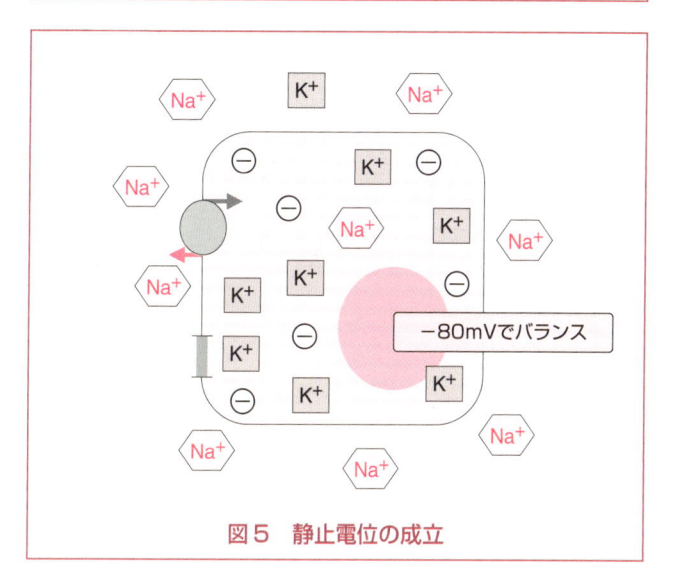

図3　カリウムチャンネルからカリウムが流出

図4　カリウムチャンネルでのバランス

図5　静止電位の成立

Lecture 22 ハイパー基礎編
イオンと心筋興奮

心筋が興奮する際のイオンの役割を学習しましょう

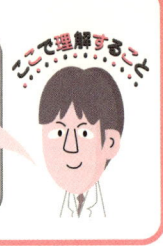

この言葉を覚えよう
- □ 脱分極
- □ 活動電位第0相～第4相
- □ 再分極
- □ プラトー
- □ ナトリウムチャンネル
- □ カルシウムチャンネル

脱分極と再分極

　静止電位にある細胞は電気的興奮を受けてマイナスからプラスへと電位の上昇をみます。これを活動電位ということは以前にも触れました（第1章Lecture 2）。この、電位が急に上昇することを「脱分極」といいます。また、興奮状態にある細胞が静止電位に戻っていくことを「再分極」といいます（図1）。
　ここでいう「分極」とは、「電位差がある」という意味です。静止電位の状態では細胞内外に電位差があるけれど、興奮すれば分極状態を「脱」して電位差のない状態になる。また、興奮状態にある細胞は細胞内がマイナスになることで「再び」分極状態になり、静止状態になるのです。この脱分極と再分極におけるイオンの働きをみていきましょう（図2）。

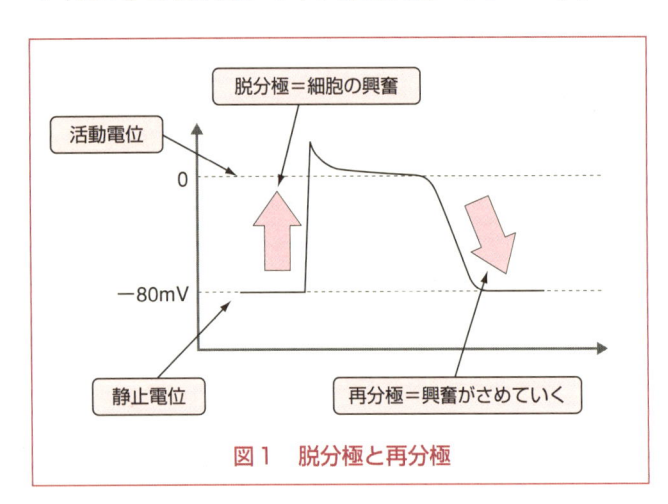

活動電位とイオン

■第0相：ナトリウムイオンの急速流入
　細胞膜にはナトリウムイオンを通過させるナトリウムチャンネルが存在しますが、静止状態では固く閉じています。細胞外から刺激を受けると、このナトリウムチャンネルがいっせいに開きます。すると、細胞外のナトリウムイオンがプラスの電荷をもってすごい勢いで細胞内に入ってきます。ちょうどバーゲンセールのデパートが開店して、お客さんが一気になだれ込む、といった感じでしょうか。
　ナトリウムイオンの急速流入により、細胞内電位は10～25mVまで跳ね上がります。これを「活動電位第0相」といいます。

■第1相：ナトリウムイオン急速流入の終了
　ナトリウムチャンネルの開放は一瞬で終わり、ナトリウムイオンの流入が止まります。これにより細胞内電位はほぼゼロmVとなります。「活動電位第1相」であり、細胞は興奮状態に入ります。

■第2相：カルシウムの流入
　興奮状態に入った細胞膜は、こんどはカルシウムチャンネルが開きます。カルシウムも細胞外にたくさんあるプラスイオンですので、引き続き細胞外からプラスイオンが流れ込むことになります。そのいっぽうでカリウムチャンネルがせっせと細胞外にカリウムイオンをくみ出します。カルシウムイオンの流入とカリウムイオンの流出はちょうどバランスし、細胞内電位はゼロmV前後に維持されます。この期間を「プラトー」と呼び、「活動電位第2相」にあたります。このプラトーが長く続くのが心筋細胞の特徴です。

図1　脱分極と再分極

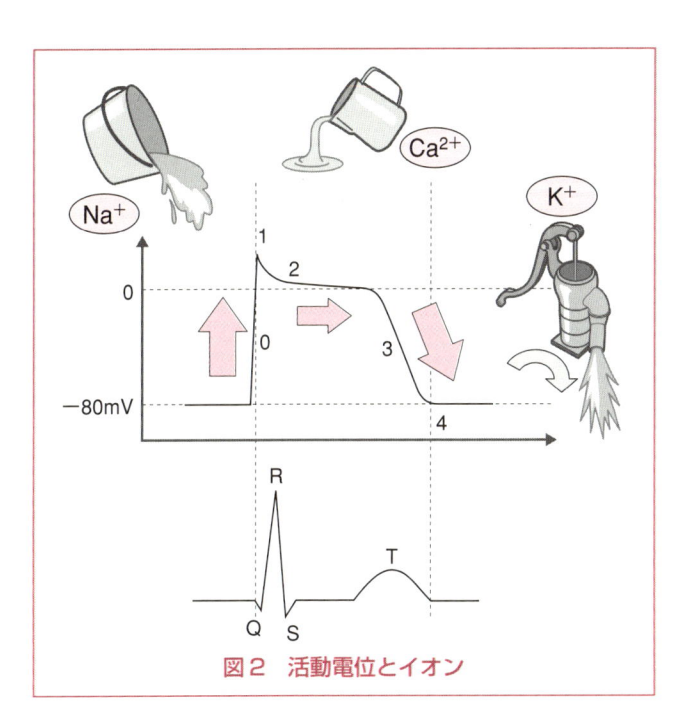

図2 活動電位とイオン

表1 心筋興奮とイオンの役割

ナトリウムイオン
細胞内に急速流入することで、細胞を脱分極させる。

カルシウムイオン
活動電位を持続させる。

カリウムイオン
細胞内に大量にあり、静止電位を形成する。
細胞外にくみ出されることで、細胞を再分極させる。

ST部分：ST部分は活動電位第2相のプラトーの時期に相当します。このとき、カルシウム流入とカリウム流出はほぼバランスされています。

T波：T波は急速な再分極を意味し、活動電位第3相に一致します。興奮の回復はカリウムの排出によるのです。

また、心筋興奮におけるそれぞれの陽イオンの役割を、表1にまとめました。

■第3相：カリウムの流出

興奮状態がしばらく続いたのち、カルシウムチャンネルが閉じ始めます。同時にカリウムチャンネルの通過性が増し、プラスに荷電したカリウムイオンがどんどん細胞外に出ていきます。こうして細胞は再び−80mVの静止電位に戻っていきます。この過程が「活動電位第3相」で、急速な再分極時間にあたります。ちなみに細胞内のカリウムは非常に豊富であるため、経過を通じて細胞内濃度はほとんど変化しません。

■第4相：再分極の終了

「活動電位第4相」は再分極が終了した状態であり、イオンの動きは静止電位に準じます。

イオン電流と心電図

このイオン電流の変化を心電図に対応させると、図2下段のようになります。

P波：心室はまだ興奮していないのでこの図では示していません。静止電位の位置になります。
QRS波：QRS波は活動電位第0相および第1相にあたります。ナトリウムの急速流入とその終了によって引き起こされる電位変化です。

より道COLUMN

◆がんばれ心太くん！◆
やる気と居眠りを繰り返す小学生、心臓の心太くん。活動電位とイオンの関係を彼のお勉強風景でたとえてみましょう。
うつらうつらと居眠りしている心太くん。いい加減にしなさいっ！とばかりにお母さんがバケツで浴びせるのは、なんと塩水（＝ナトリウム）です。心太くん、びっくりして目を覚ます。これが第0相〜第1相です。目が覚めた心太くん、パワーを持続させるために、牛乳(＝カルシウム)をごくごく飲む。小学生にはありがちです。これが第2相です。しかし、まただんだんと眠くなり（第3相）、再び居眠りしてしまう(第4相)。これを繰り返す毎日なのです。

◆カルシウム・イズ・ナンバーワン◆
心筋収縮に直接関与するのは、じつはカルシウムです。活動電位が上昇すると「電位依存性カルシウムチャンネル」が開き、カルシウムイオンが流入します。このカルシウムイオンが心筋の収縮を引き起こすのです。ナトリウムイオンやカリウムイオンは電位を調節するための、いわば脇役。主役はカルシウムイオンなんですね。

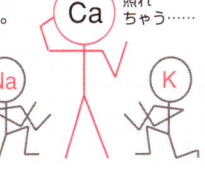

臨床編

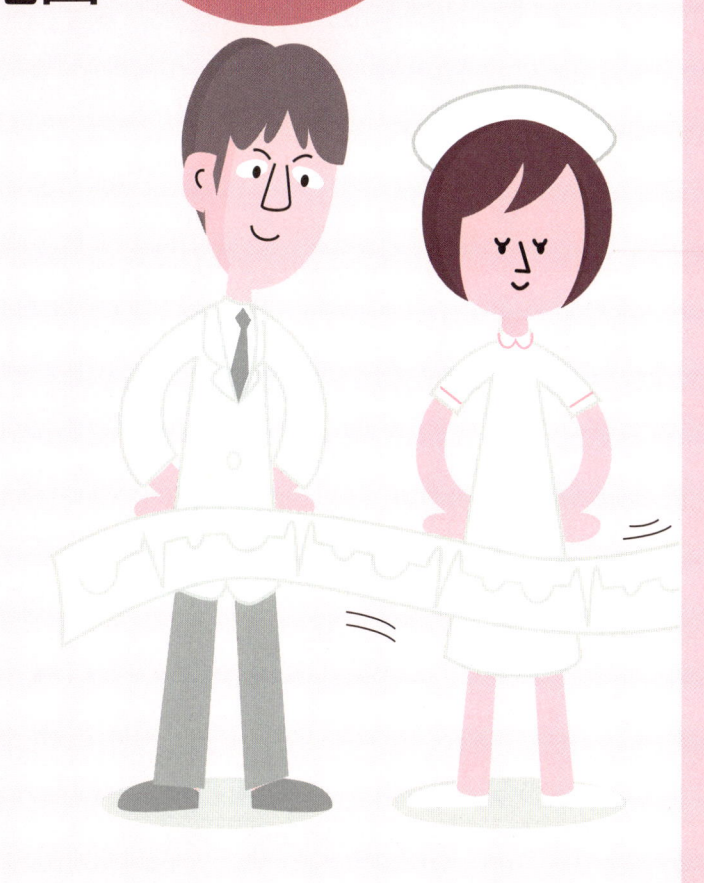

第2章 Chapter 2
ナースステーションで読み解く不整脈心電図

Lecture 1 刺激伝導系はまるでナースステーション
刺激伝導系のモデル①

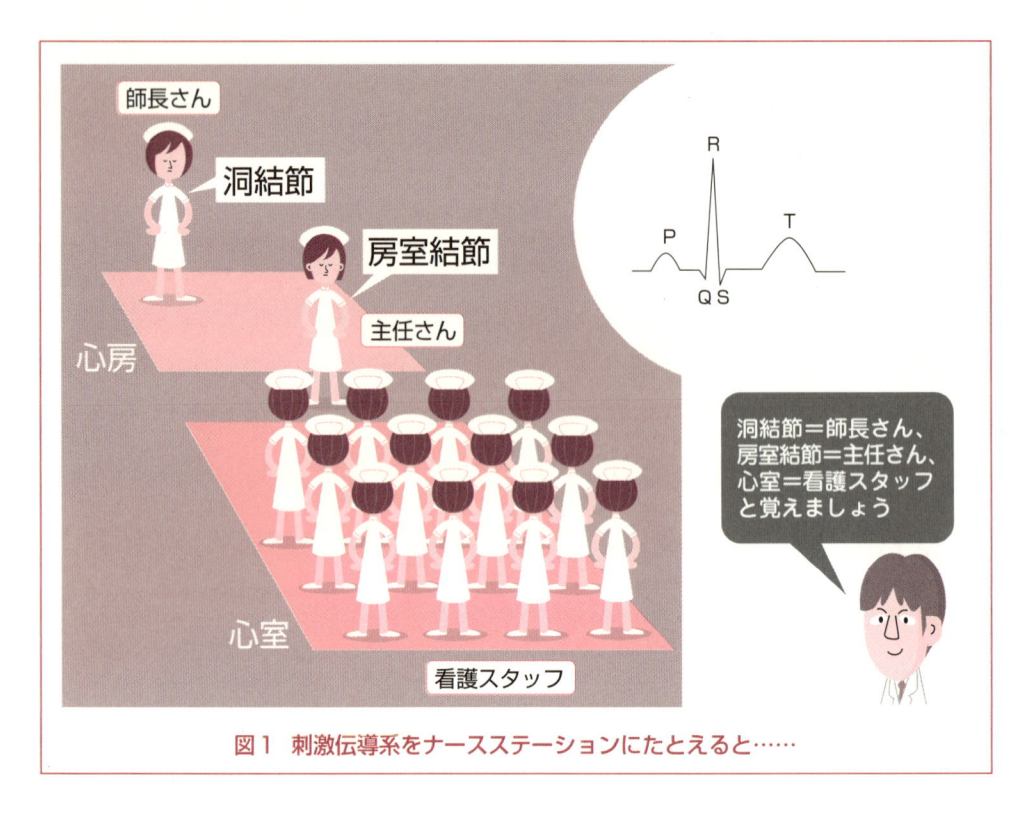

図1 刺激伝導系をナースステーションにたとえると……

洞結節＝師長さん、房室結節＝主任さん、心室＝看護スタッフと覚えましょう

　不整脈の説明をする前に、刺激伝導系について少しおさらいしてみましょう。心臓は電気で動きます。右心房に、電気を起こすペースメーカーである「洞結節」があります。ここから出た電気が心房を興奮させながら「房室結節」に集まり、そこからヒス（His）束、右・左脚を伝わって、心室を興奮させます。電気の伝わりかたは「ドミノ倒し」。細胞から細胞へ、伝言ゲームのように興奮を伝えていくのです。

　ここでは、さらにもう一歩進んで、刺激伝導系の仕組みを、「ナースステーション」にたとえてお話しします。

　洞結節は師長さん。病棟におけるペースメーカーです。すべての号令をかける役割です。房室結節が主任さん。師長さんからの指令を看護スタッフに伝えます。そして心室には看護スタッフが勢ぞろい。主任さんからの指令を受けてバリバリ仕事をこなしていきます。

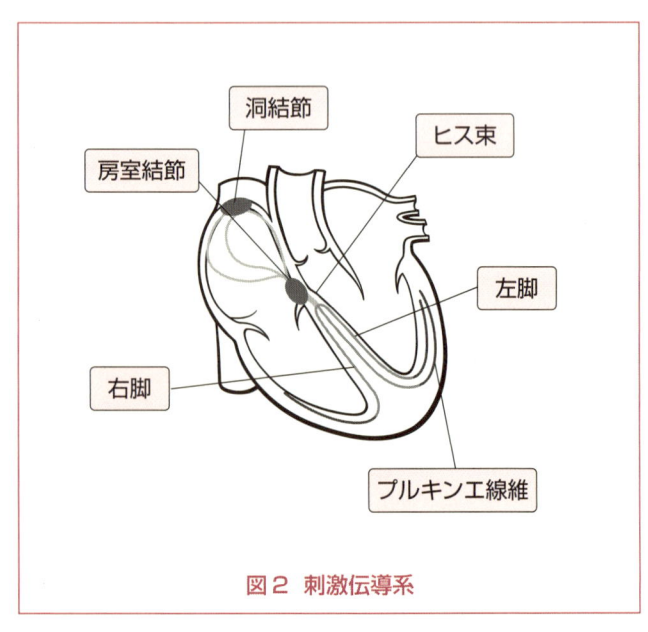

図2 刺激伝導系

Lecture 2 心電図波形をナースステーションでみてみると
刺激伝導系のモデル②

ナースステーションの成り立ち

ナースステーションのモデルを使って心電図の波形を説明してみましょう（55～57ページ：①～⑥）。

まず、洞結節である師長さんが号令を掛けます。すると、師長室がぱっと明るくなる。これが①P波です。師長さんの指示を看護スタッフまで伝えるのは主任さんの役目。これが房室結節の興奮で、②PQ部分にあたります。指示がスタッフに伝わり、みんないっせいにやる気になるのが③QRS波。心室興奮の始まりです。

みんながそろって一生懸命仕事をしているのが④ST部分。興奮の真っ最中。やがて一部のスタッフにやる気がなくなってきます。これが⑤T波です。スタッフ全員が力尽きてしまうと、⑥T波の終了となります。

不整脈の分類

不整脈は大きく3つに分けられます。
1) 本来と違う興奮がどこかで起こっている「異所興奮の不整脈」。
2) 興奮がどこかで途絶する「伝導障害の不整脈」。
3) 師長さんである洞結節に問題がある「洞結節由来の不整脈」。

58ページ以降では、それぞれに分けて説明しましょう。

① P波

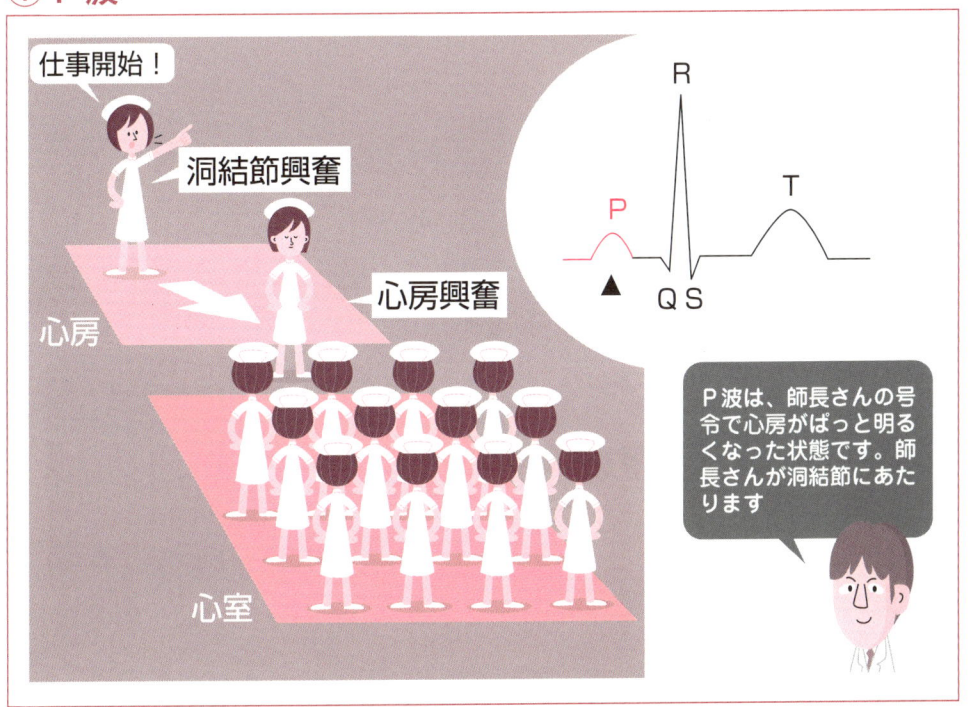

P波は、師長さんの号令で心房がぱっと明るくなった状態です。師長さんが洞結節にあたります

② PQ部分

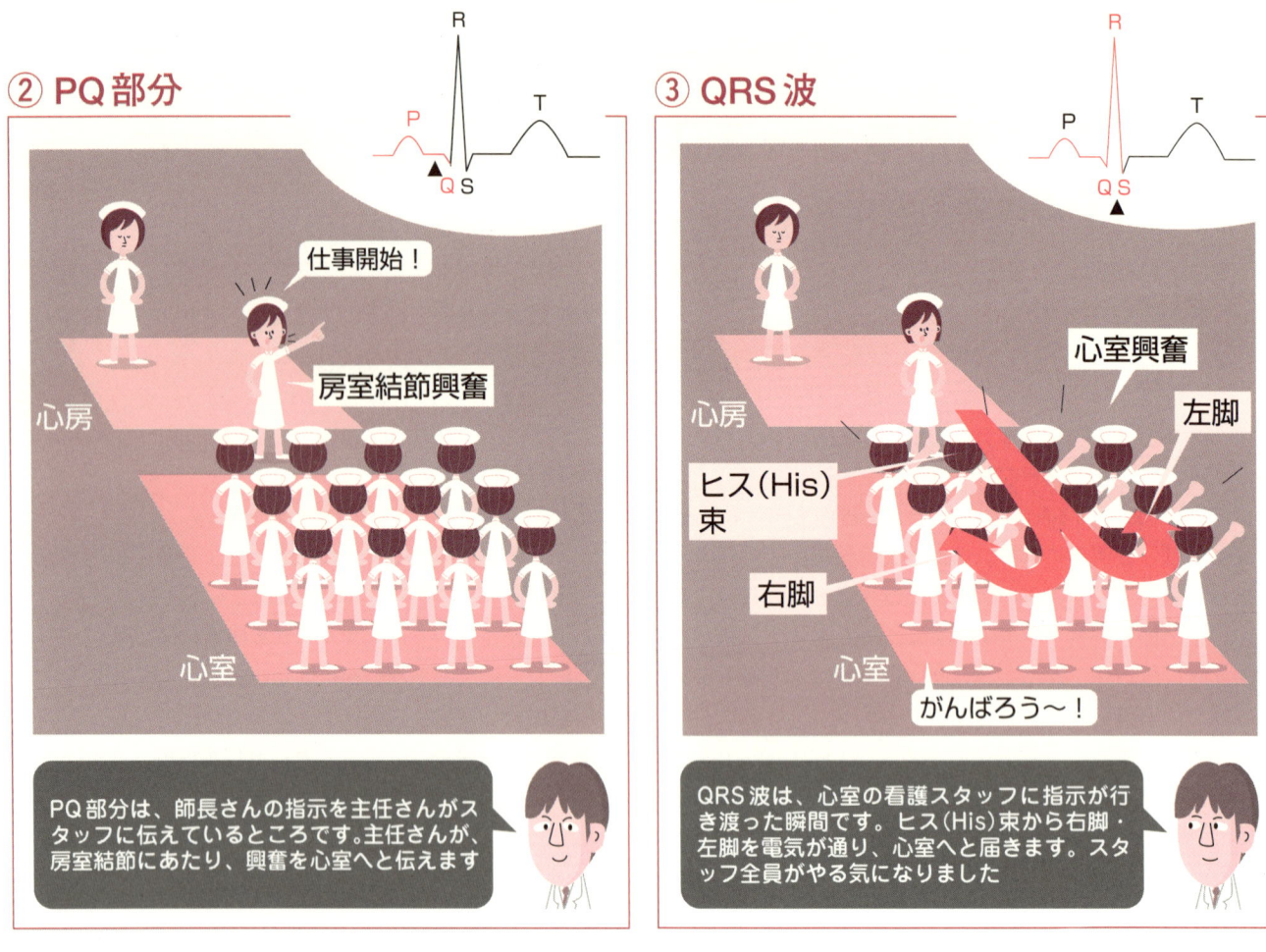

仕事開始！
房室結節興奮
心房
心室

PQ部分は、師長さんの指示を主任さんがスタッフに伝えているところです。主任さんが、房室結節にあたり、興奮を心室へと伝えます

③ QRS波

心室興奮
左脚
ヒス(His)束
右脚
心房
心室
がんばろう〜！

QRS波は、心室の看護スタッフに指示が行き渡った瞬間です。ヒス(His)束から右脚・左脚を電気が通り、心室へと届きます。スタッフ全員がやる気になりました

④ ST部分

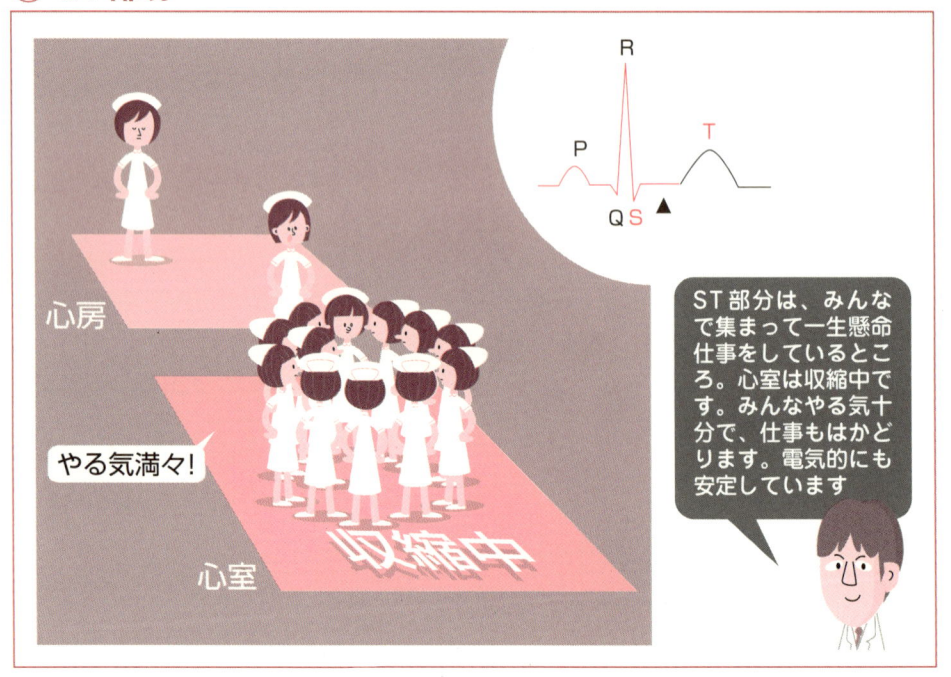

心房
心室
やる気満々！
収縮中

ST部分は、みんなで集まって一生懸命仕事をしているところ。心室は収縮中です。みんなやる気十分で、仕事もはかどります。電気的にも安定しています

⑤ T波

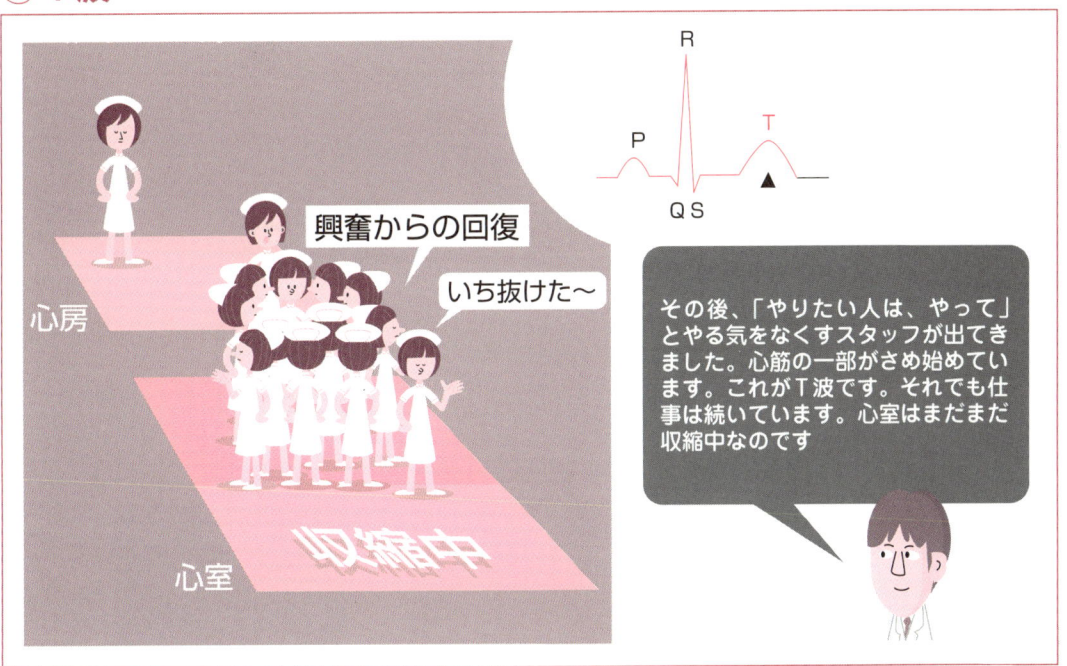

心房

心室

興奮からの回復
いち抜けた〜
収縮中

その後、「やりたい人は、やって」とやる気をなくすスタッフが出てきました。心筋の一部がさめ始めています。これがT波です。それでも仕事は続いています。心室はまだまだ収縮中なのです

⑥ T波の終了

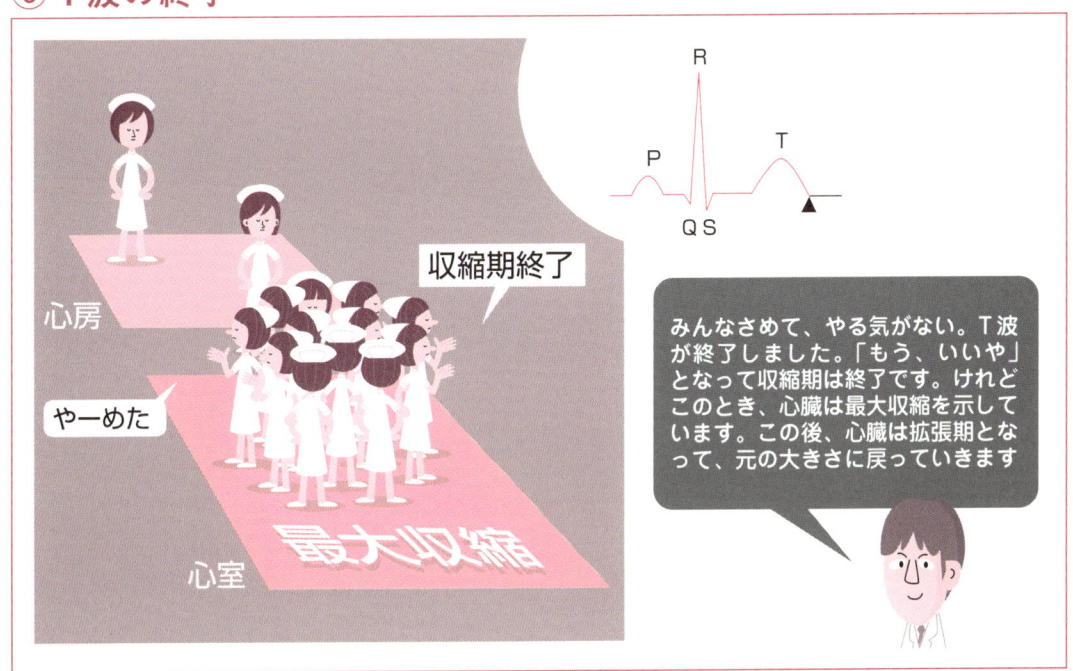

心房

心室

収縮期終了
やーめた
最大収縮

みんなさめて、やる気がない。T波が終了しました。「もう、いいや」となって収縮期は終了です。けれどこのとき、心臓は最大収縮を示しています。この後、心臓は拡張期となって、元の大きさに戻っていきます

第2章　臨床編　〜ナースステーションで読み解く不整脈心電図

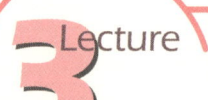

Lecture 3 他病棟のおせっかい師長がやってくる！ 〜上室性期外収縮（APC）

異所興奮の不整脈①

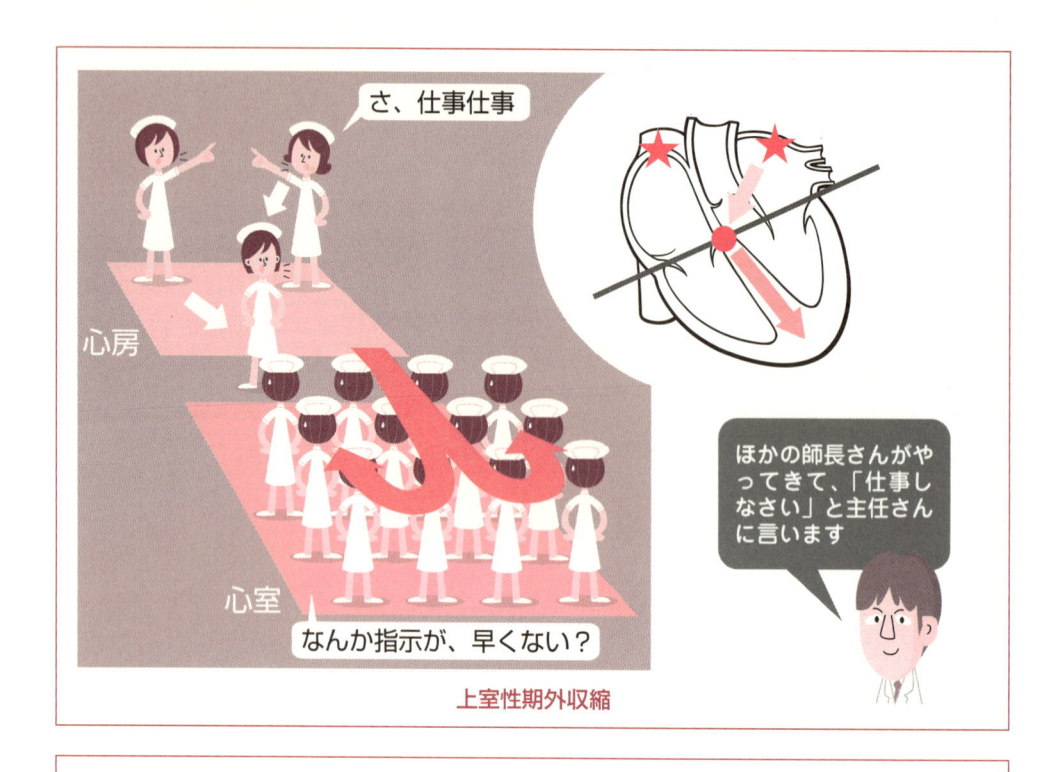

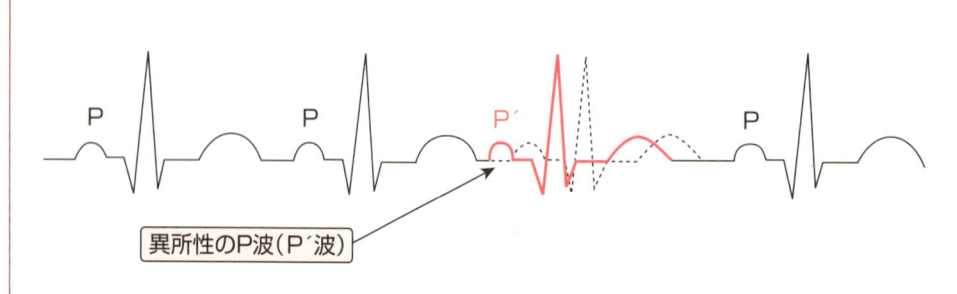

さ、仕事仕事

心房

心室

なんか指示が、早くない？

上室性期外収縮

ほかの師長さんがやってきて、「仕事しなさい」と主任さんに言います

異所性のP波（P´波）

- ● 特徴
  異所性P波（P´波）の出現
  QRS波は正常

- ● 対応
  基本的に治療は不要
  心房細動に移行する場合あり

成り立ち

臨床でよく見かけ、いちばん害が少ない不整脈が、上室性期外収縮（心房性期外収縮）です。正常波形と同じように見えますが、何かが違う。よく見ると、P波が正常のリズムよりも少し早く出ていますね。このP波を「異所性P波」（P´波と表します）と呼びます。P´波の大きさや形は正常のP波よりも少し異なっています。これは本来の洞結節とは別の場所で興奮が発生していることを示します。その場所がどこであれ、少なくとも心室よりも上位での興奮、という意味で「上室性」と呼ばれます。

これをナースステーションでたとえると、本来の師長さんがまだ何も指示を出していないのに、ほかの師長さんが早めに来て「仕事をしなさいよ」と主任さんに言う。主任さんは素直に「さあ、仕事しよう」とスタッフに伝えます。そうしてスタッフはふだんどおりに仕事をする。そういった様子です。こうして、少し早めの心房興奮（P´波）に続いてふだんと同じQRS波が出現するのです。

特 徴

少し早めのP´波と通常のQRS波の組み合わせがこの不整脈の特徴であり、心電図診断は比較的容易です。上室性期外収縮を挟んだP-P間隔は、本来のP-P間隔の2倍よりも短い場合があります。異所性興奮により洞結節がリセットされ、新たなリズムがスタートするからです。

図1aは第4心拍目（矢印）が上室性期外収縮です。P´波は陰性となっています。Ⅱ誘導で陰性P´波は、心房の興奮が本来とは逆に下から上に向かっていることを意味します。異所性興奮が心房の下部であったり、房室結節自体の異常興奮によるものと考えられます。

図1bでは、第3心拍目（矢印）が上室性期外収縮です。Ⅱ誘導だけ見ると、P´波がはっきりしません。これは先行するT波とP´波が重なっているためです。Ⅰ誘導を見ると、T波の途中にP´波を見つけることができます。このように、不整脈判読の場合は12誘導心電図を用い、複数の誘導で確認することもたいせつです。

上室性期外収縮の場合、基本的にQRS波は正常ですが、例外もあります。たとえば「変行伝導」という現象。生理的脚ブロックのため、上室性期外収縮であってもQRS幅が広くなってしまうもので、心室性期外収縮との鑑別が必要です。また、P´波はあるけれど、QRS波が現れないケースもあります。これは「非伝導性上室性期外収縮」と呼ばれ、洞停止と誤りやすいので注意が必要です。後に第3章で説明しましょう（第3章Lecture 6-1、6-2）。

対 応

上室性期外収縮は、症状がなければ基本的に治療不要です。しかし、ときに心房細動（第2章Lecture 7）に移行することがあるため注意が必要です。また、緊張やカフェイン・アルコール過量摂取で出現する場合があります。低酸素により出現する場合は、酸素投与が有効です。

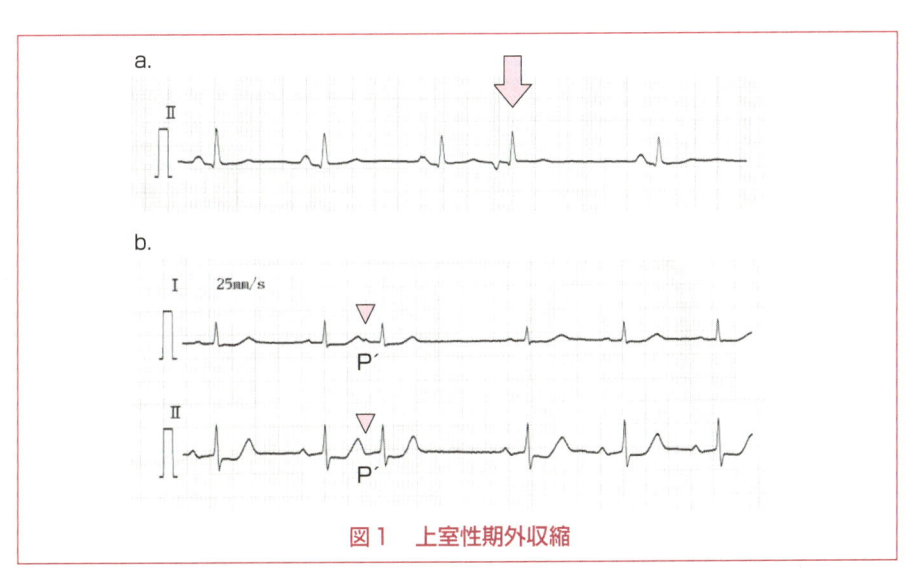

図1　上室性期外収縮

Lecture 4 突然やる気のスタッフが登場!
～心室性期外収縮(VPC)
異所興奮の不整脈②-1

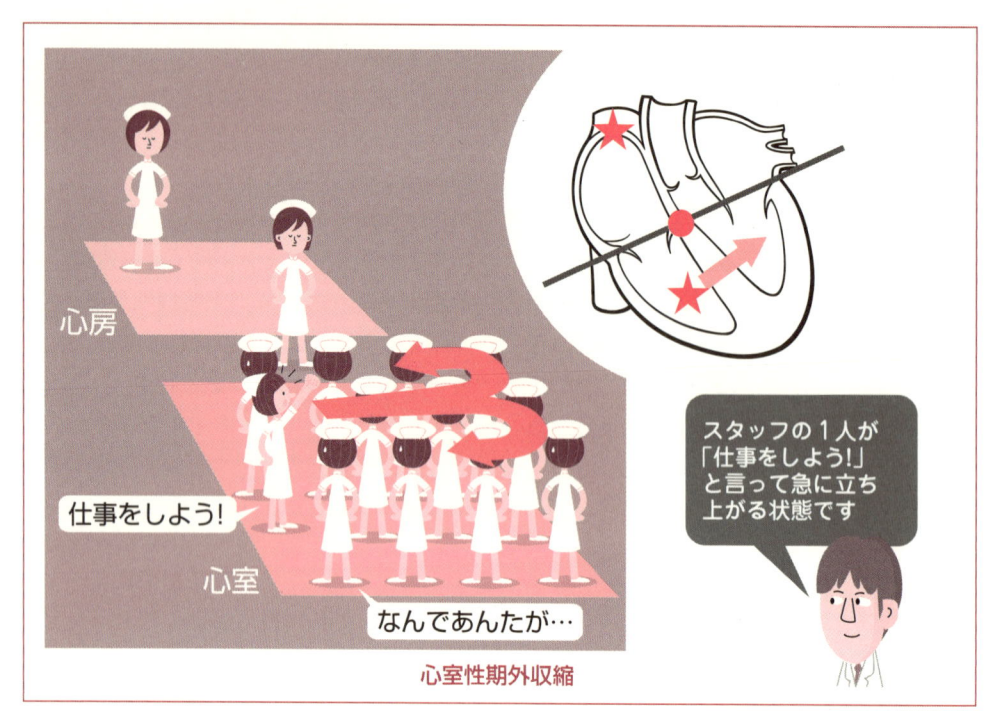

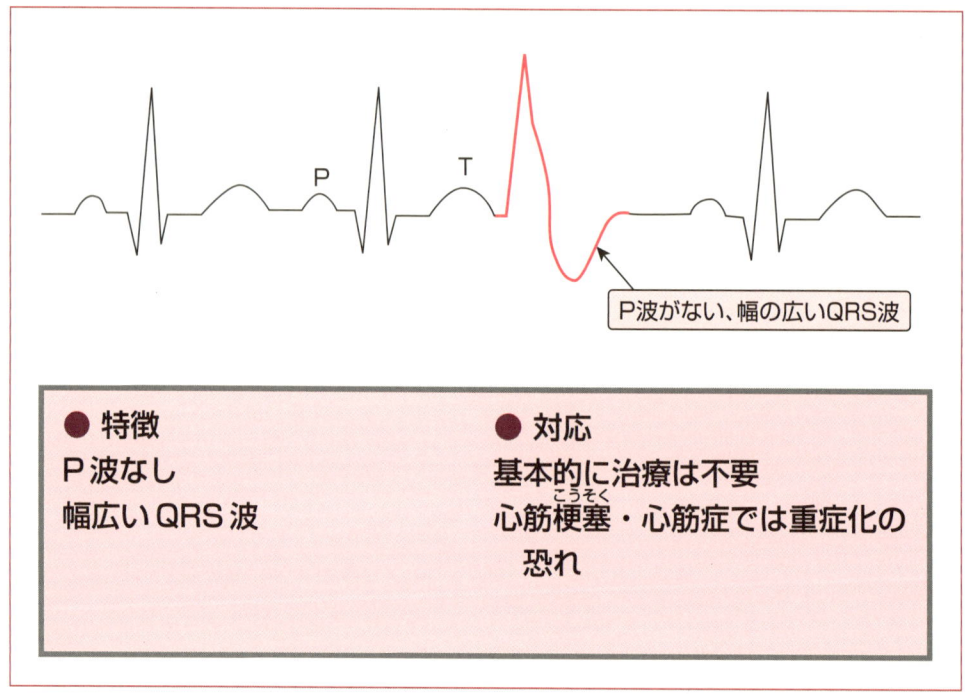

心房

仕事をしよう!

なんであんたが…

心室性期外収縮

スタッフの1人が「仕事をしよう!」と言って急に立ち上がる状態です

P T

P波がない、幅の広いQRS波

● 特徴
P波なし
幅広いQRS波

● 対応
基本的に治療は不要
心筋梗塞(こうそく)・心筋症では重症化の恐れ

成り立ち

心室性期外収縮の波形は、P波がなく幅の広いQRS波が特徴です。どことなく怖そうな感じの不整脈ですね。これは心室の一部が興奮して、心室全体を興奮させているものです。

ナースステーションでいえば、師長さんも主任さんも何も命令を出していないのに、スタッフの1人が急に張り切って「仕事をしよう」と言い出すようなものです。そのスタッフから周りのスタッフに興奮が伝わっていくのですが、本来の命令ではないので、「ええっ、どうしよう」とガヤガヤしてしまいます。そのガヤガヤしたぶんだけ、伝わるのが遅くなる。そのためにQRS波の幅が広くなります。また興奮の方向も違うのでQRS波の形そのものも大きく変わる。こうして非常に目立つ不整脈が出現するわけです。

特徴

心室性期外収縮には、不整脈の後に約1拍分の休憩の入る「完全代償性期外収縮」と、通常のリズムのあいだに割り込むようなかたちで出現する「間入性期外収縮」の2種類があります（図1）。臨床上、間入型のほうがいやな感じです。これは、期外収縮の出現するタイミングが代償性期外収縮に比べて早く、T波と重なって出現することが多いからです。これが後に述べるR on T型心室性期外収縮に移行しやすいからです。

心筋梗塞に併発した心室性期外収縮に対しては、「ローン（Lown）分類」（表）を用いて重症度を評価します。これは通常の心室性期外収縮にも使われています。グレード（Grade）3以上が要注意となります。1分間に1個以上はグレード2となりますが、器質的異常がなく症状もない場合は、特に治療は不要です。いっぽう、心筋梗塞の急性期では、グレード1であっても治療が必要な場合もあります。

対応

心室性期外収縮は、多くの場合は治療不要ですが、強い自覚症状があれば薬物治療も考慮します。ストレス・飲酒・喫煙で増悪するため、環境因子もたいせつです。心筋梗塞や心筋症などでは、心室性期外収縮の出現で病態が悪化することもあるため注意が必要です。連発による突然死の危険もあります。

図1　完全代償性期外収縮と間入性期外収縮

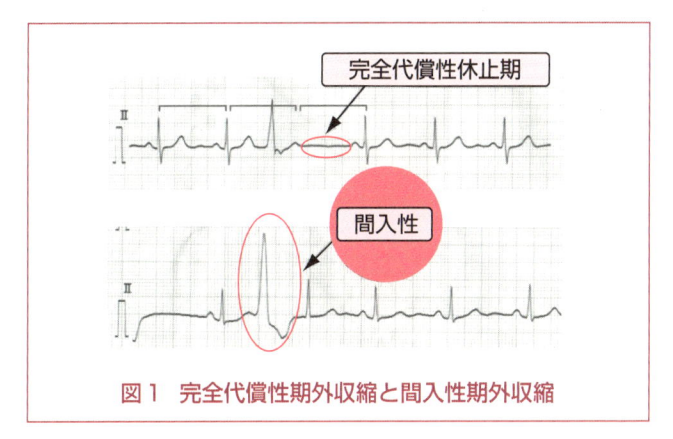

表　ローン分類

心筋梗塞に併発した心室性期外収縮の分類

グレード0	：VPCなし
グレード1	：VPC散発
グレード2	：VPC頻発（30≧1時間または1≧1分）
グレード3	：多形性
グレード4a	：2連発以上
グレード4b	：3連発以上
グレード5	：R on T

Lecture 5 張り切りスタッフが混乱させる
～危険な心室性期外収縮（VPC）
異所興奮の不整脈②-2

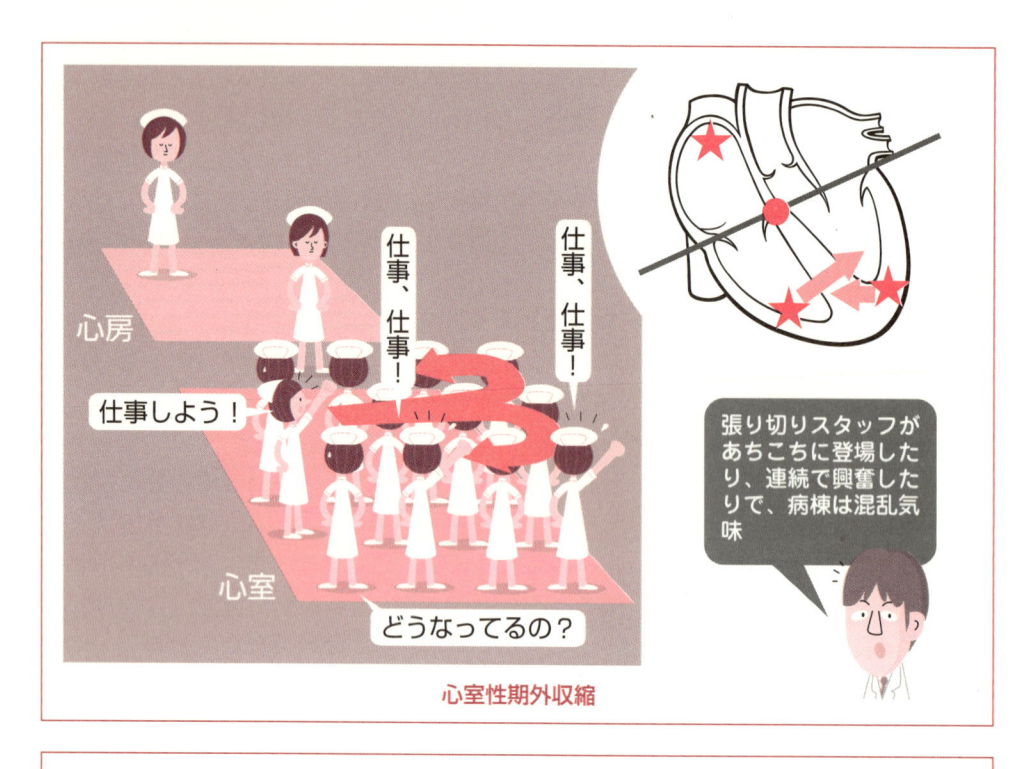

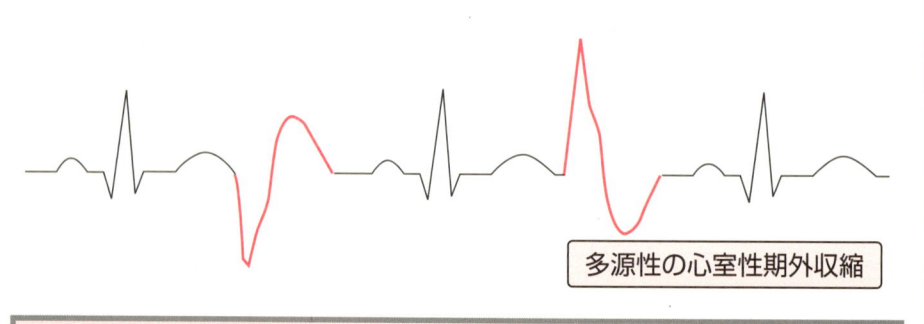

心房

仕事しよう！
仕事、仕事！
仕事、仕事！
どうなってるの？

張り切りスタッフがあちこちに登場したり、連続で興奮したりで、病棟は混乱気味

心室

心室性期外収縮

多源性の心室性期外収縮

● 特徴
多源性
　（いろいろなかたち）
多発性
　（連続、または一定のタイミング）

● 対応
ドクターコール！
慎重に心電図モニタリング
抗不整脈薬（キシロカイン®）
　準備

成り立ち

ローン分類のグレード3以上を紹介しましょう。グレードの低いものに比べ、心室頻拍や心室細動に移行する危険が高いものです。

特徴

■ 多源性心室性期外収縮

「多源性（多形性）心室性期外収縮」とは、形の異なる心室性期外収縮が混在するものです（前ページ心電図）。これは期外収縮の発生源が複数あることを示し、「単一性」（期外収縮の形が1つだけのもの）に比べて危険性が高くなります。さらに形だけでなく連結期（コラム参照）が異なる場合は、より不安定で危険が増します。ナースステーションでいうと、張り切りスタッフがあっちにもこっちにも登場するようなもの。混乱の一歩手前です。

■ 多発性心室性期外収縮

「多発性心室性期外収縮」では、連続して期外収縮が出現する場合と、何個かごとに決まったリズムで出現する場合があります。

図1のように、2個続けて期外収縮が出ている場合を「2連発（couplet）」と呼びます。3つ以上連続しているものは、「ショートラン（short run）」といいます（図2）。

図3は「2段脈（bigeminy）」と呼ばれ、正常のQRS波と期外収縮が交互に出現するものです。「3段脈（trigeminy）」は、2つの正常波形の後で1つの期外収縮が規則的に発生するものです（図4）。「4段脈」は3つの正常QRS波と1つの期外収縮の計4つがセットになったものです（図5）。4個セットで4段脈。ちょうどこれは4個入りのおもちパックで、3個の草もちに1個だけきなこもち、みたいな感じでしょうか。合計数がそのまま呼び名になっています。

対応

一般に多源性心室性期外収縮のほうが、多発性よりも危険度が高いといわれています。症例により対応はさまざまですが、モニター心電図で慎重に監視し、場合によってはキシロカイン®などの抗不整脈薬を投与します。特に急性心筋梗塞の際は要注意です。

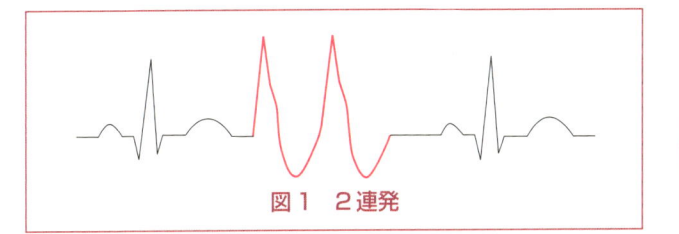

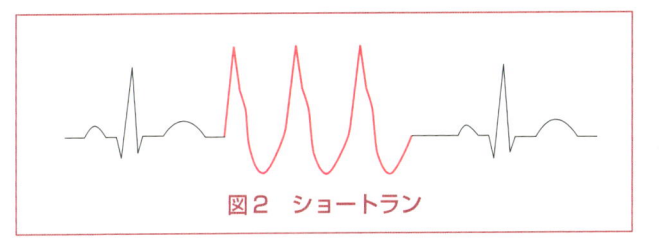

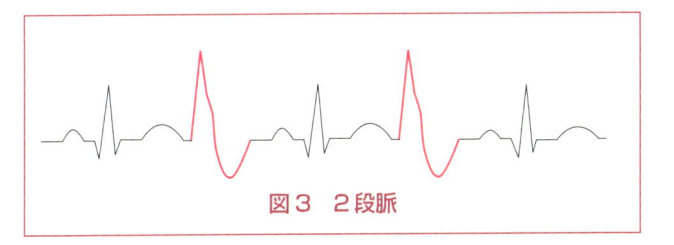

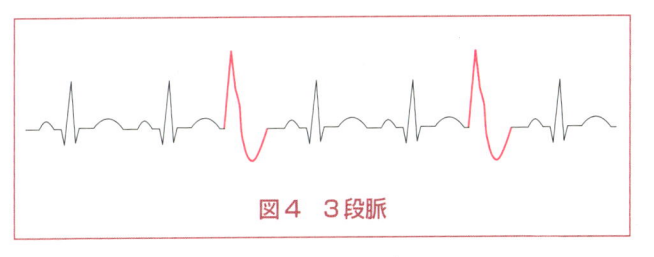

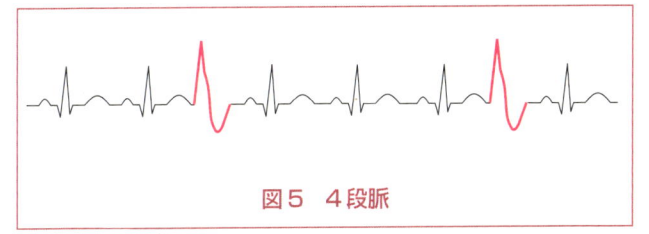

図1　2連発

図2　ショートラン

図3　2段脈

図4　3段脈

図5　4段脈

近道COLUMN

◆連結期◆
先行する正常波形のR波から期外収縮のR波が出現するまでの時間をいいます。心室性期外収縮の場合、これが短いと重大な不整脈に移行しやすくなります。

Lecture 6 そのタイミングは悪すぎる ～R on T型心室性期外収縮（VPC）
異所興奮の不整脈②-3

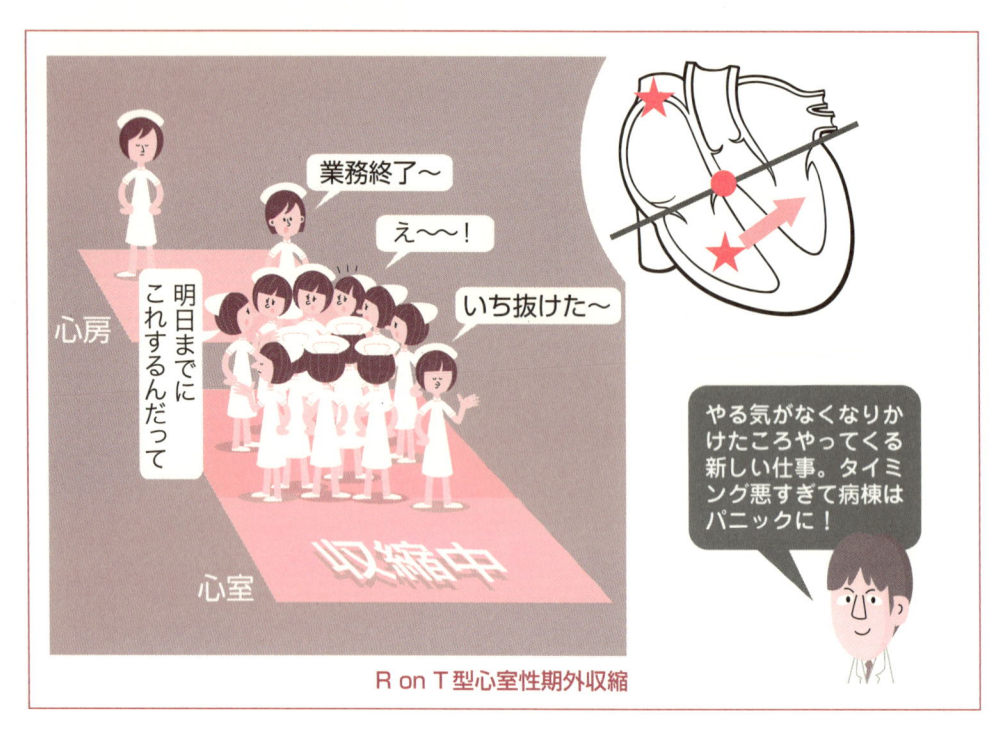

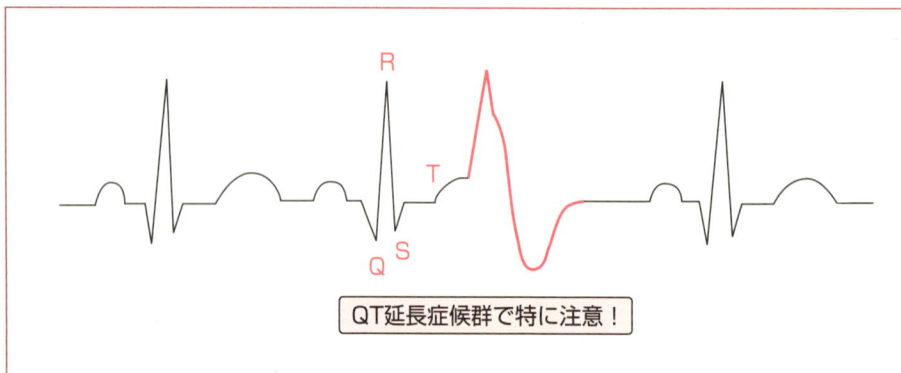

心房

明日までにこれするんだって

業務終了～
え～～！
いち抜けた～

心室
収縮中

R on T型心室性期外収縮

やる気がなくなりかけたころやってくる新しい仕事。タイミング悪すぎて病棟はパニックに！

QT延長症候群で特に注意！

● 特徴
T波に重なってR波が出現
QT延長時に起こりやすい
高率に心室頻拍・心室細動に移行

● 対応
ドクターコール！
除細動の準備
抗不整脈薬（キシロカイン®）準備

成り立ち

R on T型は、先行するT波に重なるように、ポンと出現するタイプの心室性期外収縮です。これは高率に心室頻拍や心室細動に移行し、生命の危険があります。

QT間隔が延長すると、T波自体の持続時間も延長するため、心室性期外収縮がR on T型になりやすくなります。QT延長は電解質異常や低酸素で起こりますが、「QT延長症候群」といって、もともとQT間隔が伸びている人がいるので注意が必要です。

図1の1つ目の矢印（A）、この心室性期外収縮は、T波（もともと陰性です）が基線に戻った後に出ています。2つ目の矢印（B）、これも心室性期外収縮なのですが、T波が基線に戻る前に、ポンと入ったため、その後はギザギザの無秩序な波形になってしまいました。心室細動に移行したのです。

T波と受攻期

T波というのは、興奮した心筋細胞の一部がだんだんさめ始める時期でしたね。このとき心室は非常に不安定で、ほかからの電気刺激を受けやすくなっています。恋愛にたとえると、熱愛が少しずつさめてしまっているころ。「あー、私たちはこれからどうなるんだろ」みたいに不安がふっと心をよぎります。そんなとき、皆さんに突然強い刺激が来たらどうですか？　ふだんならありえないような、よからぬ恋愛に走ってしまうかもしれません（笑）。

T波の頂点あたりからT波の終わりまでを「受攻期」と呼びます（図2）。心臓が攻撃を受けやすい、という意味です。この時期に強い刺激が来ると、心室細動のようなとんでもない興奮、痙攣を起こしてしまいます。別名「相対不応期」とも呼ばれます。いっぽう、ST部分の心筋細胞は、ほかからの刺激をまったく受け付けないので、「絶対不応期」と呼ばれます。QT間隔が長いと、この「受攻期」が長くなるため、危険な不整脈が起きやすくなるのです。

ナースステーションをみてみましょう。仕事も後半に差し掛かり、そろそろ「いち抜けた～」といって帰り支度のスタッフも出てきました。そんなとき、だれかが総婦長さんからの伝言を伝えます。「明日までに、これするんだって」。「えー何それ？」「まじー？」って、ナースステーションは大混乱に。タイミングが悪すぎました。

対応

このように、R on T型は最も危険な心室性期外収縮といえます。心電図のモニタリングを行い、除細動の準備をします。キシロカイン®などの抗不整脈薬もすぐ使えるようにしておいてください。

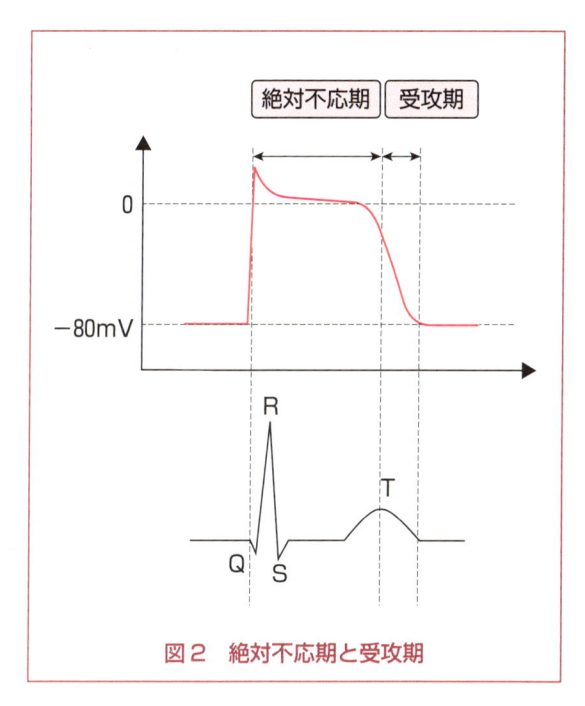

図1　R on Tから心室細動へ

図2　絶対不応期と受攻期

Lecture 7 師長さんの井戸端会議 ～心房細動（Af）
異所興奮の不整脈③

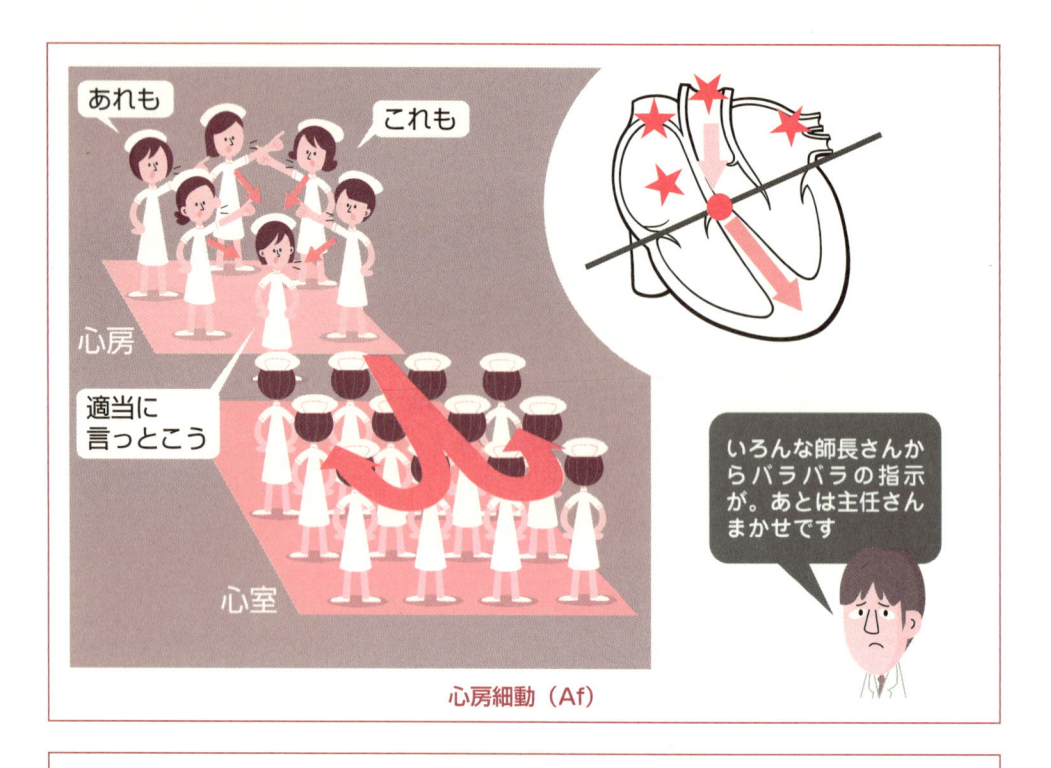

あれも
これも
心房
適当に言っとこう
心室
心房細動（Af）

いろんな師長さんからバラバラの指示が。あとは主任さんまかせです

基線がギザギザ、脈拍バラバラ

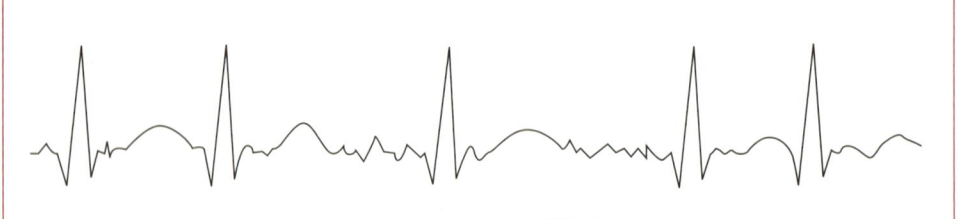

● 特徴
P波なし
細かく震える基線（f波）
QRS波のリズムはバラバラ
血栓症の合併

● 対応
慢性：脈拍コントロール
　　　抗凝固療法
急性：電気的除細動
　　　ワソラン®、リスモダン®静注

成り立ち

心房細動も現場でよく見る不整脈です。「細動」とは言葉のとおり「細かく動く」こと。心房のあちこちで興奮が発生し、全体として心房はきちんと収縮できず、細かく震えているだけです。これが基線の細かな震えとなり、「細動波（f波）」と呼ばれます。たまたま興奮が房室結節に届くと、そのときだけQRS波が出現します。そのタイミングはバラバラで、体の外からは予測できません。

これはちょうど、いろんな師長さんが集まって、井戸端会議よろしく、「あれもしなきゃ」「これもしてね」と口々に言っているような状態。それを聞いている主任さんは、いくつかの伝言を適当に選んでスタッフに伝えます。そのたびにスタッフは、ふだんどおり仕事をします。このため、リズムこそバラバラですが、通常と同じ形のQRS波が現れるのです。

最終的な心拍数は房室結節の伝達の程度に依存しますが、50～150／分くらいです。ちなみにR-R間隔がバラバラのため、これまでのように「300÷マス目の数」で心拍数を求めることはできません。1分間に現れるQRS波の数を数えましょう。1分間待てないというせっかちな人も、せめて10秒は数えましょう。これは25cmですので、A4用紙を横置きにして、ちょうどその幅くらいになります。

図1は同じ患者さんの心電図です。外来では正常洞調律でしたが（上段）、発熱にて入院したときには心房細動となっていました（下段）。基線はギザギザで、P波はよくわかりません。R-R間隔はバラバラですが、QRS波形自体は、通常のときと同じ形です。これらが心房細動の特徴です。

特 徴

心房細動は、成人では0.4％の発症率ですが、70歳以上では発症率10％と、高齢者では珍しくない不整脈です。心房が規則的に収縮しないため、心機能が15～30％くらい低下します。このため、心筋梗塞や心臓弁膜症に合併すると心不全増悪の原因になります。

大事なことは、心房細動では血栓症のリスクが高い、ということです。心房内で血流が停滞し、心房内血栓ができてしまうからです。特に脳血栓症は生活の質に大きく影響します。抗凝固療法を行うのが一般的になっています。もし、心房細動慢性期の患者さんが入院してきたら、「どこかで抗凝固剤をもらっているかもしれないな」と思ってください。また、脈拍コントロールのために、ジギタリス製剤を使うことも多いです。

対 応

慢性的心房細動の場合、その原因疾患が何かを考える必要があります。心臓弁膜症、特に僧帽弁疾患、甲状腺機能亢進症、虚血性心疾患などです。治療は脈拍コントロールと抗凝固療法が主体になります。

いっぽう、ふだんは洞調律なのに、突然心房細動になってしまうケースもあります（発作性心房細動）。ストレスや過労、喫煙、刺激性飲料の摂取などが引き金となります。これは至急医師に連絡してください。早ければ早いほど治療成績が良くなります。

発作性心房細動で血行動態が安定している場合、薬物による除細動が行われます。リスモダン®、シベノール®、サンリズム®などです。基本的に医師の施行であり、モニター心電図の監視が必要です。また、慢性・発作性を問わず、頻脈による自覚症状が強い場合や心不全徴候のある場合は、脈拍コントロールのためジギタリス製剤やワソラン®が使用されます。さらに、心不全の進行が見られる場合は電気的除細動を用いて治療します。

図1　心房細動の波形

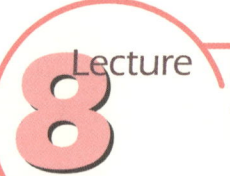

Lecture 8 主任さん張り切りすぎ
～発作性上室性頻拍（PSVT）
異所興奮の不整脈④

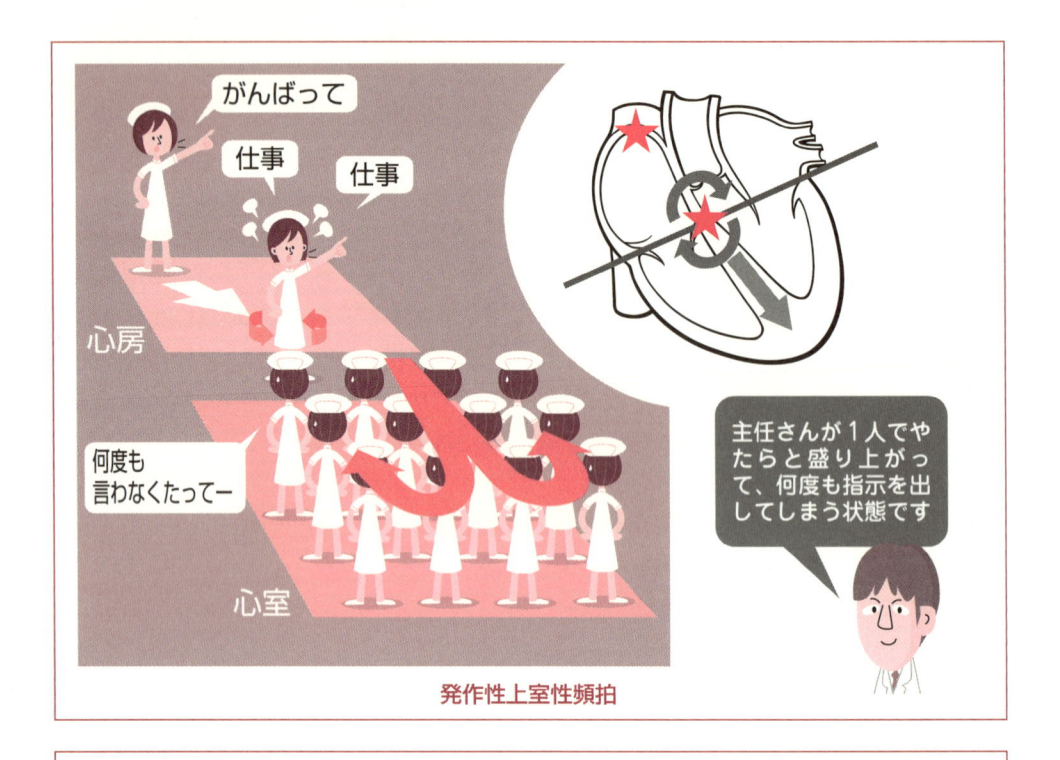

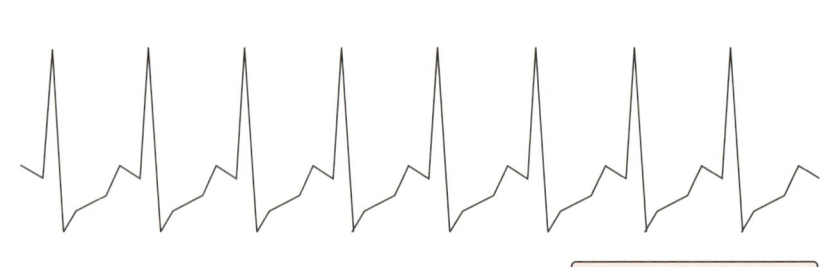

がんばって
仕事
仕事
心房
何度も言わなくたってー
心室

発作性上室性頻拍

主任さんが1人でやたらと盛り上がって、何度も指示を出してしまう状態です

脈拍が150～200回／分

● 特徴
脈拍150～250回／分
QRS波は正常
急に始まり急に止まる
ときに陰性P波を見る

● 対応
迷走神経刺激手技
ワソラン®、アデホス®静注
一時的ペーシング

成り立ち

発作性上室性頻拍は、突然起こる動悸の原因として重要です。脈拍は150〜250回／分と非常に早く、QRS波の形は通常と同じです。一般に、1つの上室性期外収縮をきっかけに出現します。非常に敬愛する師長さんから急に「がんばって」と言われて、主任さんは舞い上がってしまいました。やたらに盛り上がって、スタッフに何度も何度も「仕事をしなさい」と言っています。回り車の中のハムスターみたいになっています。だれか止めてあげてください（笑）。

特 徴

クルクル回る主任さんにたとえられるように、発作性上室性頻拍では、房室結節とその近傍で興奮が旋回し、不整脈を引き起こしていると考えられています（図1）。これを「房室結節リエントリー性頻拍」と呼びます。R-R間隔は一定でQRS波も正常です。P波は多くの場合、陰性で、QRS波の中に隠れるか、その直後に出現します。

そのほかのタイプとして、副伝導路と房室結節とで興奮のループを作る「房室回帰性頻拍」があります。WPW症候群（第2章Lecture 9）でよく見られます。房室結節と副伝導路の2つの房室伝導路をつないで、一種の電気的なループを形成し、その道筋を興奮が旋回するものです。

この2つを心電図だけで区別するのは難しいのですが、「房室回帰性頻拍」のほうでは、陰性P波がQRSから離れる傾向があるようです。

対 応

発作性上室性頻拍は急に始まり急に止まるのが特徴で（図2）、危険はあまり高くありません。しかし、めまいや胸部不安感を訴える例も少なくないですし、また高齢者では頻拍により血行動態が不安定になるため、早急な処置が望ましいといえます。

薬剤に頼らず頻拍発作を停止させる方法として、いくつかの「迷走神経刺激手技」が知られています。ヴァルサルバ手技（息こらえ）や眼球圧迫、頸動脈洞マッサージなどです。眼球圧迫は痛くて効果が低く、眼球損傷の危険もあり、最近は行われなくなりました。頸動脈洞マッサージもときに著明な徐脈をみるため、注意が必要です。いずれも医師の指示に従ってください。

薬物治療としては、ワソラン®やアデホス®の静注が有効です。薬剤抵抗性の場合や重症心不全を伴う場合は、一時的ペーシングによる停止処置がとられます。

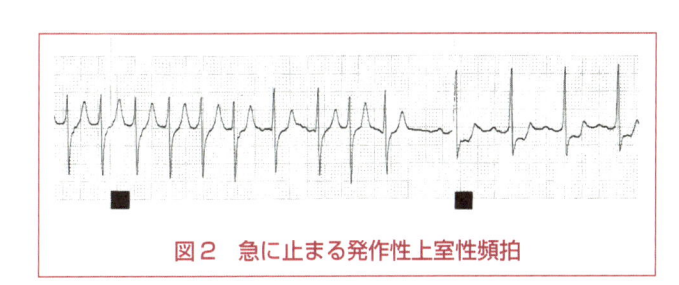

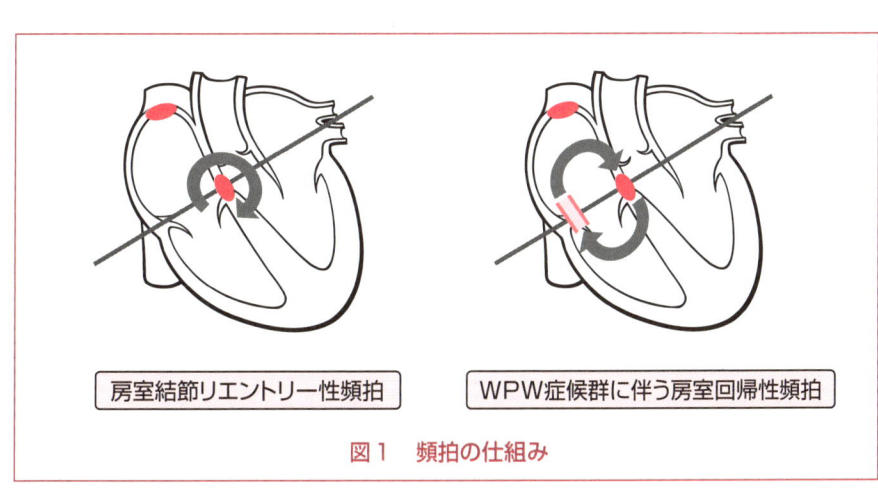

図2　急に止まる発作性上室性頻拍

房室結節リエントリー性頻拍　　WPW症候群に伴う房室回帰性頻拍

図1　頻拍の仕組み

Lecture 9 でしゃばりケント束 〜 WPW 症候群
副伝導路症候群（頻脈発作を起こしやすい伝導異常）

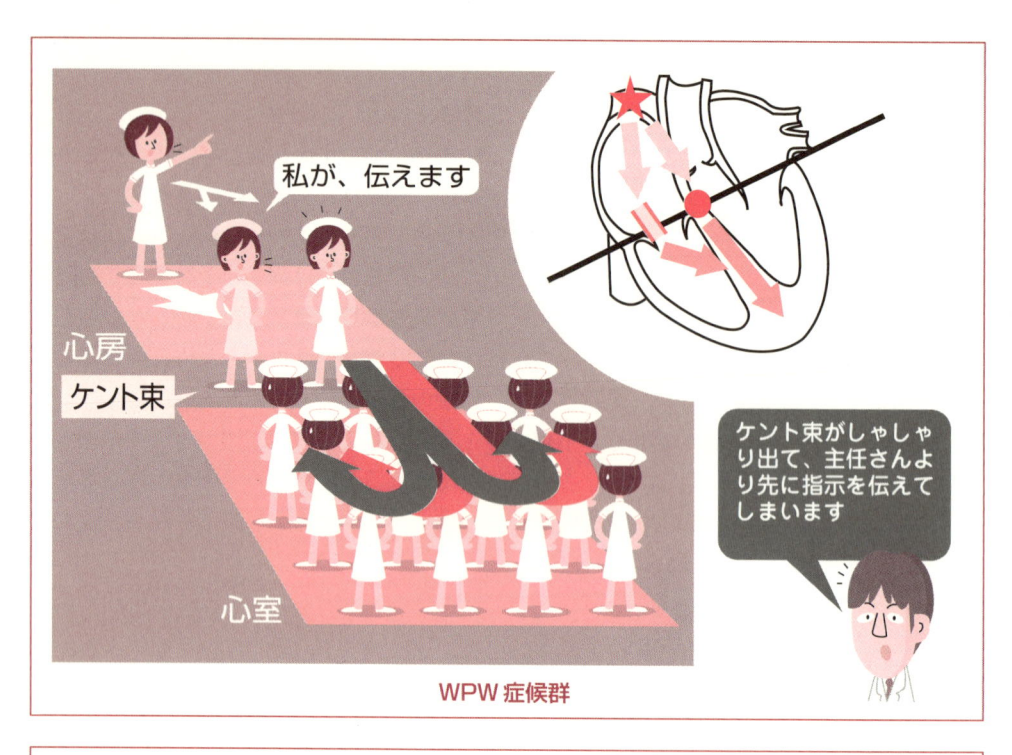

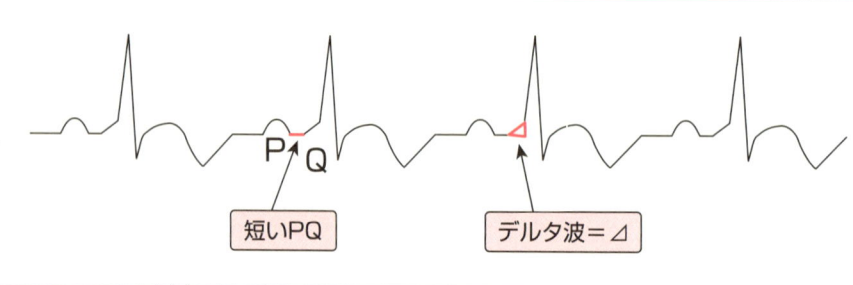

私が、伝えます

心房
ケント束
心室

ケント束がしゃしゃり出て、主任さんより先に指示を伝えてしまいます

WPW 症候群

短いPQ　　デルタ波＝△

● 特徴
PQ 時間の短縮
幅の広いQRS 波
デルタ波の存在

● 対応
発作性上室性頻拍を起こしやすい
心房細動の重症化をみる
高周波アブレーションで治療
心房細動でのジギタリス製剤、ワソラン®は禁忌

成り立ち

心房と心室との間は電気的に絶縁され、房室結節ただ1点でつながっています（第1章Lecture 2）。ところが、房室結節以外に心房と心室をつなぐ電気の架け橋が存在することがあります。これを「副伝導路」と呼び、そういった疾患群を「副伝導路症候群」といいます。そのなかでも最も多いのが、「ケント（Kent）束」と呼ばれる副伝導路をもつWPW症候群です。

ケント束は刺激伝導速度が速く、房室結節よりも先に心室に興奮を伝えます。これをナースステーションにたとえると、でしゃばりな架け橋であるケント束が、主任さんより早く師長さんの指示をスタッフに伝えてしまう状態です。その後、主任さんは、いつもどおり「仕事しなさい」と言うのですが、すでにスタッフの一部は仕事を始めているため、現場が混乱してしまうのです。

特徴

心電図では、ケント束により心室が早期に興奮するため、PQ部分が短くなります。QRS幅が広いのも特徴で、ケント束を通った刺激により「デルタ（Δ）波」と呼ばれる三角形の小さな波がQRS波の始めに出現します（前ページ心電図）。

WPW症候群（図1）の問題は、通常は無症状でも発作性上室性頻拍を起こしやすいというところです。これは房室結節→心室→ケント束→心房→房室結節と興奮が旋回するもので、「房室回帰性頻拍」と呼ばれます（第2章Lecture 8）。波形的には房室結節付近で興奮が旋回する「房室結節リエントリー性頻拍」とほぼ同じです。ときに旋回の方向が逆になる場合があります。その際はQRS波はデルタ波を伴い、幅の広いものになります。

WPW症候群に心房細動が合併すると、非常に危険です。ケント束が心房の興奮をそのまま心室に伝えるため、ひどい頻脈になってしまうからです。また、QRS波はデルタ波によって幅が広く変形しており、心室頻拍との鑑別が困難で、「偽性心室頻拍」と呼ばれます（図2）。

対応

WPW症候群は、症状がなければ投薬はせずに経過観察となります。頻脈発作をよく起こす場合は、カテーテルアブレーションでケント束を焼却する治療法がとられます（コラム参照）。

発作性心房細動を起こした場合、薬物療法では注意が必要です。通常使用されるワソラン®やジギタリス製剤は、WPW症候群では禁忌となるからです。これらは房室結節を抑制する作用があるため、ケント束が暴走し、かえって不整脈が悪化してしまいます。リスモダン®など、Ⅰa群の抗不整脈剤が使用されます（第3章Lecture 4-2）。

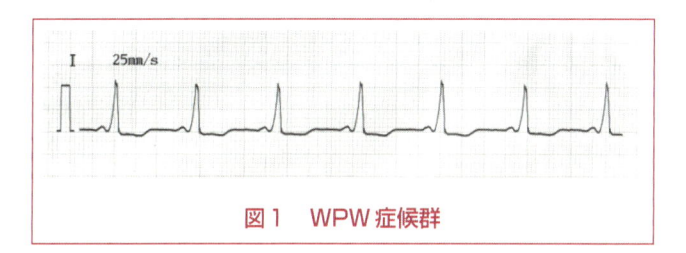

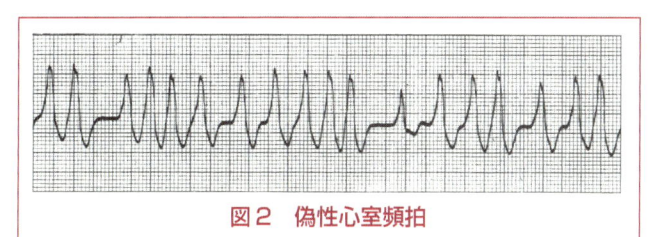

図1　WPW症候群

図2　偽性心室頻拍

より道COLUMN

◆カテーテルアブレーション◆

心臓内に挿入した電極カテーテル先端に高周波電流を流すことで、目的の部位に熱を発生し、組織を焼き切ってしまう治療法です。WPW症候群の根治治療に用いられます。電気生理学的検査でケント束の場所を正確に同定することが必要です。発作性上室性頻拍や心房細動、心房粗動の治療にも用いられています。

Lecture 10 羽ばたき師長は要注意 〜心房粗動（AF）
異所興奮の不整脈⑤（危険な不整脈）

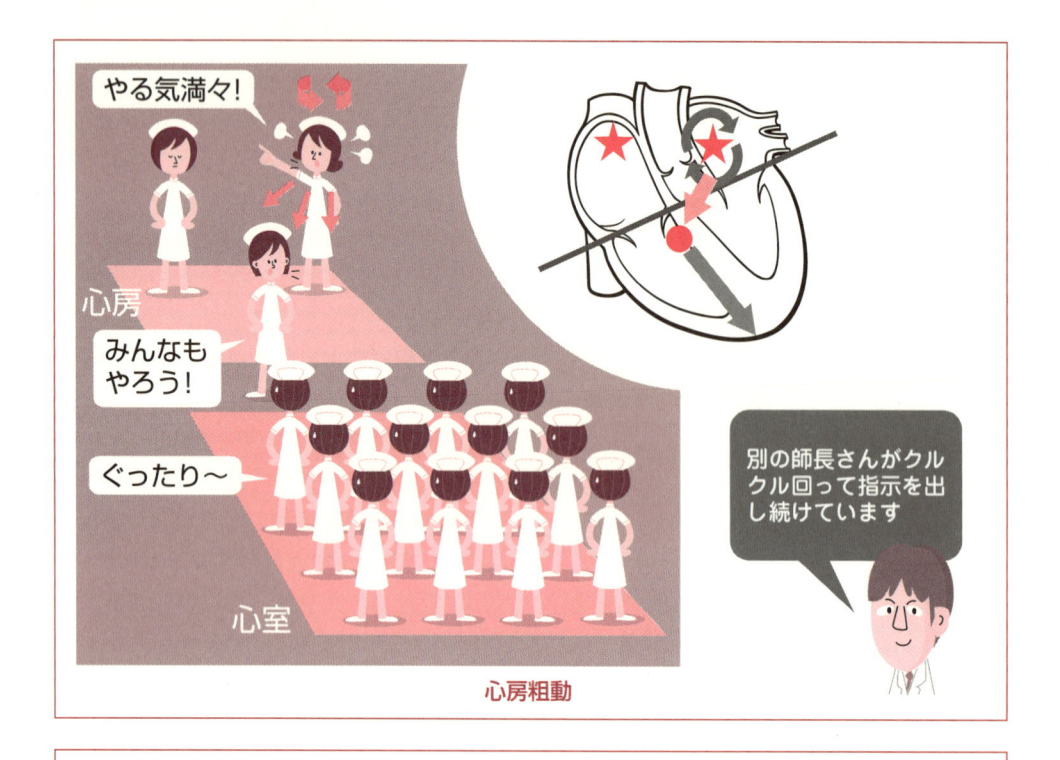

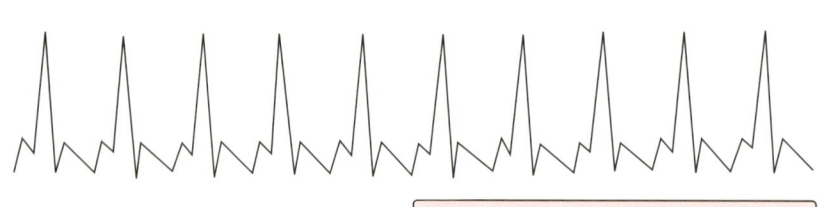

やる気満々！
みんなもやろう！
ぐったり〜
心房
心室

心房粗動

別の師長さんがクルクル回って指示を出し続けています

基線＝250〜300／分のF波（フラッター波）

● 特徴
のこぎり歯状の基線（F波）
一定の房室伝導比
ときに生命の危機

● 対応
ドクターコール！
安静と心電図モニタリング
ワソラン®、ジギタリス製剤静注で徐脈化
電気的除細動
経食道心房ペーシング

成り立ち

心房粗動は、心房が規則正しく興奮しているのですが、1分間に250〜350回もあり、心房自体はひどい頻脈です。心房の中に興奮が大きく回るループが原因とされています。房室結節はその興奮のうち、何回かに1回を心室に伝え、それが心室の収縮になります。

これをナースステーションにたとえると、よそから師長がやってくるのですが、ものすごくやる気があって、というかありすぎて、次から次にばたばたと指示を出し続けます。主任さんは気を利かせて何度かに1回しか指示を伝えません。ですがときどき、主任さんも超やる気になって「みんなもやろう！」とばかりに指示をどんどん伝えたり。スタッフはぐったりです。

特徴

Ⅱ、Ⅲ、aV$_F$誘導で、のこぎりの歯の形に似た特徴的なギザギザの基線、「フラッター波（Flutter波またはF波）」が現れます。フラッターというのは「羽ばたく」という意味で、規則的でしかも早い心房の興奮を羽ばたきに見立てたのでしょうか。また、V$_1$で鋭いP'波を見ることも多く、診断の助けになります。QRS波は正常で、心房の興奮のうち何回かに1回が心室に伝達されます。

心房が4回興奮したとき、そのうち3つは空振りで、4つ目の興奮が伝達されるリズムのことを、「4：1伝導」と呼びます。心房興奮を300回／分とすると、4：1伝導では300÷4＝75で、心拍数は75回／分。これだと、まったく症状はありません。2回に1回伝わる「2：1伝導」では、心拍数は150回／分でかなりの頻脈。動悸や血圧低下をみることになります。もし「1：1伝導」であればたいへんです。心室が300回／分も動けば生命に危険もあります。

心房粗動は健康な人ではほとんどみられません。虚血性心疾患、心筋症、リウマチ性心など基礎疾患をもつことが多く、ジギタリス中毒やカテコラミン過剰投与で起こることもあります。

図1は2：1伝導の心房粗動です。心拍数104回／分で不整はなく、心電図の自動解析は洞性頻脈でした。図2は同じ患者さんの再検査です。1拍目と2拍目、4拍目と5拍目のQRS波の間にF波が3つあり（3：1伝導）、心房粗動であることがよくわかります。患者さんはリスモダン®を内服中で、このためF波のリズムが210回／分と遅く、診断に苦慮しました。このように2：1伝導ではわかりづらいケースにも遭遇します。

対応

心房粗動は、考えかたとしては心房細動に準じますが、心房細動と違って血栓症はまれです。心房がある程度リズミカルに収縮しているからではないかといわれています。

薬物治療はとても難しい。ジギタリス製剤、ワソラン®が選択されますが、伝導回数を減らすのが目的であり、根本的な解決ではありません。カリウムチャンネルを抑えるソタコール®などが慎重に投与されます。

1：1伝導であったり、心不全や血圧低下がみられれば、即刻、電気的除細動を行います。経食道心房ペーシングも有効です。再発予防にはカテーテルアブレーションが第1選択となっています。病態が不安定となることもあるため、ドクターコールが必要です。

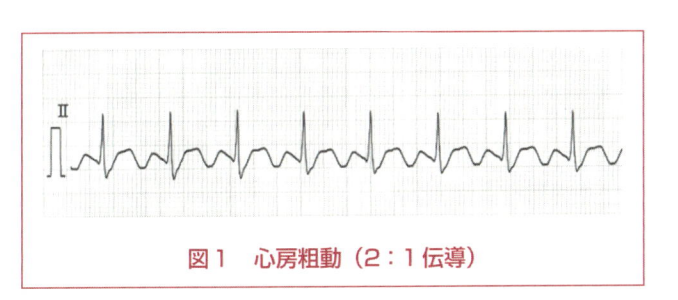

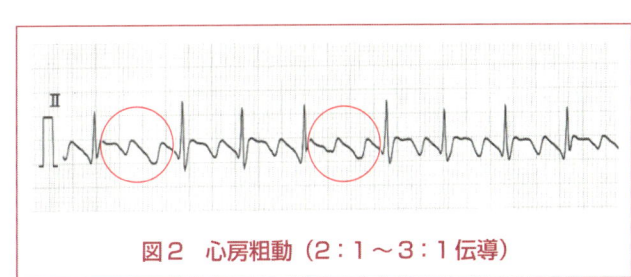

図1　心房粗動（2：1伝導）

図2　心房粗動（2：1〜3：1伝導）

Lecture 11 やる気のスタッフが勝手にどんどん指示 ～心室頻拍（VT）

異所興奮の不整脈⑥（危険な不整脈）

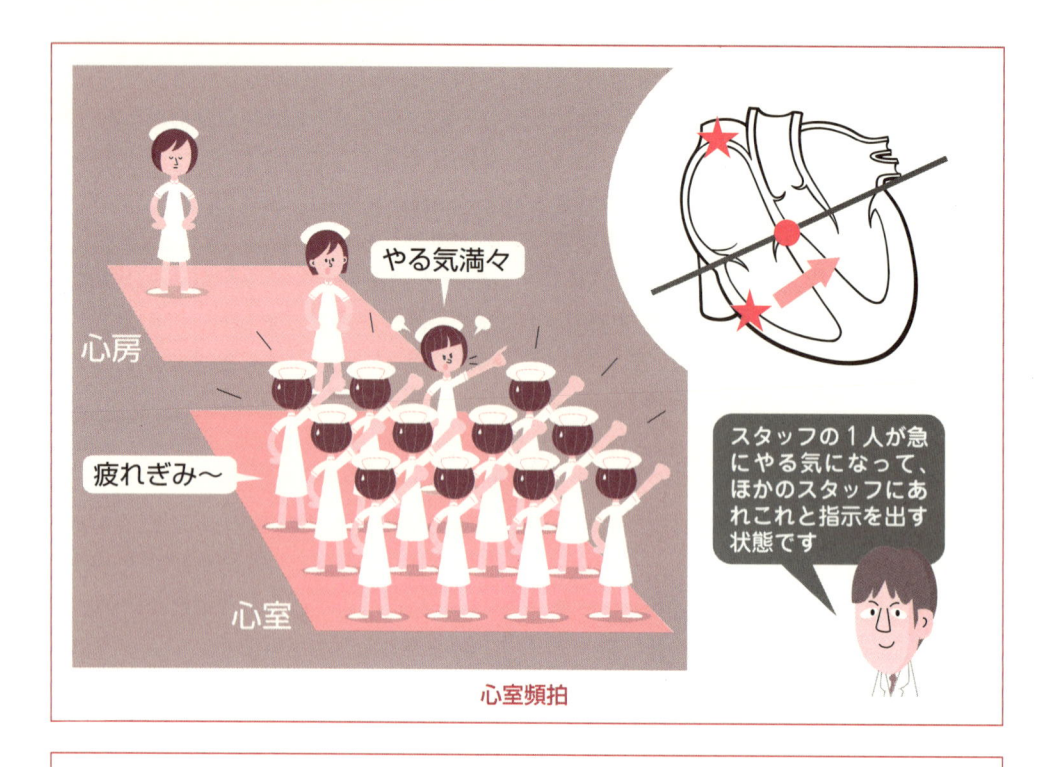

やる気満々

心房

疲れぎみ～

心室

心室頻拍

> スタッフの1人が急にやる気になって、ほかのスタッフにあれこれと指示を出す状態です

QRS波＝0.12秒以上

● 特徴
幅広いQRS波（0.12秒以上）
P波は見えないか、QRS波と
　無関係

● 対応
ドクターコール！
前胸部叩打
キシロカイン®投与
電気的除細動

成り立ち

心室頻拍は、幅の広いQRS波（0.12秒以上）が連続して出現するものです。波形は比較的安定していますが、緊急事態です。ドクターコールが必要です。

P波は見えないか、あってもQRS波とは無関係です。ナースステーションでいうなら、師長さんも主任さんも無視して、スタッフの1人が勝手に指示を出し続ける状態。指示されたスタッフは、がんばってついていきますが、お疲れぎみです。

特徴

持続時間が30秒以上のものを「持続型（sustained）」、30秒以下のものを「非持続型（non-sustained）」といい、持続型は特に危険です。また心拍数が150回／分以上だと循環動態が破綻しやすく、より早急な治療が必要です。図1は非持続型心室頻拍ですが、持続が10拍程度だと、むしろ「ショートラン（short run）」と呼ばれることが多いようです。

心室頻拍のなかでもQRSの形態が一定でなく、徐々に変化する形の心室頻拍を、「トルサード・ポアン（Torsade de pointes）」といいます（図2）。これは多くの場合、QT延長症候群に伴って出現します。QT延長症候群は、薬剤性（抗不整脈剤・抗うつ剤）、電解質異常（低カリウム・低マグネシウム）、あるいは先天性のものが知られています。心室細動にも移行しやすく、注意が必要です。

同じ心室頻拍でも、心拍数がゆっくりで、血圧が保たれている場合もあります。これは「促進性心室固有調律：AIVR（accelerated idioventricular rhythm）」といい、急性心筋梗塞などの虚血で発生します（図3）。「slow VT」と呼ばれることもあります。通常は良性で、治療の必要はありません。

対応

致死的不整脈の1つであり、救急処置が必要です。電気的除細動を行います。薬物療法としては、キシロカイン®の急速静注を行います。また出現直後は、握りこぶしで胸骨中央部を1～2回強く叩く「前胸部叩打法」が有効なときがあります。モニターで心室頻拍が疑われ、意識レベルに変化があれば、まず試みるべき処置でしょう。もちろん除細動器があればそちらが優先します。

トルサード・ポアン型の心室頻拍の場合、マグネシウム製剤であるマグネゾール®静注が有効であることが知られています。促進性心室固有調律ではモニター心電図に注意しつつ、経過観察とします。

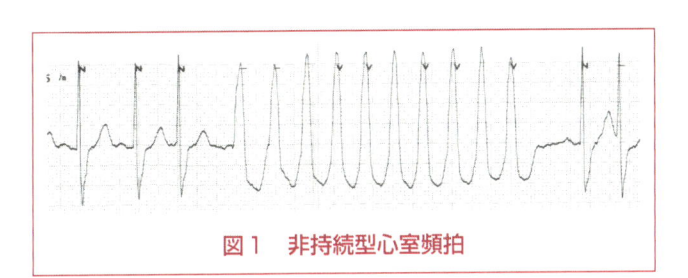

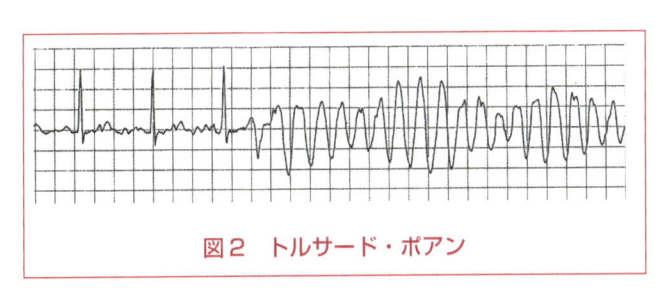

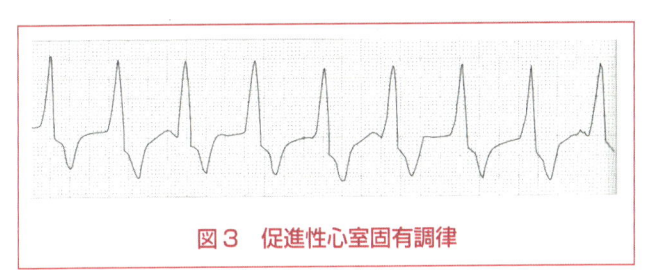

図1　非持続型心室頻拍

図2　トルサード・ポアン

図3　促進性心室固有調律

Lecture 12 病棟の危機！〜無秩序状態の心室細動（Vf）
異所興奮の不整脈⑦（危険な不整脈）

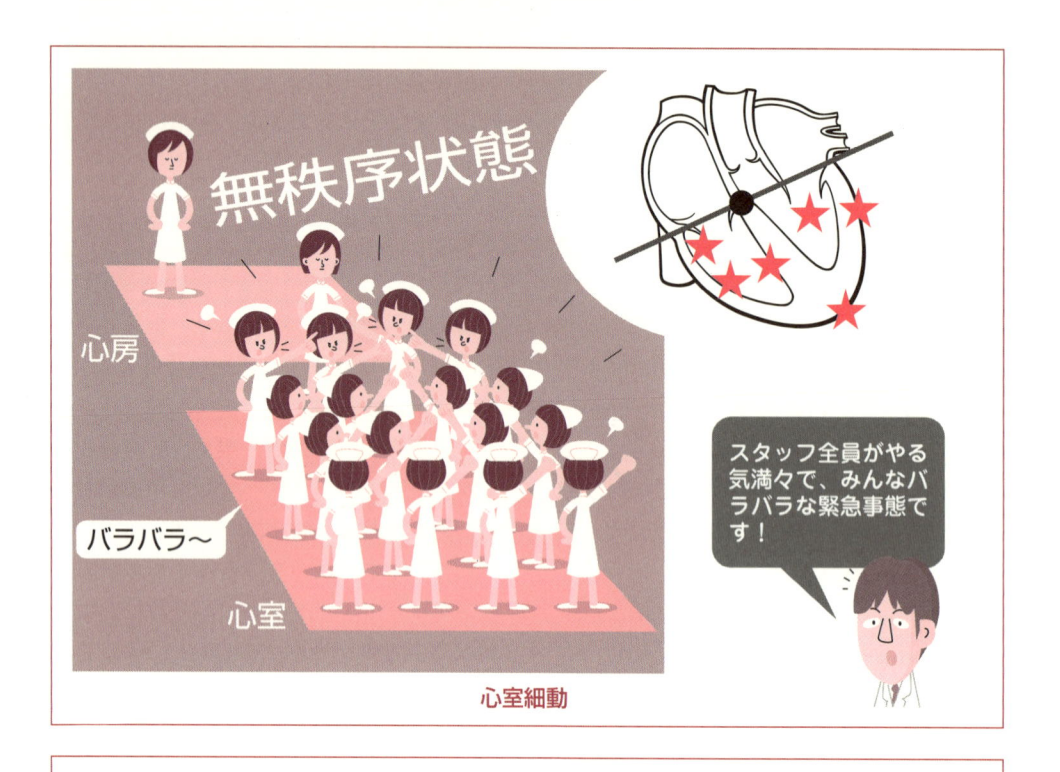

無秩序状態

心房

バラバラ〜

心室

心室細動

スタッフ全員がやる気満々で、みんなバラバラな緊急事態です！

P波、QRS波、T波の区別がつかない

● 特徴
同定不能なP波・QRS波・T波
無秩序なリズムと振幅

● 対応
ドクターコール！
電気的除細動
救命措置

成り立ち

心室細動は、心筋のあちこちがともかく無秩序に興奮し、血液を送り出せない状態です。スタッフ全員が師長さんになった気分で好き勝手に指示を出し始めます。協調性がなく、もはやだれにもコントロールできない。仕事にならないどころか、明らかに危険です。

特 徴

P波、QRS波、T波の区別はまったくできません。心臓のポンプ機能は完全に停止し、救急処置をしないと死に至ります。200Jの電気的除細動が基本となります。それまでに心肺蘇生の施行を。

対 応

下表に緊急時対応について簡単に述べます。詳しくは救命救急処置を扱った書籍や病院の救急対応マニュアルなどをご覧ください。

緊急時対応手順

●まずすべきこと
① 呼び掛けながら脈をとり、意識を確認。
② 呼吸の有無を評価、「見て、聞いて、感じて」。

●意識なく、呼吸もない場合
③ 人と物を集める。
④ 気道確保。
⑤ 人工呼吸をまず2回。
⑥ 循環がなければ胸骨圧迫心臓マッサージ。
　（100回／分、圧迫：呼吸＝15：2）
⑦ 除細動器の装着。
　（AED：自動体外式除細動器も可）
⑧ 除細動の実施。

●心室細動が持続、または再発
⑨ ABCD（④～⑧）の再開。
⑩ さらなる評価と治療。
　（本当に心室頻拍か、換気は適切か、静脈確保、原因検索：胸部レントゲン・心エコー、採血など）
⑪ ボスミン®（1 mg）1A静注。20mLの輸液で後押し。
⑫ 除細動の再実施。（薬剤投与後1分以内）
⑬ 抗不整脈の考慮。
　リドクイック® 1～1.5mg／kgの静注
　マグネゾール®（2 g）0.5～1Aの静注
　アミサリン®30mg／分で持続静注

電気的除細動器の使用

電気的除細動器は以下の手順で使用します。
① 除細動器の電源を入れる。
② パドルにゼリーを塗る。
③ パドルを患者さんの胸部に置く。胸骨（Sternum）＝胸骨右側、右鎖骨直下、心尖部（Apex）＝左乳頭外側。
④ 通電エネルギーの選択（200J、300J、360Jの順でチャージ）。
⑤ 「ベッドから離れてください」の合図で施行者以外はベッドから離れる。
⑥ 患者さんやベッドにだれも接触していないことを確認。
⑦ 通電。

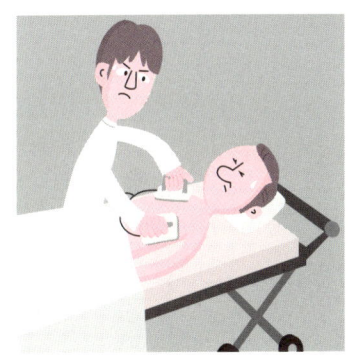

Lecture 13 主任さんの伝達がちょっとだけ遅い 〜1度房室ブロック
伝導障害の不整脈①

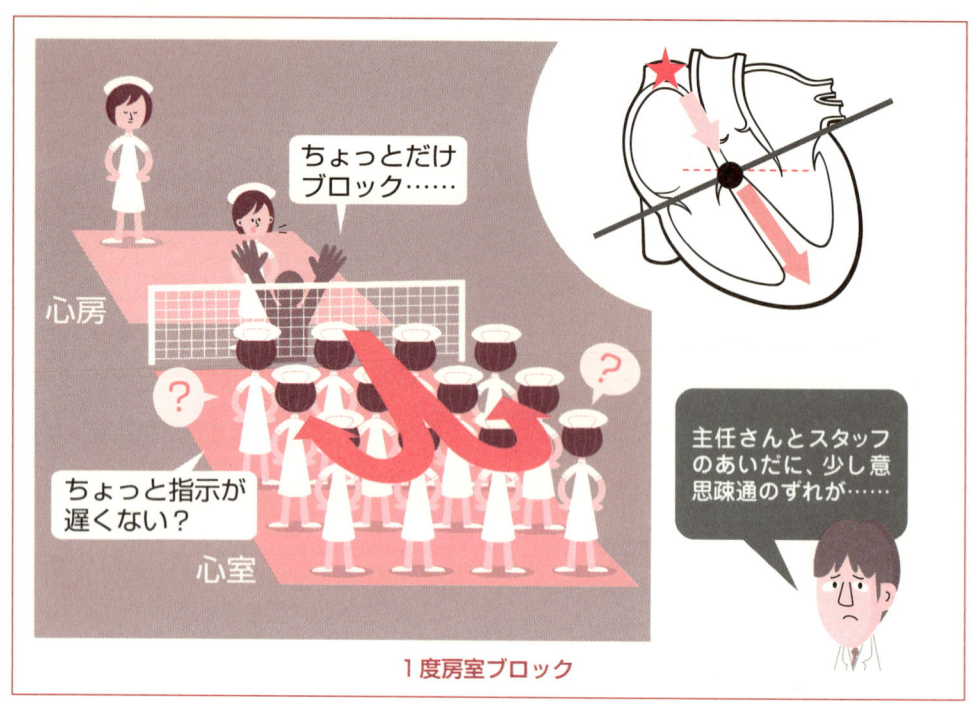

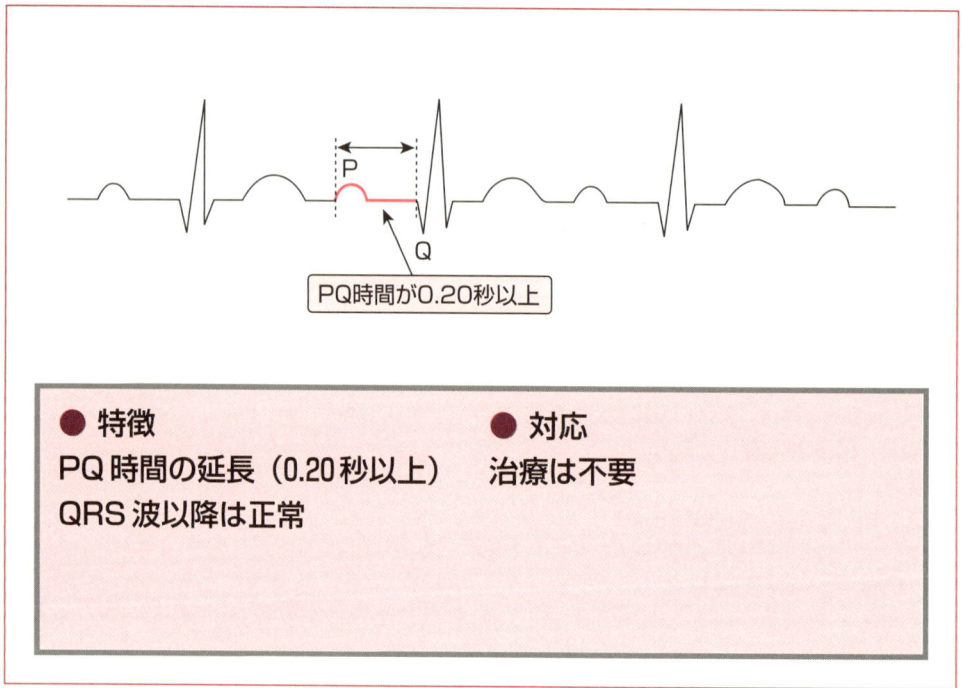

ちょっとだけブロック……

心房

ちょっと指示が遅くない？

心室

1度房室ブロック

主任さんとスタッフのあいだに、少し意思疎通のずれが……

PQ時間が0.20秒以上

● 特徴
PQ時間の延長（0.20秒以上）
QRS波以降は正常

● 対応
治療は不要

伝導障害の不整脈

伝導障害の不整脈を紹介します。最もよく遭遇するのは、房室ブロックです。心房と心室は電気的に絶縁しており、ただ1点、房室結節でつながっています。この房室結節で伝導が障害されると、容易に興奮が途切れてしまいます。房室ブロックは1度・2度・3度に分類され、それぞれ対応が異なります。まず1度房室ブロックから見ていきましょう。

成り立ち

1度房室ブロックは、房室結節の伝導時間が本来より長いため、PQ部分が延長しているものです（0.20秒以上）。QRS波以降はふだんどおりです。ナースステーションでたとえると、主任さんとスタッフとのあいだにほんの少し意識のずれがあるようなケース。そのため、主任さんの指示は少々時間が掛かりますが、大丈夫。確実に伝達されます。図1はかなり延長したPQ部分をもつ、1度房室ブロックです。

対 応

基本的に治療は不要です。

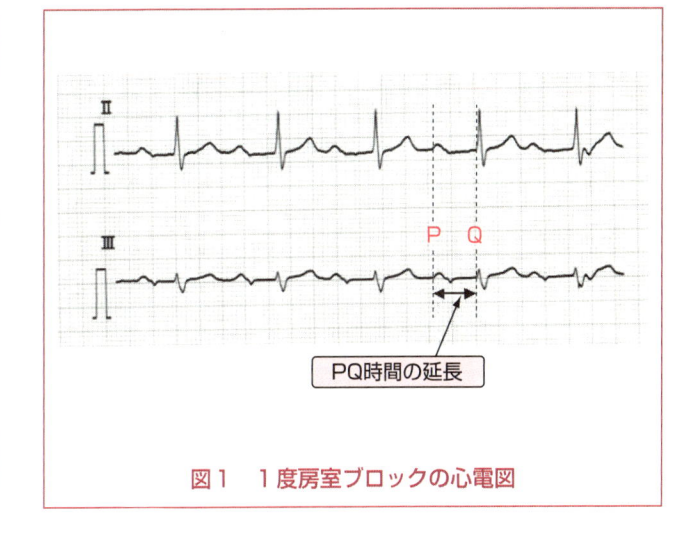

図1　1度房室ブロックの心電図

より道COLUMN

◆ドクターたちのこころの声◆

薬剤投与による不整脈の緊急治療は、ドクターにとっても気を遣うものです。いずれも症状増悪の危険を伴うものだからです。頭をよぎるのは、あんなとき、こんなときのよろしくない記憶。頻脈を止めるつもりで注射したが、頻脈は改善せずに血圧だけ下がってしまった。頻脈が停止した後、長い心停止になって、かなり焦ってしまった。そういえばワソラン®投与により過度の徐脈から冠攣縮性狭心症が誘発され、悪い汗をかいたこともありました。

大事なことは、「その薬剤を投与した後、何が起こりうるか」をあらかじめ予測し、準備しておくことです。これはナースにも十分当てはまること。焦って判断が鈍ったり、手技が遅れたりしては元も子もありません。もちろん不整脈治療に限らず、すべての医療介入がそうなのですけれど。

さらにいえば、使用時の安全が確認されていても、ドクター不在で抗不整脈薬を投与するのはかなりの高リスクといえます。そのあたり、十分な確認と注意が必要です。

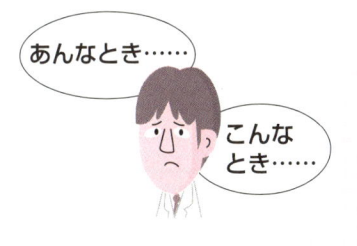

あんなとき……
こんなとき……

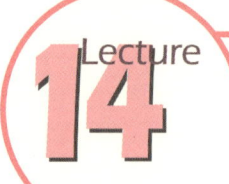

Lecture 14 主任さんからの指示がときどき途切れる 〜2度房室ブロック
伝導障害の不整脈②

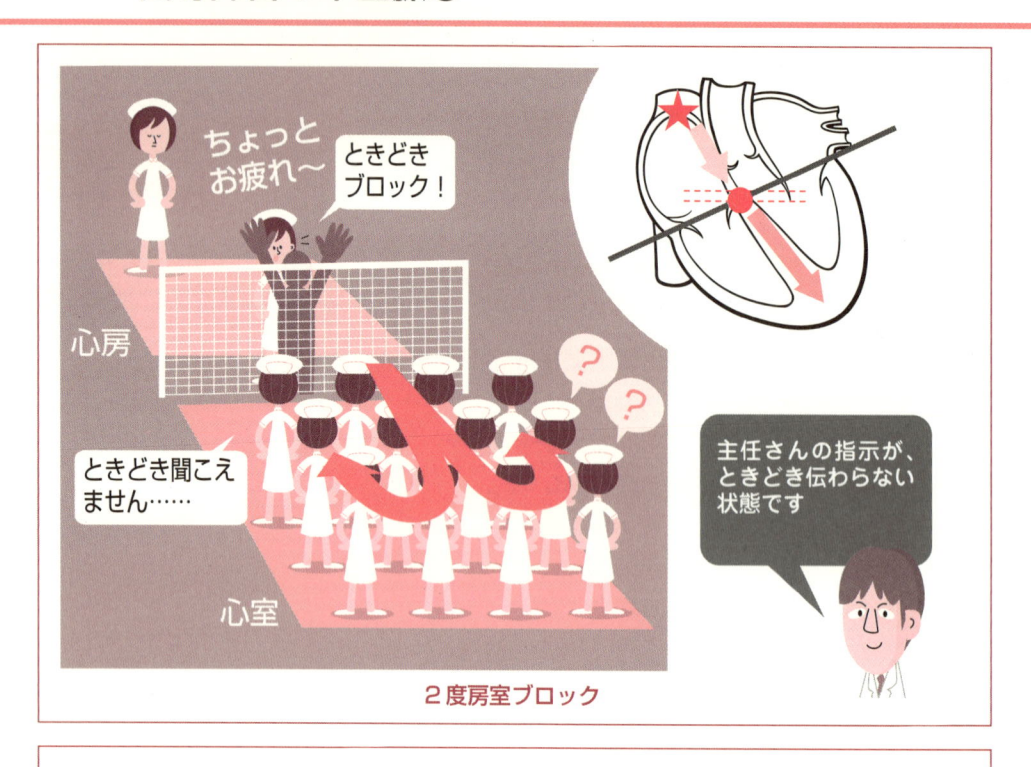

ちょっとお疲れ〜
ときどきブロック！
心房
ときどき聞こえません……
心室
主任さんの指示が、ときどき伝わらない状態です

2度房室ブロック

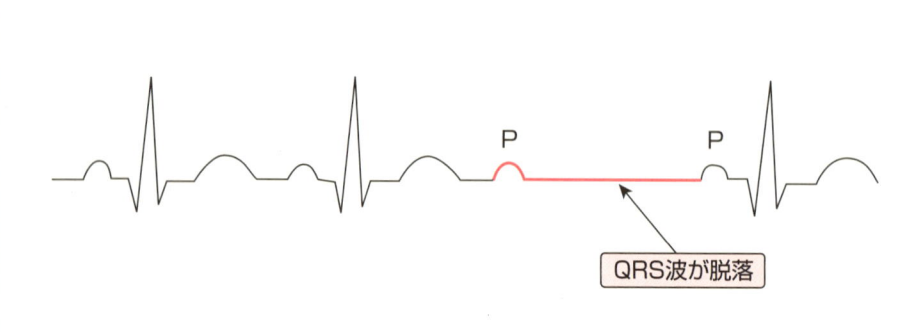

P   P

QRS波が脱落

● 特徴
◆ウェンケバッハ型
　PQ時間がだんだん延長して
　1拍抜ける
◆モービッツⅡ型
　前触れなく急に1拍抜ける

● 対応
◆ウェンケバッハ型
　不要
◆モービッツⅡ型
　ペースメーカー

成り立ち

2度房室ブロックは、P波は普通に出るのですが、QRS波がときどき脱落してしまう状態です。これには「ウェンケバッハ型」と「モービッツⅡ型」の2つがあります。

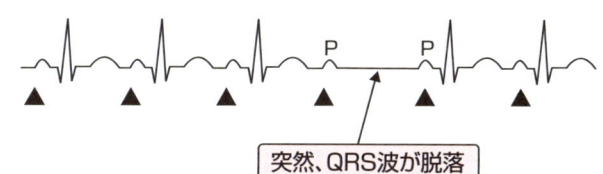

ウェンケバッハ型2度房室ブロック

特　徴

ウェンケバッハ（Wenkebach）型2度房室ブロックは、PQ時間がだんだんと延長し、ついにはQRS波が抜け落ちてしまうものです（図1左）。ですが、その次のQRS波はきちんと出現し、PQ時間も短くなっています。

これは、ちょっとお疲れぎみで、がんばり屋の主任さんですね。師長さんの指示をスタッフに伝えるんですが、昨日よりも今日、今日よりも明日、といった具合に、だんだん伝達が遅くなります。これがPQの延長です。

だから、PQが伸びると、「あ、明日は休みを取るだろうな」というのが予測できるし、実際にお休みしちゃいます。これがQRSの脱落です。だけど、1日休むともう大丈夫。翌日の仕事はとてもてきぱきしてる。これがわかっているので、みんなも安心なわけです。

対　応

基本的に治療は不要です。

モービッツⅡ型2度房室ブロック

特　徴

モービッツ（Mobitz）Ⅱ型2度房室ブロックは、PQ時間はつねに一定ですが、突然、なんの前触れもなくQRS波が脱落してしまうものです（図1右）。

これは、見栄っ張りで気分屋の主任さんにたとえられます。「今日もがんばります。明日もがんばります」と、普通に仕事をしているのに、ある日突然ずる休みをする。困りますね。そして翌日は、普通の顔で仕事をする。もしかしたら、翌日もまたずる休みかもしれない。周りはさっぱり予想がつかず、みんな大弱りです。

対　応

モービッツⅡ型の怖いところは、ブロックが連発し、心停止になる可能性があることです。このため、ペースメーカーの適応となります。

より道COLUMN

◆2：1房室ブロック◆

1拍ごとにQRS波が脱落してしまう場合、PQ時間の延長が確認できず、上記の2種のどちらなのか判別できません。このような場合、「2：1房室ブロック」と呼んで区別するときがあります。扱いはモービッツⅡ型に準じます。

ウェンケバッハ型2度房室ブロック　　　　**モービッツⅡ型2度房室ブロック**

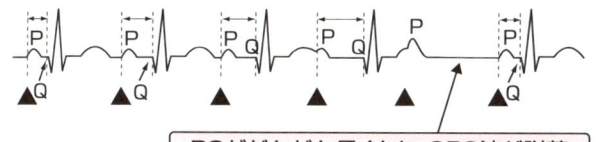

PQがだんだん長くなり、QRS波が脱落　　　　突然、QRS波が脱落

図1　ウェンケバッハ型2度房室ブロックとモービッツⅡ型2度房室ブロック

Lecture 15 指示がまったく届かない 〜 3度房室ブロック
伝導障害の不整脈③

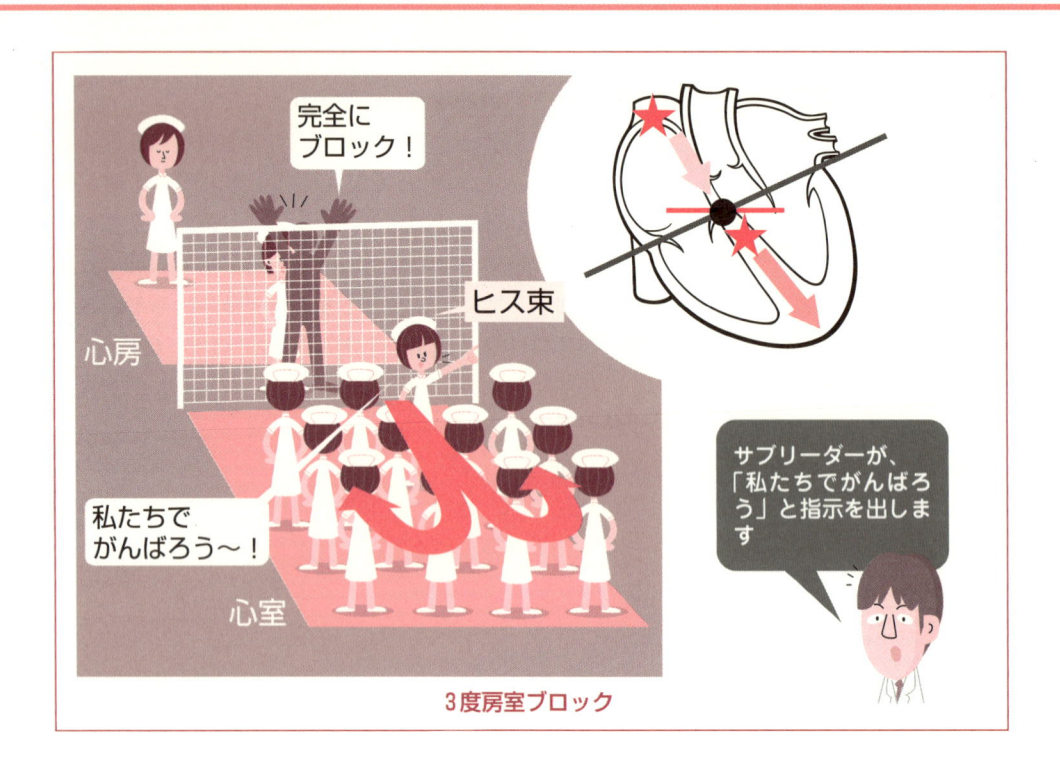

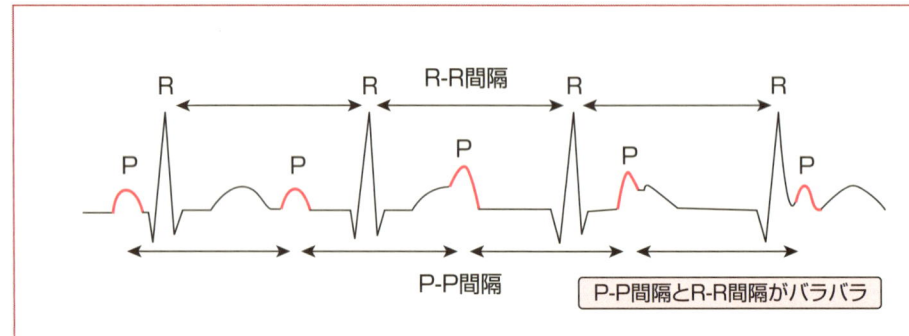

完全にブロック！

ヒス束

心房

私たちでがんばろう〜！

心室

3度房室ブロック

サブリーダーが、「私たちでがんばろう」と指示を出します

P-P間隔とR-R間隔がバラバラ

- ● 特徴
  P波とQRS波の関連がない
  P-P間隔、R-R間隔は一定

- ● 対応
  ドクターコール！
  プロタノール®、硫酸アトロピン投与
  ペースメーカー植え込み

成り立ち

3度房室ブロックは、心房の興奮がまったく遮断され、心室に届かない状態です。「完全房室ブロック」ともいいます。心房の興奮があっても、心室には何も伝わらない。そうすると、心室側は「自分たちでがんばろう」ということになるのです。

これを、ナースステーションのモデルで見てみましょう。師長さんは普通に指示を出し、P波も見られます。ですが主任さんの前に高くて強い壁があり、スタッフに指示が届きません。そうすると、スタッフのなかから、サブリーダー（ヒス束）が立ち上がり、「私たちでがんばろう」と、臨時の指示を出し始めます。慣れないリーダー業で、指示はちょっとゆっくりだけど、それでもがんばる。こうして心臓は急に止まったりせず、仕事を続けられるのです。R-R間隔は一定ですが、P波とはまったく無関係に出現しています（図1）。

特徴

この、上位からの刺激が届かないときに、下位の刺激伝導系が電位を発生するシステムを、「心臓の自動能」といいます（図2）。師長さんがかぜで休めば主任さんが、主任さんが出張に行けばサブリーダーが、自発的に司令塔になって指示を出す。こんなふうにして心臓は途切れなく仕事を続けることができます。

ただ、非常時のバックアップですので、万全ではありません。房室結節が発生する興奮は40回／分、ヒス束やプルキンエ線維では30回／分程度です。失神やめまいを合併することもあり、ドクターコールが必要です。

自動能によって出現する心臓の収縮は「補充調律」と呼ばれます。3度房室ブロックや洞不全症候群（第2章 Lecture20）、期外収縮など、長い休止期が出現したときに見られます。房室結節が発生する「房室接合部補充調律」は、通常のQRS波と同じ形ですので、見逃してしまいがちです。いっぽう、ヒス束以下の補充調律は、心室性期外収縮と同様に幅の広いQRS波を示します。いずれも先行するP波をもちません。

対応

補充調律が出るとはいえ、脈拍が30〜40回／分では、めまいやふらつき、失神発作などの症状が出現します。このため、ペースメーカーの適応となります。それまでの一時的な薬物治療として、β刺激剤であるプロタノール®や、抗コリン剤である硫酸アトロピンを用いて、心拍数を確保します。

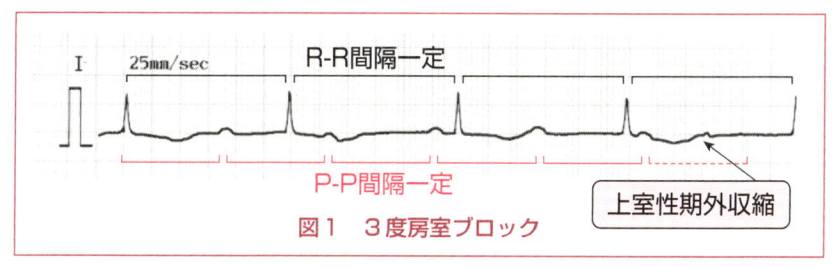

図1　3度房室ブロック
R-R間隔一定／P-P間隔一定／上室性期外収縮

図2　心臓の自動能
上位からの刺激が来ないとき、下位の伝導系が電位を発生
- 房室結節：40回／分
- ヒス束：30回／分
- 脚〜プルキンエ線維：30回／分
→ 補充調律

より道COLUMN

◆高度房室ブロック◆

房室伝導が2回に1回よりも少ない比率で途切れるものを、「高度房室ブロック」と呼びます。主任さんがよれよれの状態。心停止の危険もあり、3度房室ブロックに準じて対応します。

Lecture 16 ひ弱で途切れがち 〜右脚ブロック（RBBB）
伝導障害の不整脈④

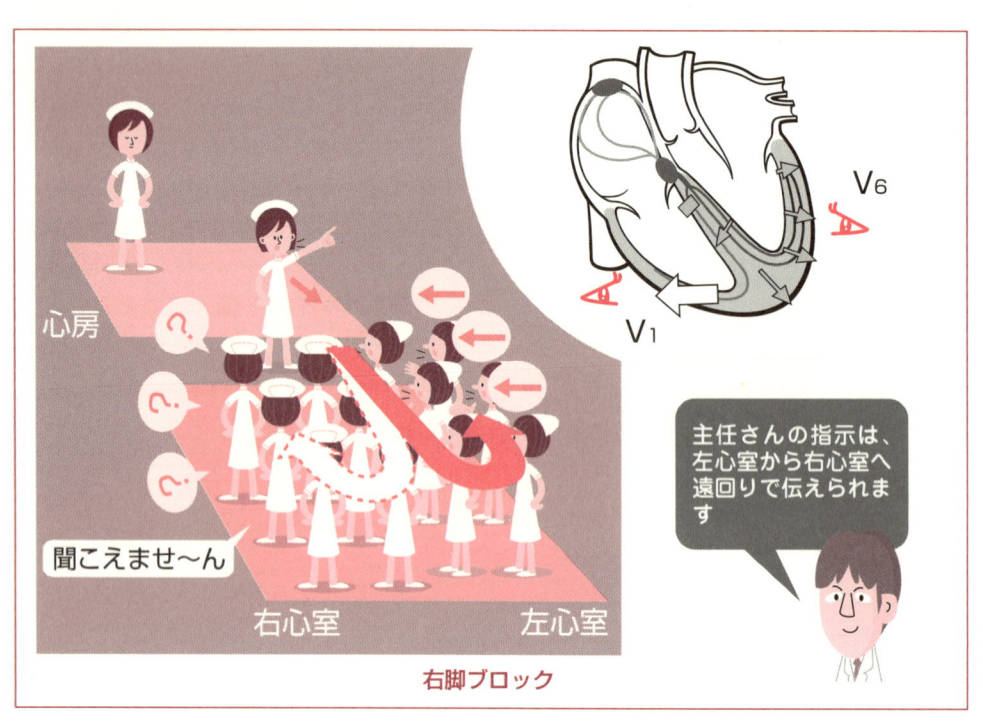

心房

聞こえませ〜ん

右心室　　左心室

右脚ブロック

主任さんの指示は、左心室から右心室へ遠回りで伝えられます

R　R´

V₁

RR´型

QRS時間≧0.12秒

V₆

S

深くて幅の広いS波

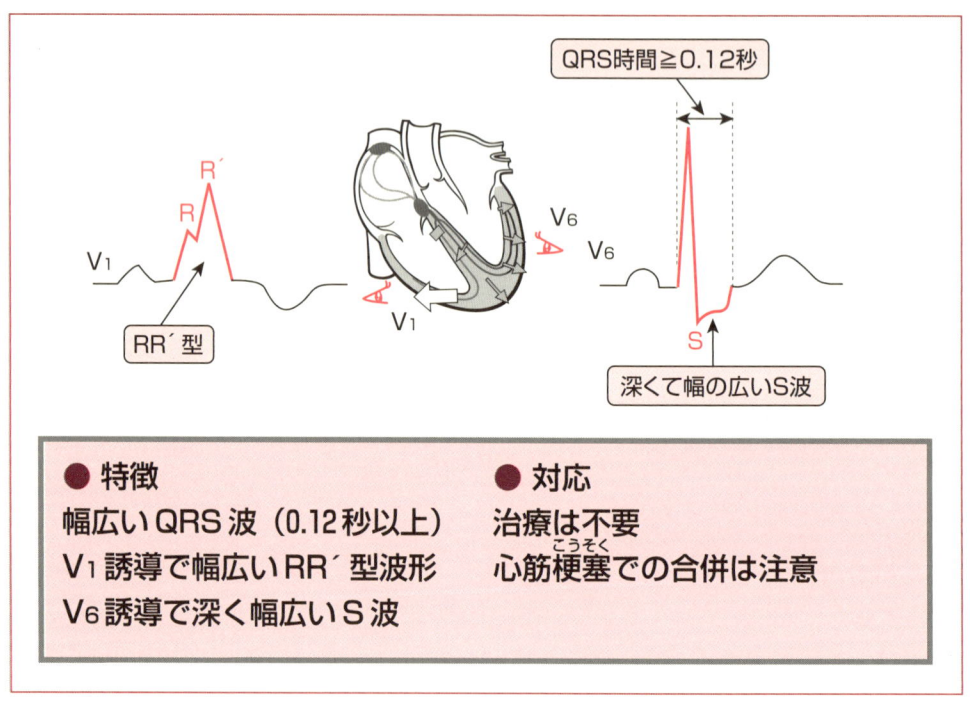

● 特徴
幅広いQRS波（0.12秒以上）
V₁誘導で幅広いRR´型波形
V₆誘導で深く幅広いS波

● 対応
治療は不要
心筋梗塞（こうそく）での合併は注意

成り立ち

正常の心室内伝導では、興奮は房室結節からヒス束、脚、プルキンエ線維とすみやかに伝達され、心筋が収縮します。「脚ブロック」とは、右脚あるいは左脚の伝導がブロックされて起こる伝導障害です。

右脚は左脚に比べて線維が細く、病変が小さくても容易に傷害されます。したがって、右脚ブロック（right bundle branch block：RBBB）は臨床上しばしば見られ、またそのほとんどは予後良好です。

これはちょうど、チーム制になっている病棟のようです。右脚チームと左脚チーム。主任さんの伝達事項が、なぜか右脚チームのリーダーには届きません。左脚チームにはふだんどおり伝達され、仕事もできています。そのうち左脚チームのスタッフから右脚チームへと、伝言ゲームのように伝達事項が伝わります。「えーそうだったの？」みたいな感じで、右脚チームは遅ればせながら仕事に取り掛かる。これが右脚ブロックです。

特徴

脚ブロックは幅の広いQRS波を見る代表的な病態です。その特徴が現れやすいのはV$_1$とV$_6$誘導です。

右脚ブロックでは興奮がすばやく左室側に伝わり、その後ゆっくりと右室側に伝わります。心臓を右側から眺めるV$_1$誘導では、このゆっくりとした右方向への電気の流れをとらえ、幅広い上向きの波形（RR′型）を描きます。

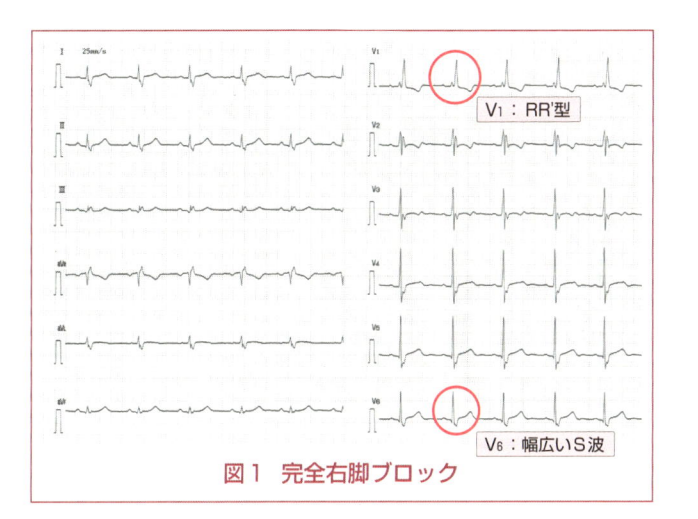

V$_6$誘導は心臓を左側から眺めています。右脚ブロックでは左室は通常どおり興奮するので、まず大きな上向きの波形を描きます。その後、刺激はじわじわと右室側に伝わるので、遠ざかる方向＝マイナスの振れとなり、幅の広いS波として記録されます。

脚ブロックでは、障害の程度をQRS時間で表します。右脚ブロックの場合、QRS時間が0.12秒以上で「完全右脚ブロック」、QRS時間が0.10～0.11秒の場合は「不完全右脚ブロック」と呼びます。

図1に完全右脚ブロックの心電図を示します。V1誘導でRR′型、V$_6$誘導で幅広いS波が認められ、QRS時間は0.12秒です。

対応

右脚ブロック自体は治療不要で、臨床上は心配ありません。心筋梗塞に合併した場合は病態が悪化する可能性もあるため、注意が必要です。

図1 完全右脚ブロック
V$_1$：RR′型
V$_6$：幅広いS波

まわり道COLUMN

◆**右脚ちゃんの正体**◆

細くてひ弱で傷つきやすい右脚ちゃん……そんなイメージもありますが、右脚はけっこう頑固者のサブリーダーです。興奮を伝えた後の回復も、左脚に比べてゆっくりでマイペース。このため、上室性期外収縮などの早期興奮がやってきても、「わたしまだ仕事中です！」と言って、刺激に応じないこともあります。上室性期外収縮の変行伝導が右脚ブロックパターンになるのはこのため。左脚に比べて不応期が長いのが右脚の特徴です。

◆**「完全と不完全」**◆

脚ブロックでは、障害の程度をQRS時間で表します。右脚ブロックの場合、QRS時間が0.12秒以上で「完全右脚ブロック」、QRS時間が0.10～0.11秒の場合は「不完全右脚ブロック」と呼びます。これは左脚ブロックでも同様です。

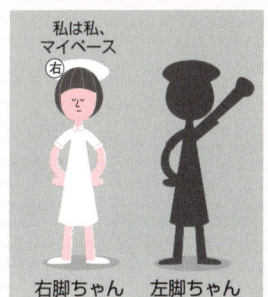

右脚ちゃん　左脚ちゃん

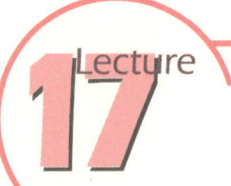

Lecture 17 丈夫なのにどうして？ ～左脚ブロック（LBBB）
伝導障害の不整脈⑤

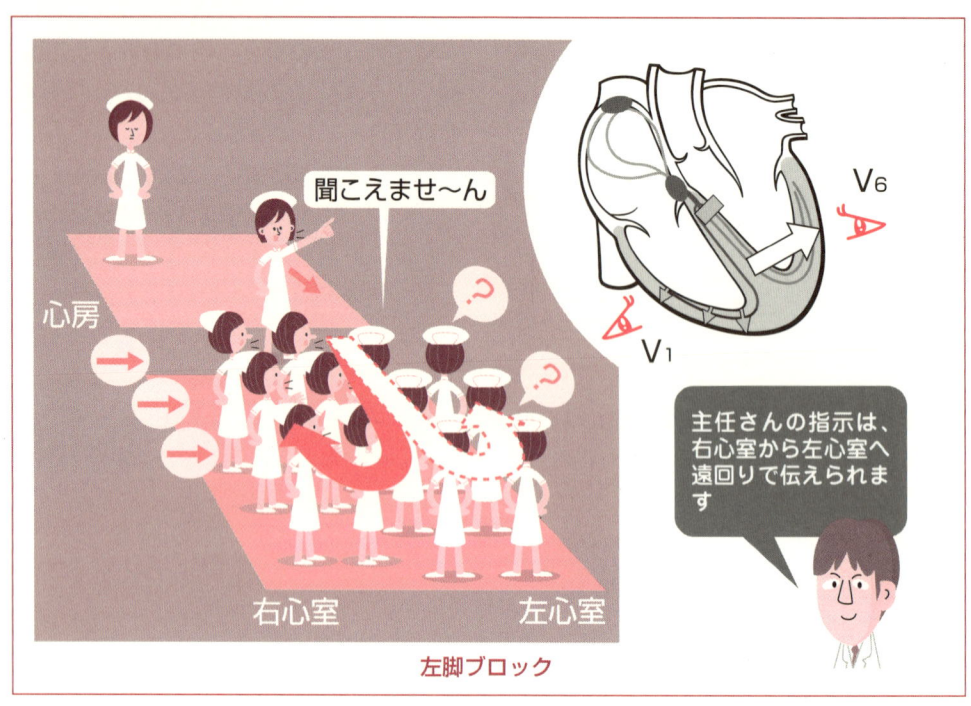

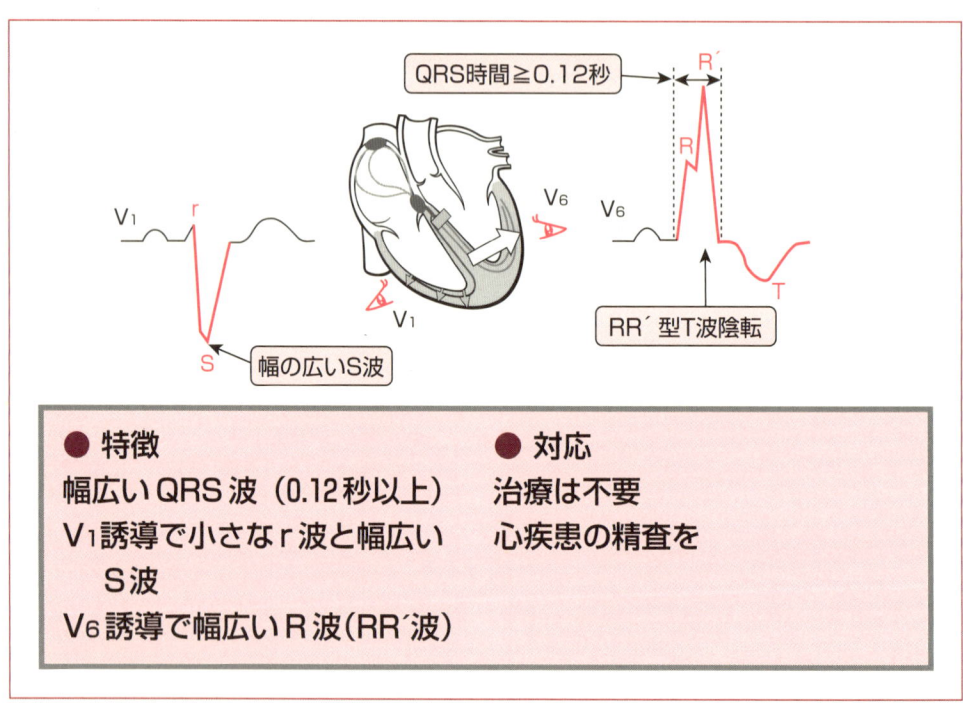

聞こえませ〜ん

心房
右心室　左心室

左脚ブロック

主任さんの指示は、右心室から左心室へ遠回りで伝えられます

QRS時間≧0.12秒

幅の広いS波

RR´型T波陰転

● 特徴
幅広いQRS波（0.12秒以上）
V_1誘導で小さなr波と幅広いS波
V_6誘導で幅広いR波（RR´波）

● 対応
治療は不要
心疾患の精査を

成り立ち

左脚はもともと右脚よりも太く、左右の冠動脈より栄養を受けており、ブロックを起こしにくい構造です。ですので、右脚ブロックに比べて頻度は少ないですが、心筋梗塞や心筋症などの重篤な基礎疾患をもつことが多く、外来でみかけると、ちょっと身構えてしまいます。

左脚ブロック（left bundle branch block：LBBB）ではまず右室側が興奮し、その後ゆっくりと左室が興奮します。左室は右室よりも分厚いので、右脚ブロックよりも派手な感じの波形変化となります。

特徴

心臓を右側から眺めるV₁誘導では、まず最初の右室の興奮が、自分向きの正の振れ＝小さなr波として描かれ、その後のゆっくりした左室の興奮が、下向きの幅広いS波として記録されます（図1）。

いっぽう、V₆誘導では、右室の遠ざかる向きの興奮は電気力が小さいために隠れてしまい、ゆっくりした左室の興奮が力強く幅広いR波となって記録されます。ときにRR'型をとることもあります。右脚ブロックのときと同じく、QRS時間が0.12秒以上を「完全左脚ブロック」、0.10〜0.11秒の場合は「不完全左脚ブロック」といいます。

図1は完全左脚ブロックの心電図です。V₁誘導ではr波がほとんど見えず、幅広いQS型となっています。いっぽうV₆誘導は幅の広いR波が見られます。QRS時間は0.12秒です。

左脚はヒス（His）束から分かれた後、さらに前枝と後枝に枝分かれします。この前枝だけ、あるいは後枝だけが伝導障害を起こすことがあり、これを「ヘミブロック」といいます。QRS時間が伸びることはありませんが、著明な軸偏位を来します（第1章Lecture18）。

ヘミブロックのうち、左脚前枝ブロックでは、興奮が左後方に向かうため左軸偏位を起こします。いっぽう、左脚後枝ブロックでは興奮はやや右向きの前方となり、右軸偏位となります。

対応

左脚ブロック自体は治療不要ですが、基礎疾患がないかどうか精密検査が必要です。

ヘミブロックも特に治療は不要です。ただし心筋梗塞に合併した場合は要注意で、特に左脚後枝ブロックは危険であるといわれています。いっぽう、左脚前枝ブロックは左脚後枝ブロックに比べて頻度も高く、予後も良好です。

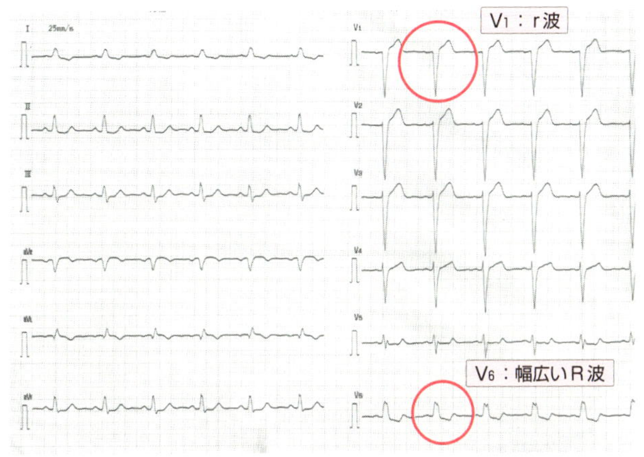

図1　完全左脚ブロック

まわり道COLUMN

◆左脚ちゃんの正体◆

左脚ちゃんは素直で快活、元気いっぱいのサブリーダー。不応期も短く、次から次へほいほいと伝達をこなします。そんな元気者の左脚ちゃんですので、お休みするのはよっぽどのこと。精密検査をしなくてはいけません。左脚のイメージは、こんな感じです。

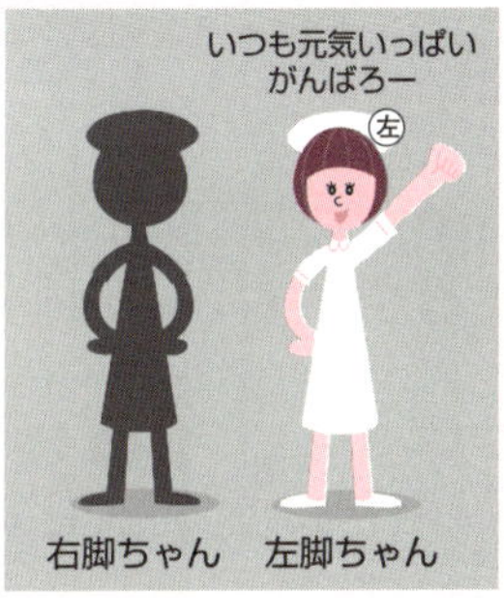

Lecture 18 張り切り師長に必死でついていく 〜洞性頻脈
洞結節由来の不整脈①

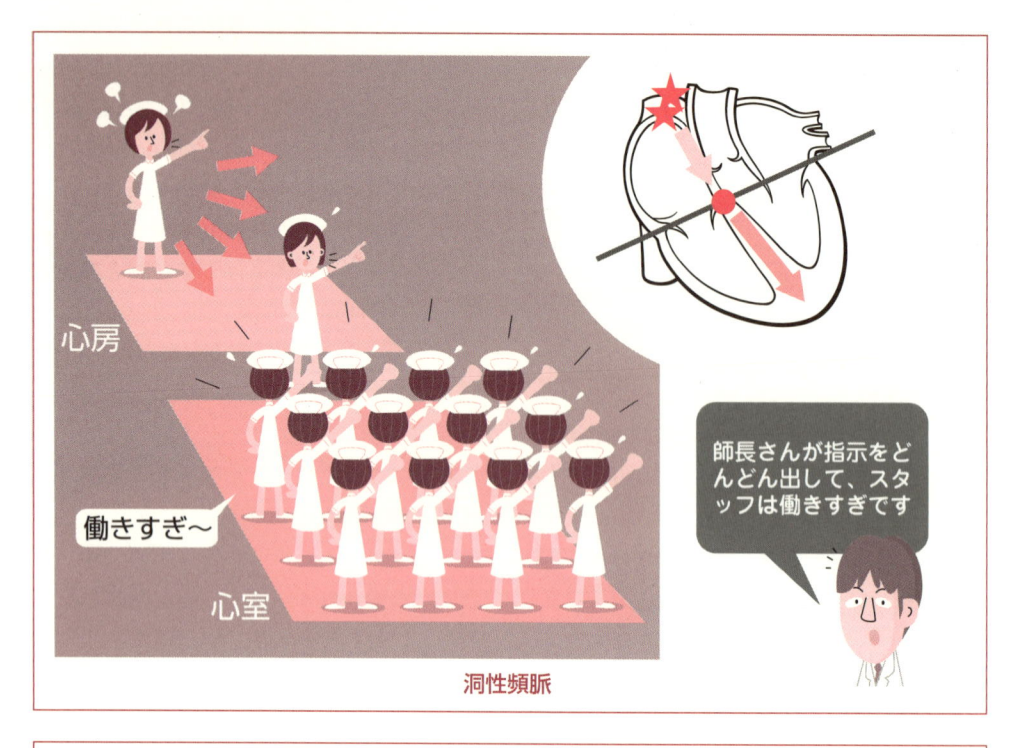

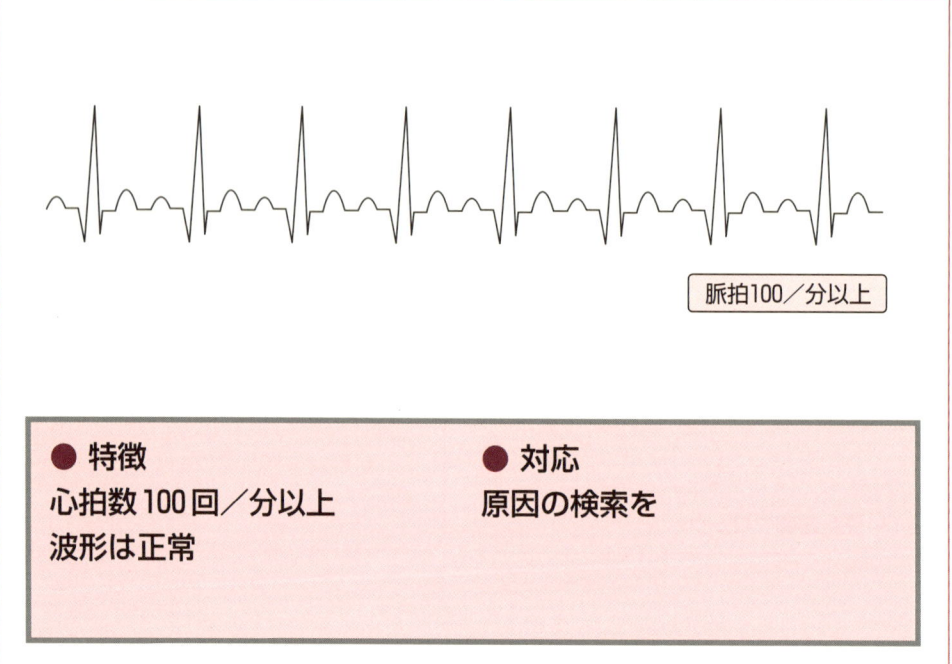

心房

働きすぎ〜

心室

洞性頻脈

師長さんが指示をどんどん出して、スタッフは働きすぎです

脈拍100／分以上

● 特徴
心拍数100回／分以上
波形は正常

● 対応
原因の検索を

成り立ち

洞性頻脈は、洞結節から発生する電気刺激の回数が100回／分以上のものです。師長さんが張り切って指示を次々に出し、主任さんもそれを伝え、スタッフはがむしゃらについていく状態。働きすぎです。

特　徴

洞性頻脈は、心電図波形自体は正常です。むしろ、「なぜ頻脈になっているのか」を考える必要があります。

臨床上、洞性頻脈をよくみるのは、発熱、脱水、貧血などです。特に高齢者の場合、脱水をきっかけに全身状態が悪化することがあるため、注意が必要です。また、精神的興奮、不安、疼痛、運動などでも洞性頻脈となります。これらは交感神経の緊張による生理的な反応なので、心配いりません。

心機能低下例で、心拍出量を保つために代償的に心拍数が上がる場合があります。心筋症や心筋梗塞で心不全を来した場合などです。また、低酸素状態でも洞性頻脈となります。

そのほかでは、甲状腺機能亢進症による洞性頻脈がよく知られています。また、突然の胸痛とともに出現した場合、心筋梗塞だけでなく、肺梗塞にも注意する必要があります。洞性頻脈では心拍数が150回／分を超えることはあまりありません。心房細動や発作性上室性頻拍など、ほかの頻脈性不整脈との鑑別が重要になります。

対　応

洞性頻脈自体は治療対象ではなく、原因を検索し、その処置が優先されます。体の異変を察知して心臓ががんばっている状態ですので、無理やり脈拍をコントロールしようとすると、かえってバランスを崩し病態が悪化する恐れもあります。

近道COLUMN

◆そのとき、そっと手を握る◆

救急受診の患者さんでは、バイタルサインの把握が最優先となります。たとえば移送中のストレッチャーで、すばやく患者情報を得たい。そんなとき、「脈に触れてみる」のは簡単で、しかも情報量の大きな手技の1つ。脈拍が速ければ、ここで触れたように脱水や出血の可能性がありますし、低酸素かもしれません。また血管の触れ具合で、ある程度血圧が予測できます。皮膚が乾いているかどうか、熱感はどうか。さまざまな情報を短期間で得ることができます。「そのとき、そっと手を握る」。恋愛ドラマでなくても、ぜひ実践してみてくださいね。ただし手首ですけど。

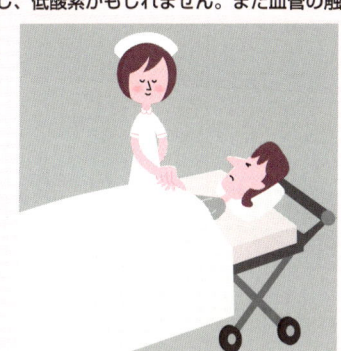

◆アダムス・ストークス発作◆

洞不全症候群をはじめ、3度房室ブロックや心室頻拍など、不整脈が原因で心拍出量が急激に減少し、失神発作を起こすことがあります。これを「アダムス・ストークス発作」といいます。脳循環不全によるものであり、徐脈性不整脈が原因であることが多いため、ペースメーカー治療が考慮されます。

洞性頻脈など、頻脈性不整脈ではアダムス・ストークス発作をみることはあまりないようです。しかし、血圧の低下による意識レベルの低下はしばしば経験されるので、注意が必要です。

Lecture 19 のんびりペースでヒマな病棟 〜洞性徐脈
洞結節由来の不整脈②

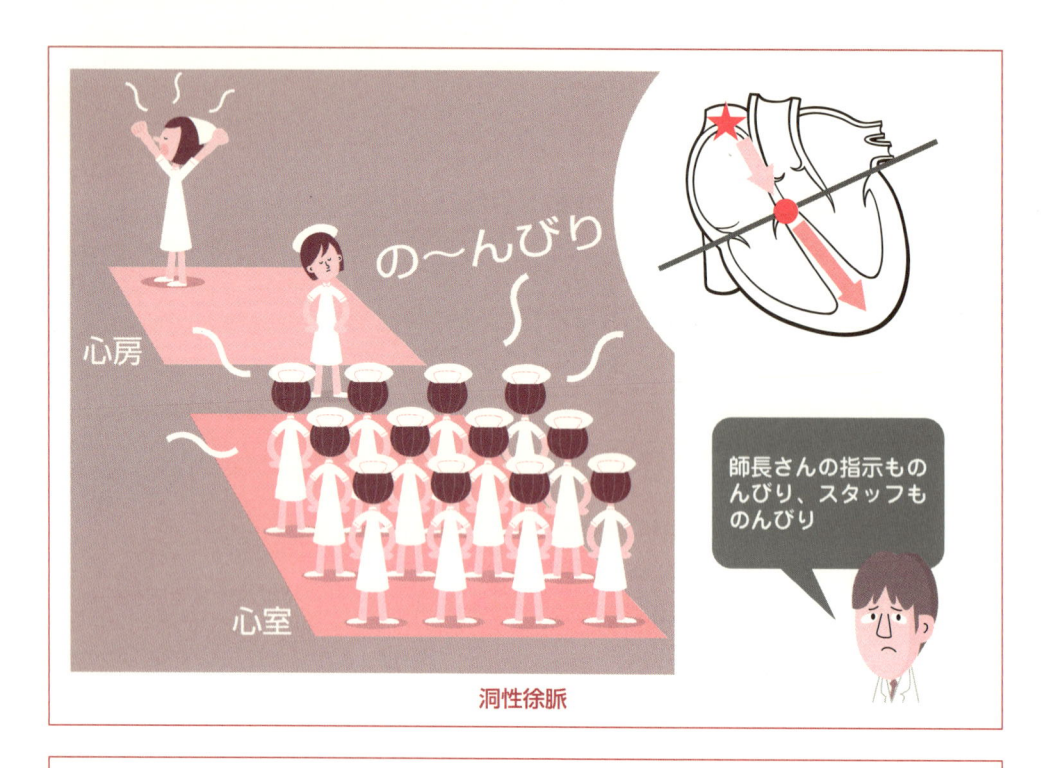

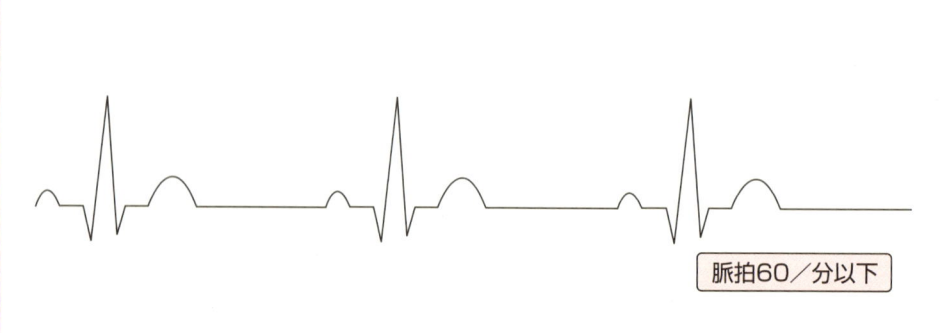

洞性徐脈

師長さんの指示ものんびり、スタッフものんびり

脈拍60／分以下

● 特徴
心拍数60回／分以下
波形は正常

● 対応
原因の検索を（薬剤性など）
硫酸アトロピン投与
一時的ペーシング

成り立ち

洞性徐脈は、洞結節から発生する電気刺激の回数が60回／分以下のものです。師長さんものんびりペース、スタッフものんびりペース。

特徴

脈拍60以下であっても、臨床上問題のないこともよくあります。高齢者やスポーツ心臓、あるいは睡眠中などです。「スポーツ心臓」とは、よく訓練されたスポーツマンの心臓のことで、1回に送り出される血液量が多いため、心拍数が少なくても十分に循環が保たれるものです。洞性徐脈は甲状腺機能低下症でもみられるほか、髄膜炎や脳圧亢進を示唆することがあるので注意が必要です。

ジギタリス製剤やβブロッカーは循環器領域でよく使用される薬剤ですが、これらは心拍数を減らす働きがあります。高齢者では薬物代謝が低下するため、これらの薬剤の効果が強く出すぎて、著しい徐脈となることがあります。洞性徐脈の患者さんをみたときは、薬歴にも注意する必要があります。

心拍数をコントロールするのは自律神経系であり、交感神経緊張で心拍数は速く、副交感神経緊張で遅くなります。極度の緊張や痛み刺激などがあると、この自律神経系が乱れ、急に徐脈となって気分不良・意識消失を来すことがあります。これは「血管迷走神経反射（ワゴトミー）」といいます。臥位安静にし、下肢を挙上すればほぼ改善しますが、ときに硫酸アトロピン投与などの処置を必要とします。

対応

洞性徐脈も症状がなければ経過観察です。めまいやふらつきが強ければ、硫酸アトロピンの使用や一時的ペーシングも考慮します。

より道COLUMN

◆交感神経興奮は「Fight or Flight」◆

交感神経の緊張は、心拍数上昇だけでなく、生体のさまざまな活動に関与します。その特徴は「Fight or Flight（闘争か逃走）」と表現されます。遠い昔、人間がまだケモノだったころ、敵と戦ったり、あるいは敵から逃げるときに働いていた神経系です。心拍数は速く、心収縮力は強くなり、血圧は上昇します。呼吸が十分できるよう気管支は拡張し、暗いところでも見えるように瞳孔は散大します。また尿道の平滑筋は収縮して排尿はおあずけとなります。それはまるで、狩りに出かけようとするライオンの気分。あなたも、私も。

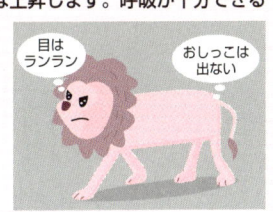

◆房室解離◆

急に徐脈となった入院患者さんの心電図です。R-R間隔は一定で脈拍は38／分。無症状ですがPQ間隔がバラバラで、最後の波形では先行するP波がなく、QRS波の直後に陰性P波が出ています。これらのことから、心室は心房刺激を待たずに収縮していると考えられます。

このように、心房と心室が別々に収縮している状態を「房室解離」と呼びます。心房からの刺激が遅すぎて、待ちきれずに下位の伝導系が電位を発生している状態です。房室結節からヒス束までを「房室接合部」と呼びますが、そのあたりが刺激を発生しているようです（接合部補充調律）。房室解離は「状態」であって「病名」ではありません。この事例では降圧薬ヘルベッサー®による徐脈が原因と思われ、薬の中止により回復しました。

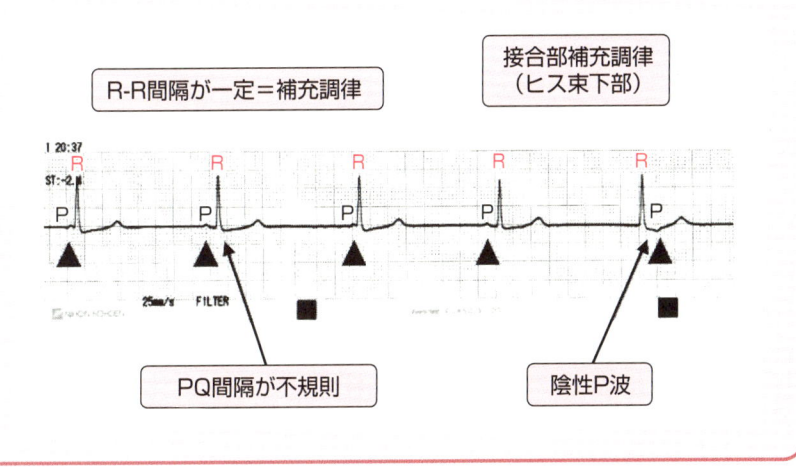

- R-R間隔が一定＝補充調律
- 接合部補充調律（ヒス束下部）
- PQ間隔が不規則
- 陰性P波

Lecture 20 師長といっしょに大混乱 〜洞不全症候群（SSS）
洞結節由来の不整脈③

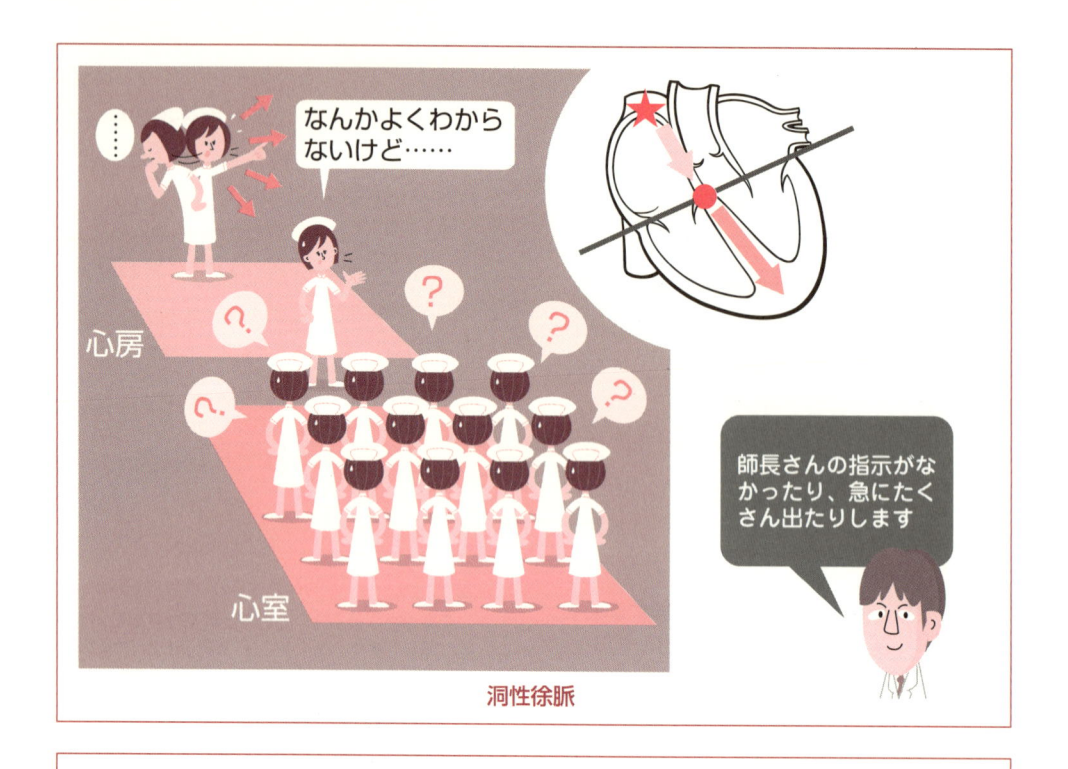

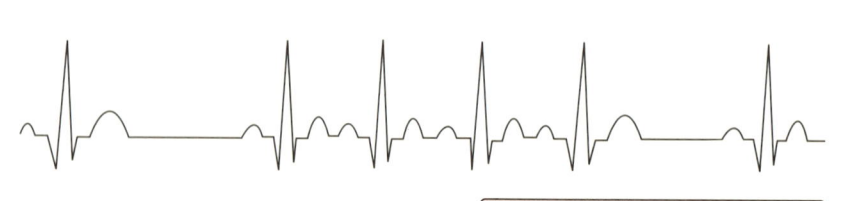

なんかよくわからないけど……

心房

心室

洞性徐脈

師長さんの指示がなかったり、急にたくさん出たりします

P波が脱落したり、多くなったり

● 特徴
3群に分類
① 著しい洞性徐脈
② 洞停止または洞房ブロック
③ 徐脈頻脈症候群

● 対応
疑わしい薬剤の中止
一時的ペーシング
ペースメーカー植え込み

成り立ち

洞不全症候群は、洞結節の興奮生成、あるいは伝導障害によって生じる不整脈です。師長さんがすっかりやる気をなくしたり、急に張り切って指示を出し続けたり。非常に困った状態です。ペースメーカー治療の適応となります。

特徴

洞不全症候群は、3群に分けられます。
①著しい洞性徐脈
②洞停止または洞房ブロック
③徐脈頻脈症候群

①「著しい洞性徐脈」とは、一般的には心拍数50回／分以下を指しますが、臨床上問題になるのは40回／分以下です。虚血性心疾患でも起こりますし、ジギタリス製剤、βブロッカー、カルシウム拮抗剤などの薬剤投与にも注意します。
②「洞停止」はP波が3秒以上出現しない場合をいいます。ブロックが長いと補充調律が出現します。心拍が一時停止した、という意味で「ポーズ」という表現をよく使います（図1）。
「洞房ブロック」は、洞結節自体は興奮を発生しているのに、それが周囲に伝わらず、P波が現れない状態です。師長さんが急に喉を痛めて、指示を出そうにも声が出ない感じ。P波が現れないため、洞停止と区別がつきませんが、脱落部分を挟むP-P時間が本来の整数倍であれば、洞房ブロックの可能性が高くなります。
③洞不全症候群のなかで最も危険が高いのが「徐脈頻脈症候群」です。心拍数が突然速くなったり、ゆっくりになる状態。頻脈の部分は、発作性心房細動のことも多く、その場合はP波はなくR-R間隔も不整です。

図1aは洞調律から心房細動となり、その後長いポーズが出現した例です。ポーズの後のQRS波形はP波を伴わず、補充調律と考えられます。図1bでは、P波のリズムが不規則で、急にゆっくりになっています。第3拍目、第8拍目および第9拍目と補充調律が出ているため、徐脈自体は軽度ですが、徐脈頻脈症候群に近い病態です。

対応

徐脈を来す可能性のある薬剤を中止し、硫酸アトロピンやプロタノール®などで心拍数のアップを図りつつ、ペースメーカーの準備をします。3秒以上のポーズはペースメーカーの適応となります。

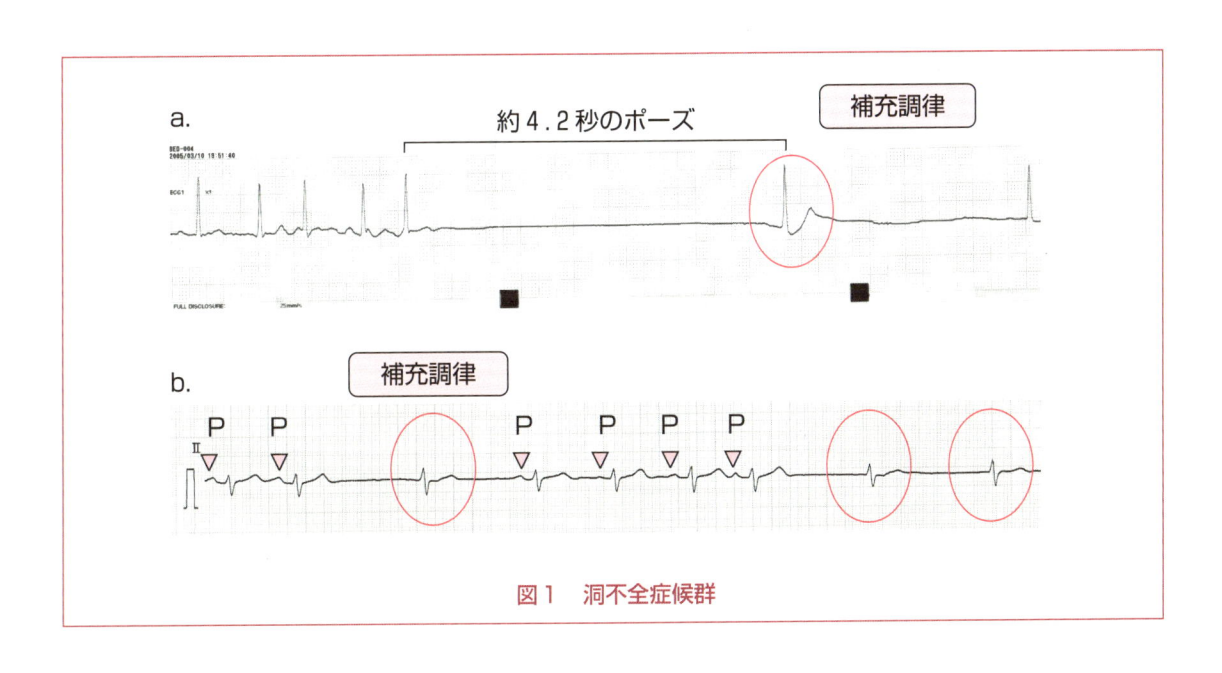

図1 洞不全症候群

ハイパー臨床編

もっと理解を
深めるために

第3章 Chapter 3

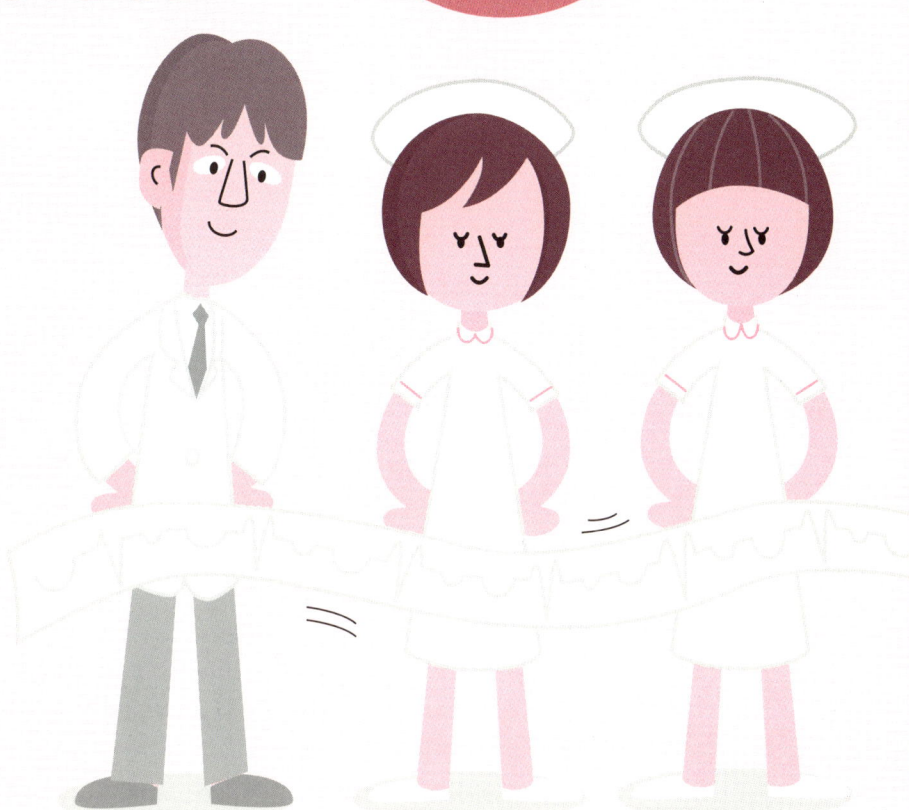

Lecture 1 ハイパー臨床編
発作時の変化をつかまえろ！〜狭心症

狭心症のST低下（上昇）は、発作時にしか現れないので注意しましょう

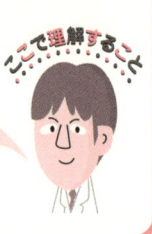

成り立ち

狭心症は、冠動脈の狭窄（きょうさく）や血管攣縮（れんしゅく）により、心筋細胞が虚血となる病態です（図1）。胸痛や胸部不快、心機能の低下がみられます。通常、症状は一過性で、器質的障害を残しません。

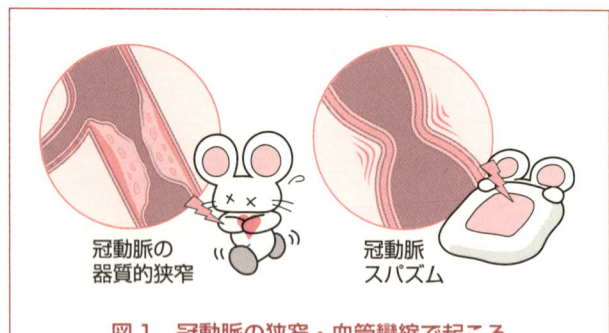

図1 冠動脈の狭窄・血管攣縮で起こる

冠動脈の器質的狭窄／冠動脈スパズム

特徴

心電図では発作時のST低下が特徴的ですが、変化は一過性で、症状がなくなると消失します（図2）。ST上昇をみることもあります。

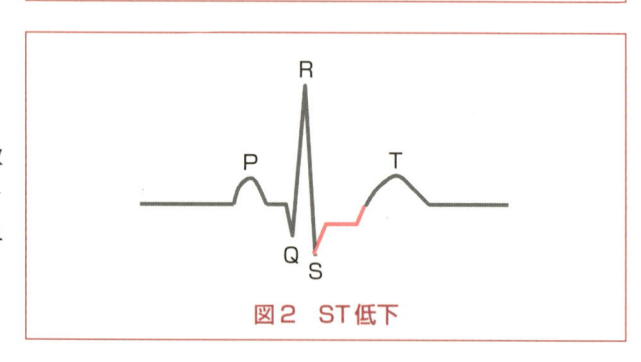

図2 ST低下

狭心症の分類

発生要因により、大きく「労作（ろうさ）性狭心症」と「安静時狭心症」に分けられます。

①労作性狭心症：おもに運動など、心筋の酸素消費量が増えた場合に出現します。冠血管の器質的狭窄によるもので、発作時の心電図は心内膜側の虚血を反映し、ST低下を示します。

②安静時狭心症：冠血管の攣縮（スパズム）により冠血流が低下して出現するもので、安静時、特に早朝の出現が特徴的です。発作時はST低下のほか、急激に全層性虚血を来し、ST上昇を見ることもあります。

そのほかにもいくつかの分類方法があります。発生機序に着目し、①器質性狭心症、②冠攣縮性狭心症に分けることがありますが、それぞれ労作性狭心症、安静時狭心症とほぼ重なります。臨床的重要度を考慮し、①安定狭心症、②不安定狭心症に分けることもあります。不安定狭心症は最近3週間以内に発症したものや発作が増悪しているものをいい、急性心筋梗塞（こうそく）や突然死に移行しやすいため要注意です。

心電図検査

■運動負荷心電図

運動負荷心電図は、負荷により労作性狭心症の心電図変化を短期間でとらえようとするものです。不整脈の誘発や予後の判定に用いられることもあります。

①マスター二階段昇降試験：2段の踏み台を昇降するもので、年齢・性別・体重に応じて昇降回数が決められています。簡便ですが、検査の感度はあまり高くありません。

②トレッドミル：回転するベルトの上を歩くもので、速度や傾斜を変化させて負荷量を調節します。

③自転車エルゴメータ：回転数やペダルの重さを調整して負荷量を変化させます。

狭心症の場合、変化のあった誘導から病変部位を予測するのは難しいことが多いです。これは、心電図変化から責任病変を推測できる心筋梗塞とは大きく異なります。また、不安定狭心症では心筋梗塞に移行する危険があるため、運動負荷心電図は禁忌です。

図3は労作時胸痛を訴える患者さんのトレッドミル運動負荷心電図です。負荷3分で心電図変化が現れたため負荷を終了、波形が検査前に戻るまで15分を要しました。冠動脈造影では右冠動脈が未発達で、しかも優位である左回旋枝の起始部に99％の狭窄を見ています。

■ホルター心電図

心電図を長時間連続記録し、解析する方法で、通常24時間記録します。夜間から早朝にかけて発作の起きやすい冠攣縮性狭心症の診断に適しています。

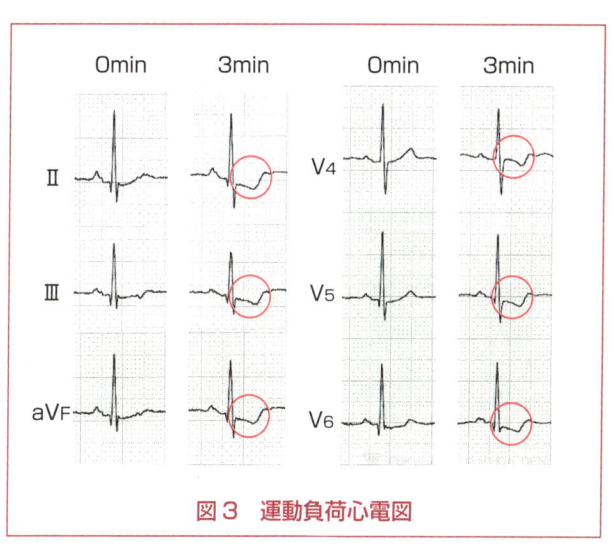

図3　運動負荷心電図

対　応

狭心症は急性心筋梗塞に移行する可能性があり、早期発見が重要です。発作時の心電図変化をとらえることが診断への近道になります。胸痛時にニトロペン®舌下をする場合も、投与前後の心電図があると診断精度がぐっと上がります。

糖尿病などでは典型的な胸痛を訴えないことがあるため（無症候性心筋虚血）、心電図変化に注意が必要です。

Lecture 2-1 ハイパー臨床編
早期治療がカギ！〜心筋梗塞

> ここで理解すること
> 心筋梗塞の心電図は経時的に変化することを覚えましょう

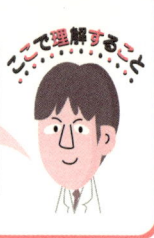

成り立ち

　心筋梗塞は、冠動脈の閉塞により心筋細胞が壊死に陥る状態です（図1）。壊死を起こした心筋細胞は二度と回復しません。このため、狭心症とは異なり、なんらかの後遺症が心臓に残ることになります。心筋壊死は約6時間で完成されるとされ、いかに早期に血流を再開させるかが治療のカギになります。

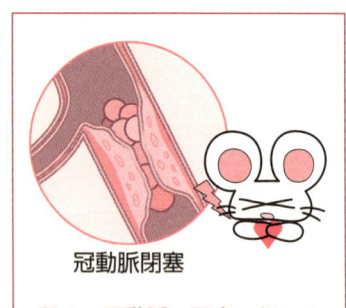

図1　冠動脈の閉塞で起こる

特徴

　心筋梗塞急性期の心電図は、その時間経過により特徴的な変化を示します（図2）。
　発症直後では左右対称で背の高いT波が出現します。「テント状T波」と呼ばれます。T波が最も敏感で、変化しやすいという特徴はこんなところでも生きています。この変化は院内発症などでないと、なかなか見ることはありません。
　発症して数十分後、T波は陰転します。左右対称で尖った陰性T波を「冠性T波」といい、心筋梗塞の急性期〜慢性期に観察されます。
　発作直後あるいは2、3時間後よりSTの上昇が出現します。救急搬送された患者さんではこのタイミングの心電図を見ることが多いため、心筋梗塞＝ST上昇のイメージが定着しました。
　ST上昇は数日持続し、やがて基線に戻っていきます。それと前後して、「異常Q波」と呼ばれる特徴的な波形が出現します。これは「幅0.04秒以上、深さR波の振れ幅の1／4以上」で定義

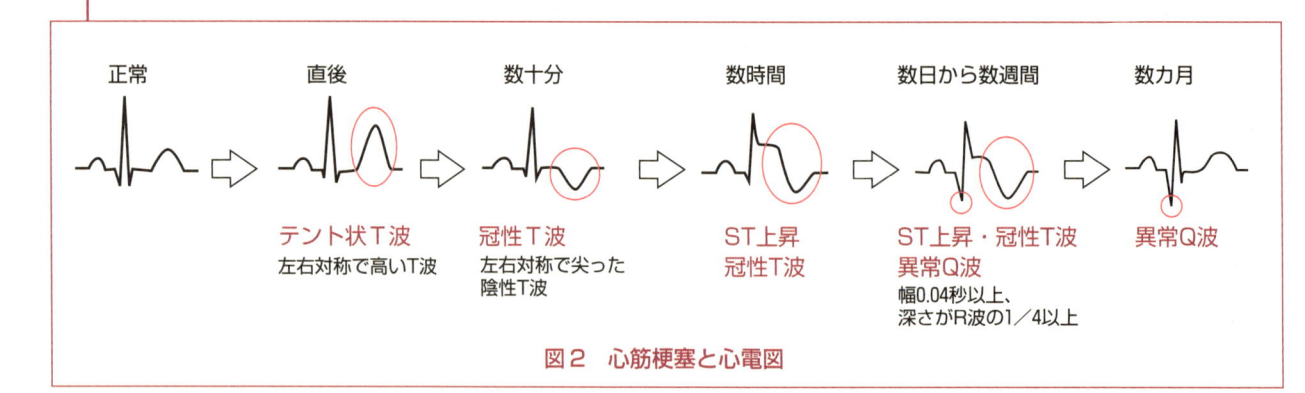

正常	直後	数十分	数時間	数日から数週間	数カ月
	テント状T波	冠性T波	ST上昇	ST上昇・冠性T波	異常Q波
	左右対称で高いT波	左右対称で尖った陰性T波	冠性T波	異常Q波 幅0.04秒以上、深さがR波の1／4以上	

図2　心筋梗塞と心電図

される幅の広いQ波で、心筋壊死を意味します。ST上昇や陰性T波は数週間から数カ月で元に戻りますが、異常Q波はそのまま残ります。このため、「陳旧性心筋梗塞」のサインとされていますが、10％のケースでは消えてしまいます。

梗塞部位の見分けかた

心筋梗塞における心電図変化は、その梗塞部位に近いところでのみ現れます。このため、12誘導心電図のどの誘導で変化したかを見れば、梗塞部位を推定することができます（表1）。

表1　梗塞部位と心電図変化

梗塞部位	責任冠動脈	I	II	III	aV_R	aV_L	aV_F	V₁	V₂	V₃	V₄	V₅	V₆
前壁	前下行枝									○	○		
前壁中隔	前下行枝							○	○	○			
前壁側壁	前下行枝	○								○	○	○	
広範囲前壁	前下行枝	○				○		○	○	○	○	○	○
側壁	回旋枝	○				○						○	○
高位側壁	回旋枝	○				○							
下壁	右冠動脈		○	○			○						
下側壁	右冠動脈	○	○	○		○	○					○	○

対　応

急性心筋梗塞は、早期治療の進歩で救命率もずいぶんアップしましたが、いまだに生命予後の厳しい疾患です。特に急性期は不整脈や心破裂など、致死的な合併症の可能性があり、集中治療室での管理が必要です。心収縮力が低下し、心不全や肺水腫を起こすことも少なくありません。心電図をモニターしながら、血圧、脈拍、尿量、酸素飽和度などバイタルサインを経時的にチェックし、異常の発見に努めなくてはなりません。

陳旧性心筋梗塞では、患者さんの心機能が問題となります。容易に心不全や狭心症を起こすケースもあるので注意しましょう。また、抗凝固剤を服用していることが多いため、検査や処置などで出血のリスクが増えることにも注意が必要です。

より道COLUMN

◆異常Q波は電気のほら穴◆

陳旧性心筋梗塞の特徴的変化とされる異常Q波ですが、どうしてこのような波形が現れるのでしょう。壊死に陥った心筋は、その後電気を発生することもなく、収縮に参加することもありません。血液が心臓の外に漏れないように、透明なふたをしている感じです。電気的には素通りで、ちょうどぽっかりとほら穴が空いているよう。異常Q波は、そのほら穴越しに、向こう側の心筋が興奮していることを反映しているのです。

異常Q波は梗塞の直上でしか観察されないため、心電図上限られた誘導でのみ観察されます。このため異常Q波を見れば、梗塞部位をほぼ特定できます。逆に、少しでも方向がずれると異常Q波は記録されないため、収縮力低下があっても異常Q波を見ないケースもあります。

Lecture 2-2 ハイパー臨床編
キューちゃん再登場！① ～前壁中隔梗塞

> 前壁中隔梗塞はキューちゃんのくちばしの先あたりの障害で、左前下行枝の閉塞です

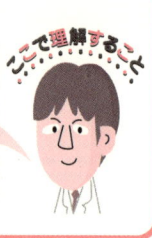

部位と誘導

　前壁中隔梗塞は左前下行枝の閉塞で生じます。第1章で出てきた九官鳥のキューちゃんでいうと、鼻筋からくちばしのいちばん先あたりの障害です（図1）。心電図上はそのあたりに最も近い、V_1、V_2、V_3で波形が変化します（図2）。

図1　前壁中隔梗塞をキューちゃんで見ると……

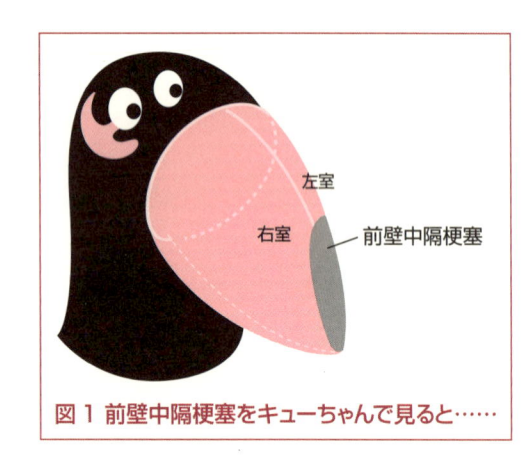

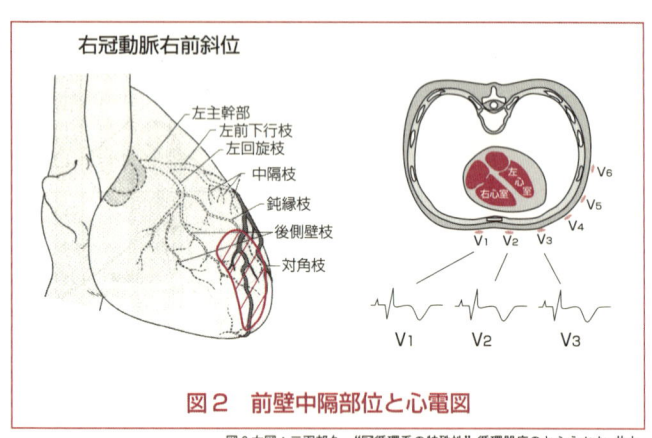

図2　前壁中隔部位と心電図

図2左図：三羽邦久．"冠循環系の特殊性"．循環器病のとらえかた．井上博ほか編．文光堂，1995, 148-57. より一部改変して転載

特　徴

　左前下行枝は、心室中隔を栄養する「中隔枝」と呼ばれる枝をもつため、多くの場合、前壁と中隔は同時に傷害されます。閉塞部位が起始部に近いと、梗塞範囲が広がり心収縮力は低下します。このため梗塞後の心不全を起こしやすくなります。
　前壁中隔梗塞では、心臓の壁が薄くなって瘤状に突出する、「心室瘤」という病態をみることがあります。この場合はST上昇や陰性T波の所見が長く続くことが多く、心電図上ST-T変化が遷延するケースでは、心室瘤の存在を疑う必要があります。心室瘤はときに心破裂につながることがあり、血圧の管理が必須です。
　また、前壁中隔梗塞では心室細動などの致死的不整脈が生じやすいとされています。心室性期外収縮が出現した場合は要注意です。

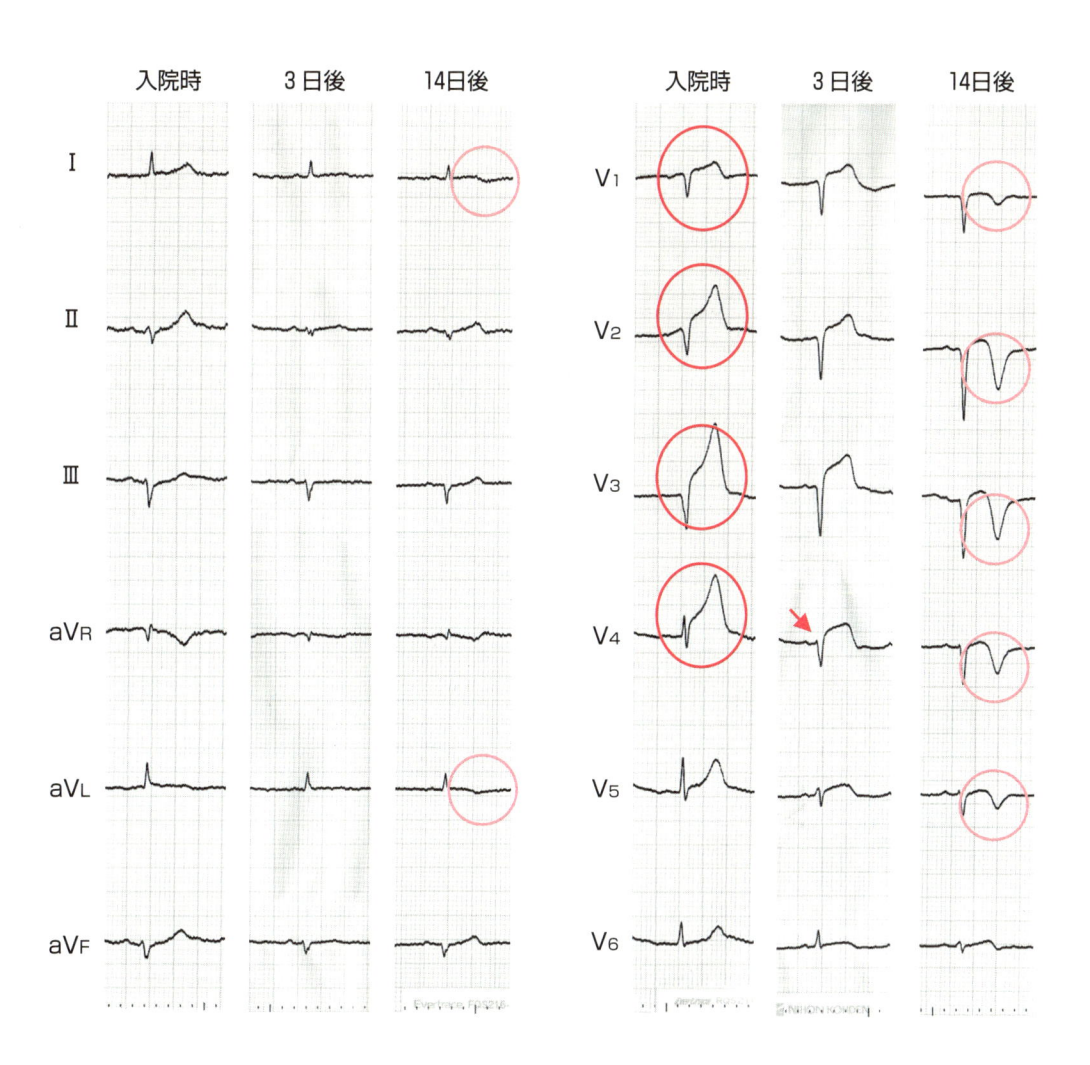

＜前壁中隔梗塞の心電図変化＞

◎入院時心電図では、V₁からV₄誘導あたりまでST上昇を認めます。V₁からV₃誘導までのQ波は深く、幅広くなっており、すでに異常Q波を形成しています。

◎3日後、胸部誘導の高く尖ったT波は減高してきました。また、V₄誘導のR波の振れ幅が小さくなっています。

◎14日後、V₁からV₅誘導まで陰性T波が出現しました。したがって、左室前壁から中隔のみでなく、梗塞範囲は側壁あたりまで広がっているようです。ST上昇はほぼ基線まで戻っています。

◎経過を通じて四肢誘導ではほとんど変化がありませんが、よく見るとⅠ、aVL誘導でT波が陰転しており、側壁の障害をうかがわせます。

図3　前壁中隔梗塞の心電図変化例

Lecture 2-3 ハイパー臨床編
キューちゃん再登場！② ～下壁梗塞

> 下壁梗塞はキューちゃんの喉ぼとけからくちばしの下まわりの障害で、右冠動脈の閉塞です

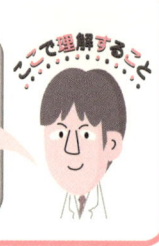

部位と誘導

下壁梗塞は右冠動脈が責任病変となります。キューちゃんでいうと、喉ぼとけからくちばしの下まわりの障害です（図1）。心電図では、心臓を下から眺める誘導であるⅡ、Ⅲ、aVFで、特徴的な波形変化が見られます（図2）。

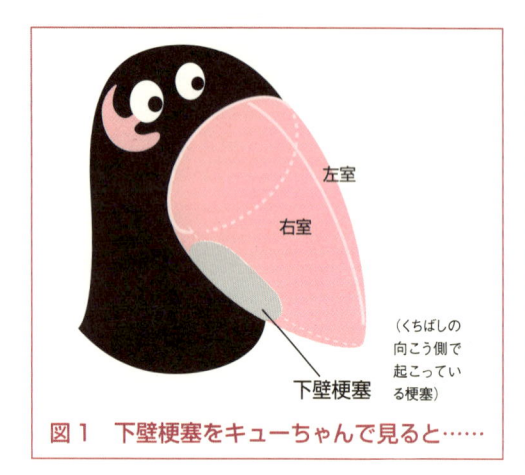

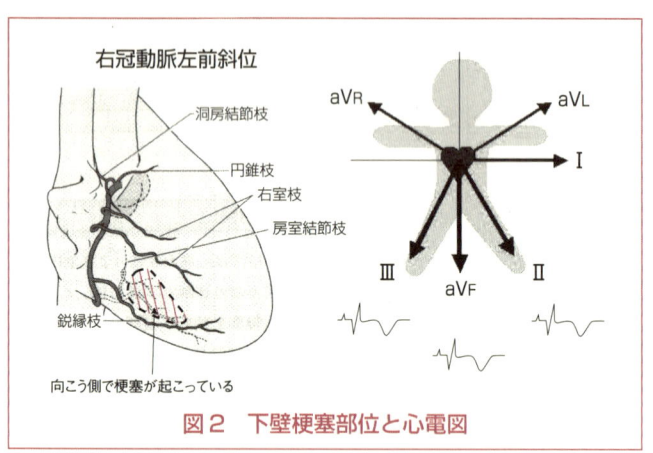

図1　下壁梗塞をキューちゃんで見ると……

図2　下壁梗塞部位と心電図

図2左図：三羽邦久．"冠循環系の特殊性"．循環器病のとらえかた．井上博ほか編．文光堂，1995, 148-57. より一部改変して転載

特　徴

右冠動脈は洞結節や房室結節を栄養するため、下壁梗塞では洞性徐脈や房室ブロックなどの徐脈性不整脈が起こりやすいことが知られています。多くは一過性障害ですが、心機能を維持するため、一時的ペーシングを必要とすることもあります。房室ブロックではウェンケバッハ型2度房室ブロックであることが多く、血行動態が安定していれば経過観察となります。

下壁梗塞に合併しやすいほかの病態として、「乳頭筋断裂」があります。重篤な心不全を来す致死的合併症であり、注意が必要です。また、下壁梗塞に右室梗塞が合併することもあります。その場合は右心不全徴候が主体となり、輸液療法を中心に治療を進めていきます。

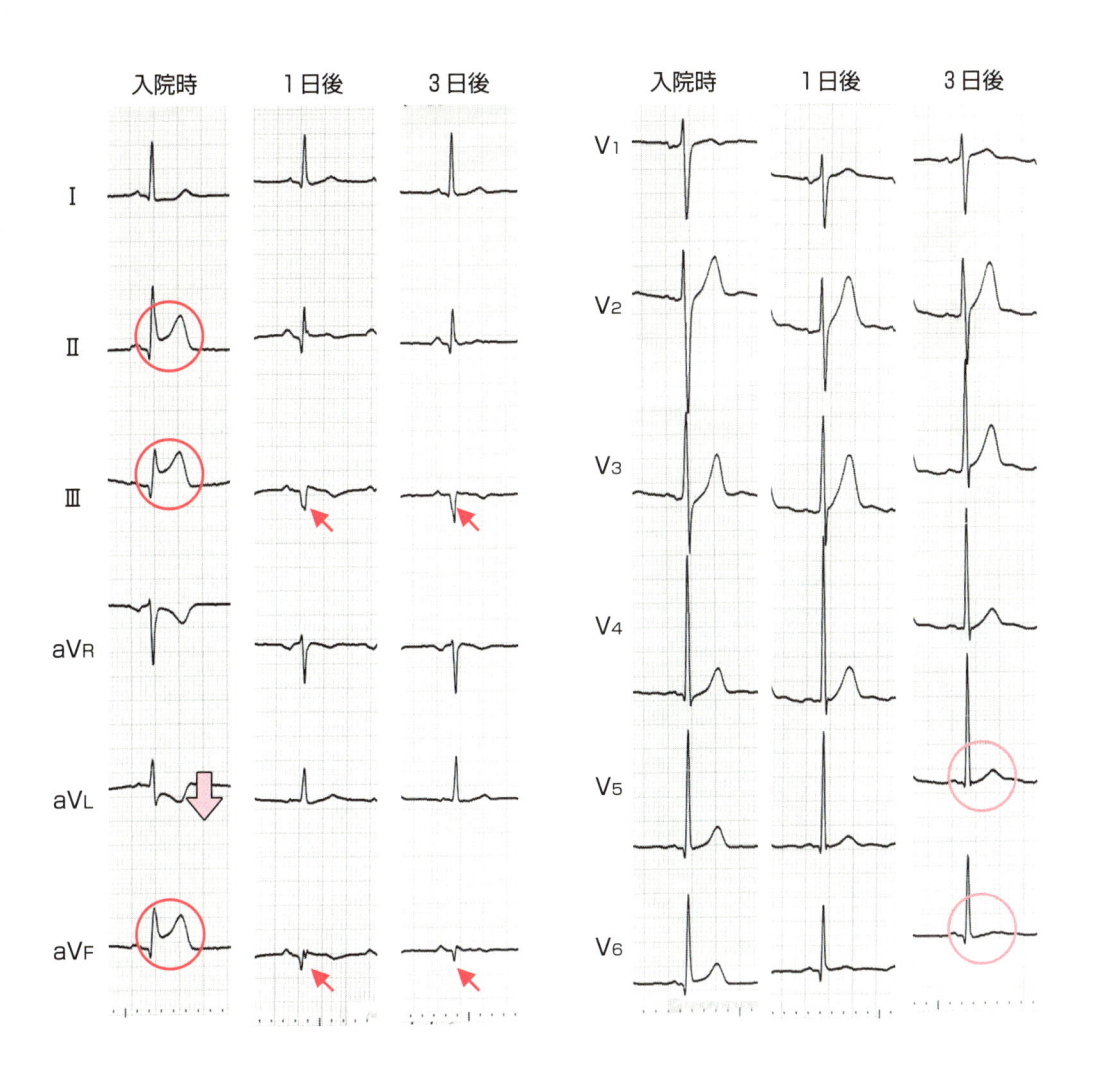

＜下壁梗塞の心電図変化＞

◎ 入院時心電図では、Ⅱ、Ⅲ、aVF誘導にてST上昇を認めます。aVL誘導でSTが低下していますが、これは「鏡像」と呼ばれる現象で、鏡を見るように反対側の壁のST上昇を見ているものと思われます。

◎ 1日後、Ⅱ、Ⅲ、aVF誘導のST上昇はごく軽度となり、Ⅲ、aVF誘導で異常Q波が出現しています。また、Ⅲ、aVF誘導のT波が陰転化しています。

◎ 3日後、Ⅱ、Ⅲ、aVF誘導のSTはほぼ基線に戻りました。Ⅲ、aVF誘導の異常Q波は続いています。

◎ 経過を通じて胸部誘導ではほとんど変化がありません。V5、V6誘導でT波が減高しており、側壁も障害を受けている可能性があります。

図3　下壁梗塞の心電図変化例

Lecture 2-4 ハイパー臨床編
キューちゃん再登場!③ ～前壁側壁梗塞

> ここで理解すること
> 前壁側壁梗塞は、キューちゃんのくちばしの左横あたり。左前下行枝の枝の閉塞です

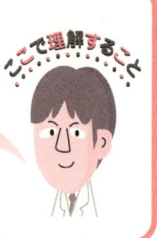

部位と誘導

　前壁側壁梗塞は、おもに左前下行枝の枝、「対角枝」と呼ばれる分枝の閉塞で生じます（図1）。キューちゃんのくちばしの左側、真ん中から前方付近の障害です。四肢誘導ではⅠ誘導、胸部誘導ではV_3、V_4、V_5誘導に変化が現れます（図2）。ときに左回旋枝の枝が原因のこともあります。

図1　前壁側壁梗塞をキューちゃんで見ると……

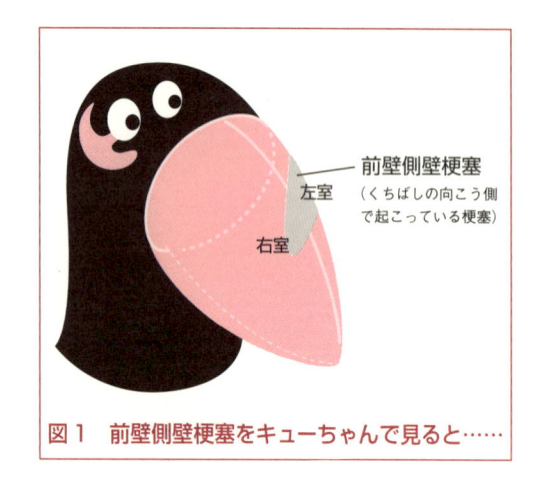

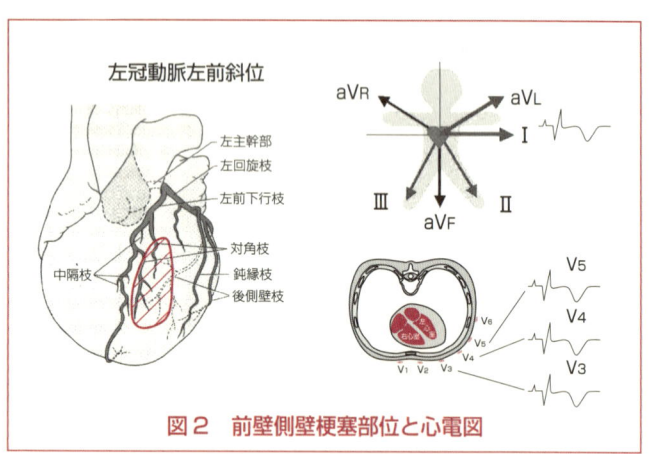

図2　前壁側壁梗塞部位と心電図

図2左図：三羽邦久. "冠循環系の特殊性". 循環器病のとらえかた. 井上博ほか編. 文光堂, 1995, 148-57. より一部改変して転載

特　徴

　左心室側壁は左前下行枝、左回旋枝の両方から栄養されていますが、その分枝の走行にはかなり個人差があります。分枝といっても本幹と見まがうばかりに太くて立派な血管のこともありますし、申し訳程度の小さな血管の場合もあります。このため、心電図での変化が典型的でない例も数多くありますし、心機能障害の程度もさまざまです。
　不整脈の出現、心室瘤のリスクなどは前壁中隔梗塞と同様ですが、合併症はやや少ない印象です。左前下行枝、左回旋枝の2方向から栄養されるため、障害範囲が小さくて済むのでしょう。

Lecture 2-5 ハイパー臨床編
キューちゃん再登場！④ ～側壁梗塞

> 側壁梗塞は、キューちゃんのくちばしの左のつけ根。左回旋枝の閉塞です

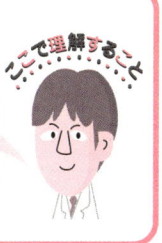

部位と誘導

　側壁梗塞は、左回旋枝が責任病変となります。キューちゃんのくちばしの左側、頬に近い部分の障害です。心臓の左横方向ですので、四肢誘導ではⅠ、aV_L誘導、胸部誘導ではV5、V6誘導で特徴的な心電図変化が見られます。

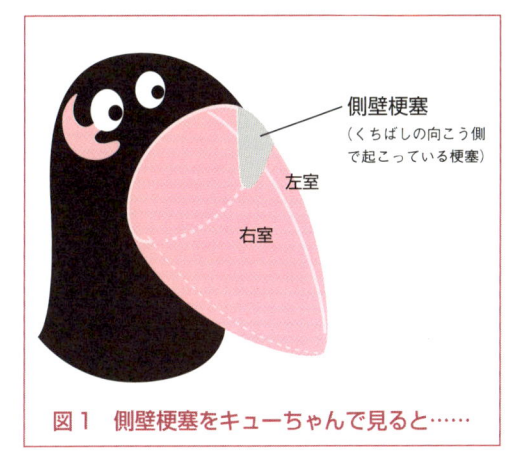

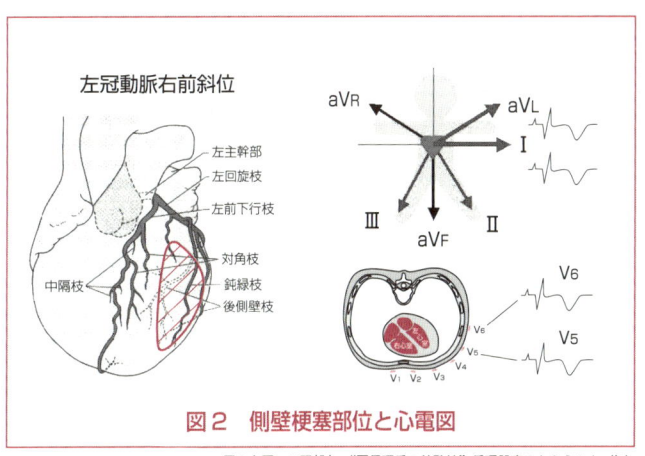

図1　側壁梗塞をキューちゃんで見ると……

図2　側壁梗塞部位と心電図

図2左図：三羽邦久．"冠循環系の特殊性"．循環器病のとらえかた．井上博ほか編．文光堂，1995，148-57．より一部改変して転載

特徴

　左回旋枝の枝が責任病変の場合、左室側壁の上側のみで梗塞が起こることがあります。これを「高位側壁梗塞」といいます。キューちゃんでいえば、梗塞部位はくちばしの左横というよりは左上という感じになります。

　冠動脈の走行に個人差があることは第1章で述べました（第1章Lecture15）。たとえば、左回旋枝が大きく右室側まで回り込んでいると、側壁梗塞に下壁梗塞を併せもつかたちになります。心電図所見からは、これが左回旋枝の1枝病変なのか、左回旋枝と右冠動脈の両方にトラブルのある2枝病変なのかは判別できません。このように、心電図所見だけで画一的に病変を予測するのは、なかなか難しいというのが現状です。

Lecture 3 ハイパー臨床編
徐脈治療の切り札！
～人工ペースメーカー

> ここで理解すること
> 人工ペースメーカーの基本であるVVIモードとDDDモードを理解しましょう

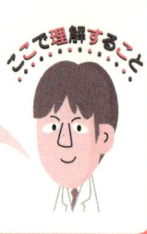

ペースメーカーとは？

　人工ペースメーカーとは、症状のある徐脈性不整脈に対し、人工的に心臓に電気刺激を与え、心臓の収縮を図る治療です。刺激発生装置が体の外にあり、ペースメーカーリードのみ経静脈的に心臓へ挿入する体外式一時的ペーシング法と、小型の刺激発生装置を体内に植え込む永久的ペーシング法があります。ここでは永久的ペーシング法の話をします。

ペースメーカーコード

　ペースメーカーの機能を表現するのにICHD（Inter-Society Commission for Heart Disease Resources）の定めた5文字コードが広く用いられています。そのうち、最初の3文字で表記するのが一般的です（表1）。

　第1文字は「ペーシング部位」で、刺激を発生する場所を示します。第2文字は「センシング部位」で、心臓の興奮を感知する場所を示します。第3文字はその「反応様式」です。「同期型（trigger）」とは、心房興奮を受けて一定時間後に心室ペーシングを行うもの、「抑制型（inhibit）」とは自己興奮が発生した場合、ペーシングを抑制するものです。「両方（dual）」とは、両方の機能を併せもつものです。

表1　ペースメーカーの機能コード

第1文字	ペーシング部位	V＝心室、A＝心房、D＝心房心室両方、O（ゼロ）＝なし
第2文字	センシング部位	V＝心室、A＝心房、D＝心房心室両方、O＝なし
第3文字	反応様式	T＝同期型、I＝抑制型、D＝両方、O＝なし

Protos DR/CLS
unipolar/bipolar
76000020
BIOTRONIK
Made in Germany
DDDR
IS-1

資料提供：
日本光電工業株式会社

　第4文字はプログラムの方式、第5文字は抗頻脈ペーシングを表します。いずれにせよこのコードは患者さんの持っている「ペースメーカー手帳」に記載されています。次に、臨床的によく使われる「VVIモード」と「DDDモード」を説明しましょう。

VVIモード

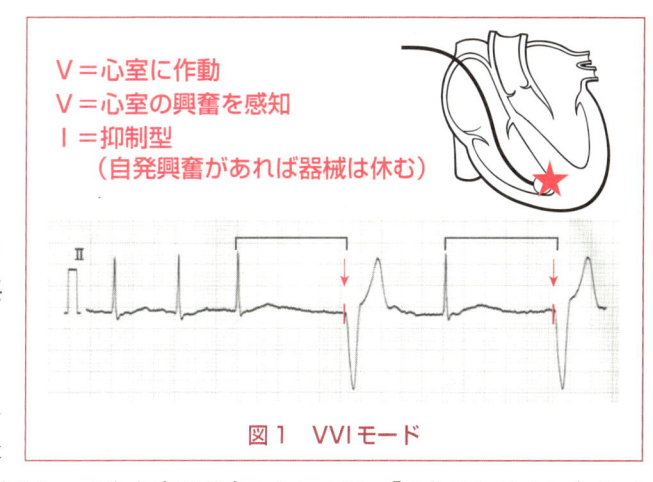

V＝心室に作動
V＝心室の興奮を感知
I＝抑制型
（自発興奮があれば器械は休む）

図1　VVIモード

　VVIモードは、ペーシングリードが心室に1本のみ挿入されているタイプです。心室にてペーシングとセンシングを行います。心室の自己興奮が出現するとこれを感知し、ペーシングを休む「抑制型」です。

　図1は徐脈型心房細動の患者さんの心電図です。最初の3拍は自分本来のQRS波です。その後、一定時間がたっても心室が興奮しないため、「これはいけない」とペースメーカーが作動し、心室に電気刺激を与えています（矢印）。次はきちんと自分自身のQRS波が出ているので、ペースメーカーは抑制され、刺激発生はお休み。6拍目は再びペースメーカーの刺激です。これをずっと繰り返すわけです。

　VVIモードは仕組みもシンプルで、ペースメーカーリードも1本でよく、房室伝導の悪い心房細動などでよく使われています。緊急の体外式ペースメーカーもこのモードになります。

DDDモード

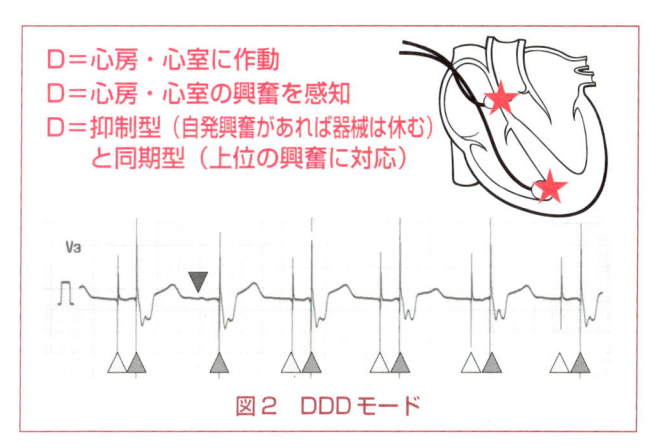

D＝心房・心室に作動
D＝心房・心室の興奮を感知
D＝抑制型（自発興奮があれば器械は休む）
　　と同期型（上位の興奮に対応）

図2　DDDモード

　VVIモードは心室の収縮だけを考慮していますが、心房の収縮も無視できない症例があります。心機能が低下している場合や弁膜症などです。そういった症例ではDDDモードが選択されます。これは、ペーシングリードが心房と心室にそれぞれ1本ずつ挿入され、心房、心室でそれぞれペーシングとセンシングを行うことができます。このため、より生理的に近いかたちで作動することができます。図2はDDDモードの心電図です。薄いグレーの三角形は心房ペーシングを、濃いグレーの三角形が心室ペーシングを示します。2拍目のQRS波の前に、心房ペーシングが出現していません。これは、本来の心房興奮が出現したため、心房ペーシングが抑制されたことを示しています。「抑制型」の反応様式です。

　本来ならこの興奮は房室結節を経て心室を興奮させるはずですが、一定時間待っても届かないため、心室リードから刺激が送られ、心室が興奮しています。このように、心房興奮から一定時間後に心室が興奮する仕組みを「同期型」といいます。もしきちんと心房興奮が心室に伝導され、自然なかたちで心室が興奮するなら、心室リードはこれを感知し、ペーシングは抑制されます。

　DDDモードはいわば万能型のペーシングです。洞性徐脈や房室ブロックなどで、幅広く使用されています。

Lecture 4-1 ハイパー薬編（はじめに） 不整脈の治療薬

> 不整脈の治療に使われる薬のうち、注射薬を中心に説明します

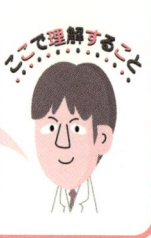

知っておきたい不整脈の薬

現在使われている薬は循環器領域だけでも数多くあり、「とても覚えきれないよー」というのが正直なところではないでしょうか。ここでは、不整脈治療に用いられる注射薬を取り上げます。近年、抗不整脈薬の関与する事故事例が後を絶ちません。それらの薬がどんな作用で、どんなトラブルが起こりうるのか。薬剤への知識は、今後、看護職の皆さんにも強く求められる分野です。

抗不整脈薬の分類

1970年代、ボーン・ウィリアムズ（Vaughan Williams）らは、電気生理学的性質を基に抗不整脈薬を4群に分類しました（表1）。また、どれにも属さない抗不整脈薬を、V群と呼ぶ場合もあります。

表1　ボーン・ウィリアムズの分類

群	作用機序	薬剤（商品名）
I	ナトリウムチャンネル抑制	
	Ia　活動電位延長	硫酸キニジン、リスモダン、アミサリンほか
	Ib　活動電位短縮	キシロカイン、メキシチールほか
	Ic　活動電位不変	サンリズム、タンボコールほか
II	β受容体遮断	インデラル、テノーミンほか
III	活動電位延長	アンカロン、ソタコールほか
IV	Caチャンネル抑制	ワソラン、ヘルベッサーほか
V	その他	ジギタリス、アデホス、マグネゾール

その後、この分類にうまく当てはまらない薬剤が登場するなどして、新しいガイドラインである、「シシリアン・ガンビットの一覧表」が提唱されています（表2）。ですが、ボーン・ウィリアムズの分類は、その簡潔さから現在も利用されています。

表2 シシリアン・ガンビットの提唱する抗不整脈薬分類の枠組み

薬剤	チャネル						受容体				ポンプ	臨床効果			心電図上の影響		
	Na			Ca	K	If	α	β	M₂	A₁	Na-K ATPase	左室機能	洞調律への影響	心外性の副作用の有無	PQ	QRS	JT
	fast	med	slow														
リドカイン	○											→	→	●			↓
メキシレチン	○											→	→	●			↓
プロカインアミド		Ⓐ			◐							↓	→	●	↑	↑	↑
ジソピラミド			Ⓐ		◐			○				↓	→	●	↑↓	↑	↑
キニジン		Ⓐ			◐		○	○				→	↑	●	↑↓	↑	↑
プロパフェノン		Ⓐ						◐				↓	↓	○	↑	↑	
アプリンジン		Ⓘ		○	○	○						→	→	○	↑	↑	→
シベンゾリン			Ⓐ	○	◐				○			↓	→	○	↑	↑	→
ピルメノール			Ⓐ		◐				○			↓	↑	○	↑	↑	↑→
フレカイニド			Ⓐ		○							↓	→	○	↑	↑	
ピルジカイニド			Ⓐ									↓→	→	○	↑	↑	↑
ベプリジル	○			●	◐							?	↓	○		↑	
ベラパミル	○			●			◐					↓	↓	○	↑		
ジルチアゼム				◐								↓	↓	○			
ソタロール					●			●				↓	↓	○	↑		↑
アミオダロン	○			○	●		◐	●				→	↓	●	↑		↑
ニフェカラント					●							→	→	○			↑
ナドロール								●				↓	↓	○	↑		
プロプラノロール	○							●				↓	↓	○	↑		
アトロピン									●			→	↑	○			
アデノシン										■		?	↓	○			
ジゴキシン										■	●	↑	↓	●	↑		↓

遮断作用の相対的強さ　○ 低　◐ 中等　● 高　　A＝活性化チャネルブロッカー
■ 作動薬　　I＝不活性化チャネルブロッカー
If：過分極活性化内向き電流　M₂：ムスカリン受容体　A₁：アデノシン受容体　JT：Q間隔に相当
（抗不整脈薬ガイドライン委員会. 抗不整脈薬ガイドライン，ライフメディコム，2000. 7.）

活動電位とイオン

　第1章Lecture22「イオンと心筋興奮」で説明したように、心筋細胞の興奮はナトリウムやカルシウム、カリウムイオンによって引き起こされます（図1）。抗不整脈薬は、おもにそれらに影響することで細胞の過剰な興奮を抑えるものです。

　いっぽうで、興奮を抑えるということは、心機能を抑制することでもあります。不整脈治療のために心機能が抑えられてしまう。ここに不整脈治療の難しさがあります。

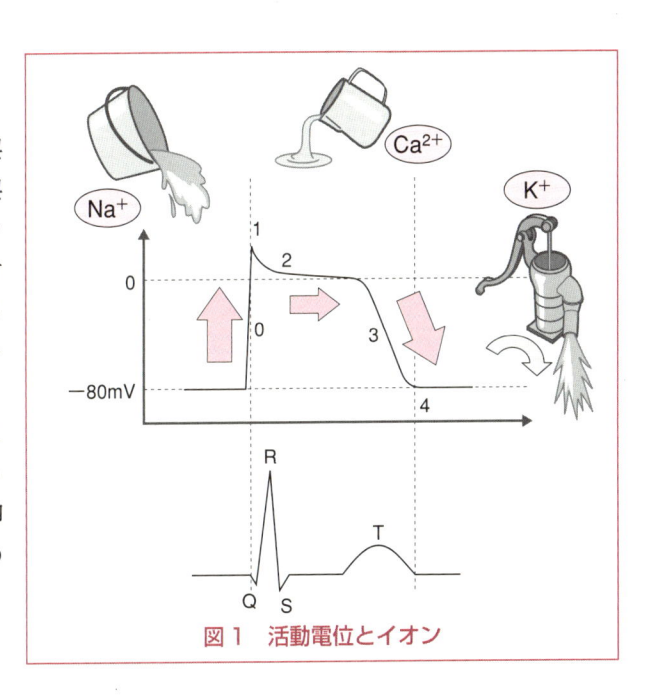

図1　活動電位とイオン

Lecture 4-2 ハイパー薬編（Ⅰa群）
ちょっと危ない万能選手 〜リスモダン®

発作性心房細動や発作性上室性頻脈の治療に使われます

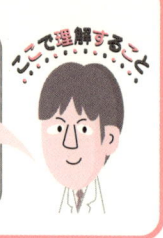

リスモダン®（ジソピラミド：50mg／5 mL）：Ⅰa群（ナトリウムチャンネル抑制）

こんなときにこの薬

- ◆ 発作性心房細動（図1）
- ◆ 発作性上室性頻拍（図2）
- ◆ 心房粗動（図3）
- ◆ 心室頻拍、期外収縮
- ◆ WPW症候群に伴う発作性心房細動・上室性頻拍

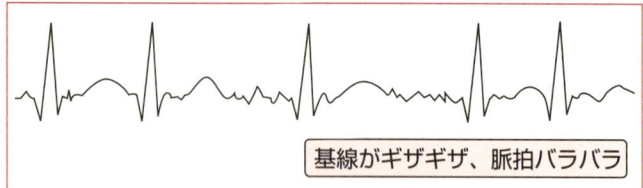

基線がギザギザ、脈拍バラバラ

図1　発作性心房細動

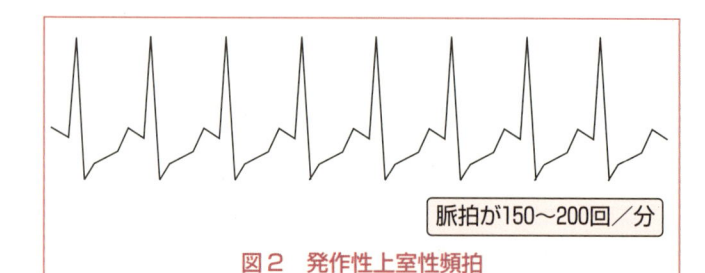

脈拍が150〜200回／分

図2　発作性上室性頻拍

基線＝250〜300／分のF波（フラッター波）

図3　心房粗動

使いかた

- ◆ 1A（5 mL）を20mLに希釈
- ◆ 5分以上掛けて静注（心電図モニター監視下）

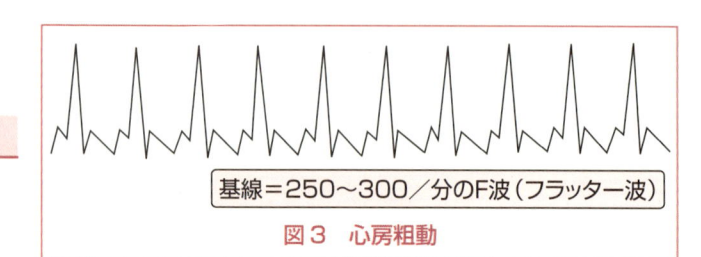

投与時の注意

- ◆ 頻脈の誘発
- ◆ QT時間延長→致死性不整脈
- ◆ 緑内障、前立腺肥大には禁忌

特徴

　リスモダン®注射薬は、発作性心房細動や発作性上室性頻拍の洞調律化を目的に使用されます。キシロカイン®無効時には心室性頻拍にも使われる万能選手で、内服製剤もあります。

　通常１Ａを希釈して、５分以上掛けて静注します。このとき、脈を速くさせる作用（抗コリン作用：副交感神経を押さえて、結果的に交感神経優位となる）が現れることがあるので、頻脈の治療時にはあらかじめワソラン®やジギタリス製剤で徐脈を図る必要があります。また、抗コリン作用のため、緑内障や前立腺肥大には禁忌です。

　注意すべき副作用として、QT時間延長と、それに伴う致死的心室性不整脈の出現があります。Ｉa群の静脈内投与時には心電図をモニターし、QRS時間の延長があれば中止すべきです。また、WPW症候群に伴う心房細動、発作性上室性頻拍ではワソラン®、ジギタリス製剤は禁忌ですが、リスモダン®には副伝導路抑制作用があり、適応となります。

　同種薬では「アミサリン®」があります。心筋抑制作用がやや少なく、心機能低下例ではこちらが選択されることが多いです。

心臓への作用と心電図

　Ｉ群はいずれもナトリウムチャンネルを抑制し、活動電位の立ち上がりをゆっくりにするものです。Ｉa群は、ナトリウムチャンネルの抑制は中等度で、活動電位を延長させるタイプです。したがってQRS幅は少し広くなり、QT時間は延長します。

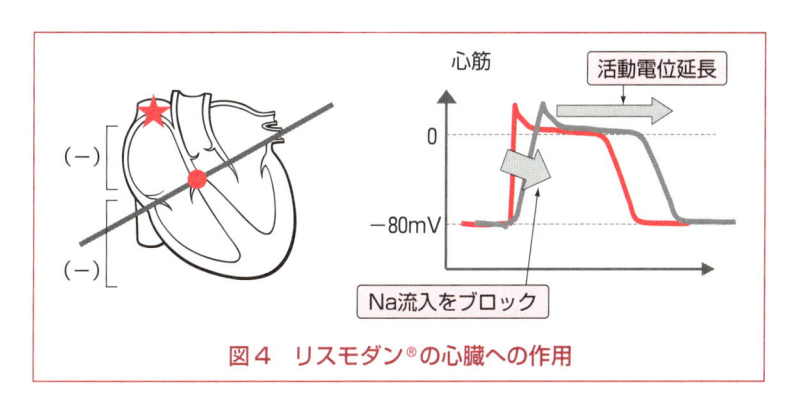

図４　リスモダン®の心臓への作用

リスモダン®以外のＩa群

- アミサリン®（塩酸プロカインアミド）　：注射、内服
- 硫酸キニジン®（硫酸キニジン）　　　　：内服
- シベノール®（コハク酸シベンゾリン）　：注射、内服
- ピメノール®（塩酸ピルメノール）　　　：内服

Lecture 4-3 ハイパー薬編（Ⅰb群）
心室頻拍に第1選択 〜キシロカイン®

> 電気的除細動と並んで心室頻拍の治療に使用します

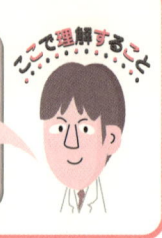

キシロカイン®（塩酸リドカイン：100mg／5 mL）：Ⅰb群（ナトリウムチャンネル抑制）

こんなときにこの薬

- ◆ 心室性期外収縮（図1）
- ◆ 心室頻拍（図2）

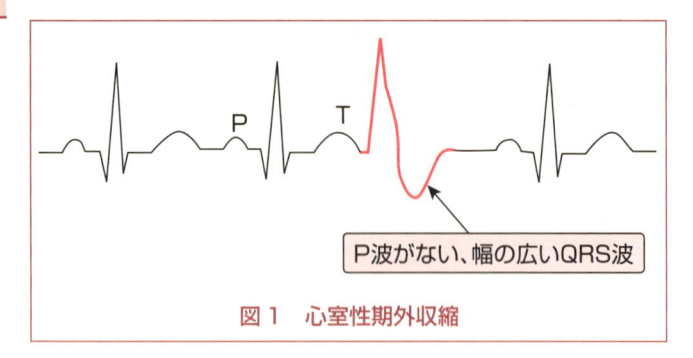

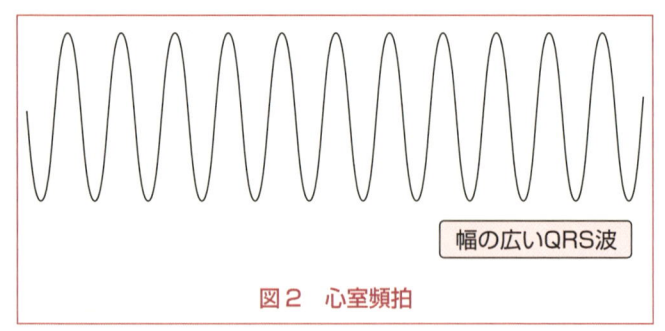

P波がない、幅の広いQRS波

図1　心室性期外収縮

幅の広いQRS波

図2　心室頻拍

使いかた

- ◆ 1／2〜1A（2.5〜5 mL）をそのまま使用
- ◆ ワンショットで静注（心電図モニター監視下）
- ◆ プレシリンジ製剤「リドクイック®」も同じ

投与時の注意

- ◆ めまい、けいれんの誘発
- ◆ キシロカイン過敏症あり

特　徴

　キシロカイン®は心室性期外収縮、心室頻拍で使用されます。内服製剤はありません。
　1/2～1Aをそのままワンショットで投与します。心筋抑制作用も少なく、心筋梗塞急性期では第1選択となります。最近はプレシリンジ製剤である「リドクイック®」（あらかじめ注射器に入っている薬液）も広く使われるようになりました。
　同種薬では「メキシチール®」があります。心筋抑制作用が少なく、重症心不全での持続投与などに適していますが、即効性ではやや劣ります。また、Ｉｂ群に属する「アスペノン®」はむしろＩａ群に近く、心室性、上室性不整脈の予防に使われます。

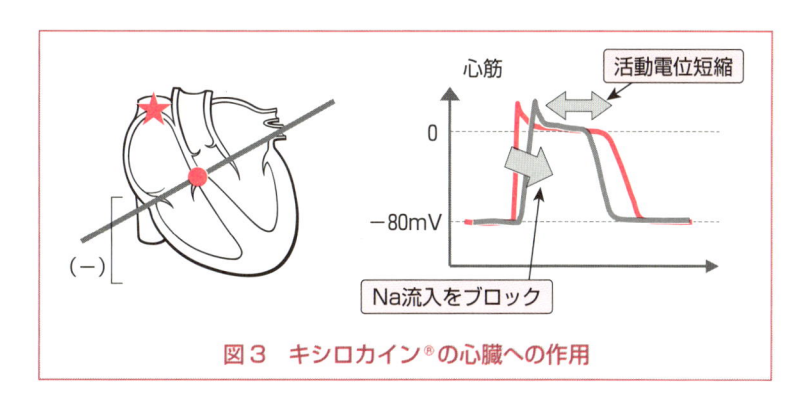

図3　キシロカイン®の心臓への作用

心臓への作用と心電図

　Ｉｂ群はナトリウムチャンネルの抑制は軽度ですが、活動電位を短縮させる作用があります。よってQT時間も短縮します。

キシロカイン®以外のＩｂ群

- リドクイック®　　　　　　　　　　：注射
- メキシチール®（塩酸メキシレチン）　：注射、内服
- アスペノン®（塩酸アプリンジン）　　：注射、内服

より道COLUMN

◆手足もハートもしびれない？～メキシチール◆
　メキシチールのユニークな作用として、糖尿病性神経障害（＝しびれ感）の改善があります（内服のみ）。そういえば、キシロカインは局所麻酔に用いられる薬でした。しびれさせたり、しびれを取ったり。Ｉｂ群は多才な薬なのです。

Lecture 4-4

ハイパー薬編（Ⅰc群）
新しいけど慎重に ～サンリズム®

> 比較的新しいⅠ群です。不整脈の誘発に注意が必要です

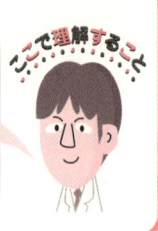

サンリズム®（塩酸ピルジカイニド：50mg／5 mL）：Ⅰc群（ナトリウムチャンネル抑制）

こんなときにこの薬

- ◆ 他剤無効の頻脈性不整脈（発作性上室性頻拍など）（図1）
- ◆ 発作性心房細動（図2）・心房粗動（図3）：保険適応外

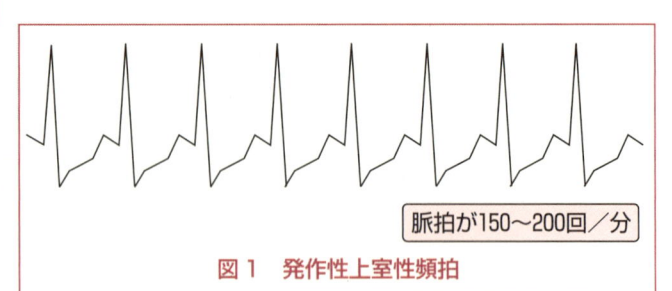

図1　発作性上室性頻拍（脈拍が150〜200回／分）

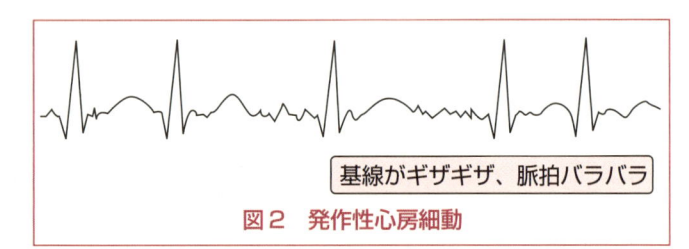

図2　発作性心房細動（基線がギザギザ、脈拍バラバラ）

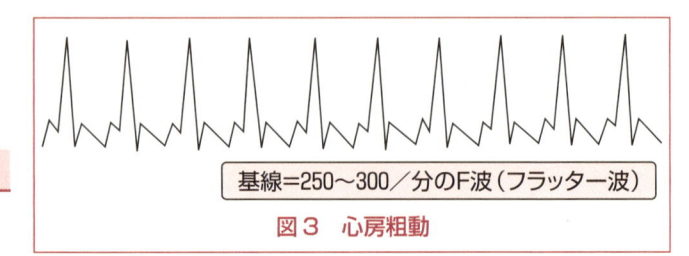

図3　心房粗動（基線＝250〜300／分のF波（フラッター波））

使いかた

- ◆ 1A（5 mL）を20mLに希釈
- ◆ 10分以上掛けて静注（心電図モニター監視下）

投与時の注意

- ◆ QT時間延長→致死性不整脈
- ◆ 腎（じん）障害時に減量

特　徴

　サンリズム®注射薬は心室性期外収縮、心室頻拍で使用されます。内服製剤もあります。

　リスモダン®に比べ、作用は強く持続性です。また抗コリン作用ももちません。心抑制作用も弱く、中枢神経系、自律神経系にほとんど影響しません。

　同種薬には「タンボコール®」があります。心筋梗塞後の無症候性あるいは軽度の症候性不整脈に対し、抗不整脈剤を投与したとき、死亡率が改善するかどうかという臨床研究（CAST研究）に用いられた薬の１つですが、結果は衝撃的なものでした。すなわち、投与群のほうが死亡率が高かったのです。抗不整脈薬の使用を慎重に、という原則はこの研究から発している、といっていいでしょう。

　その後、このクラスの薬剤が心室性不整脈を誘発すること、その作用は虚血時ではより強いことがわかってきました。このため、虚血性心疾患では慎重投与が必要です。

心臓への作用と心電図

　Ⅰa、Ⅰbと同じくナトリウムチャンネルを遮断し、活動電位の立ち上がりを遅らせる薬。上室性・心室性不整脈いずれにも使用されます。軽度とはいえ、ときに心収縮力を抑制するため、心不全の悪化に注意します。心電図上QRSが延長することがあり、その場合は投与を中止します。

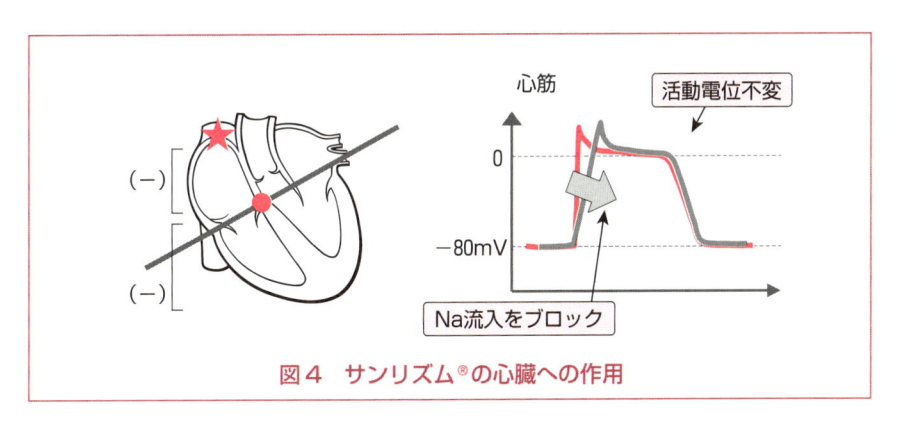

図4　サンリズム®の心臓への作用

サンリズム®以外のⅠc群

・タンボコール®（酢酸フレカイニド）　：注射、内服
・プロノン®（塩酸プロパフェノン）　　：内服

Lecture 4-5 ハイパー薬編（Ⅱ群）
脈を抑える降圧薬 〜インデラル®

> 降圧剤、抗狭心症薬として知られていますが、頻脈の治療にも用います

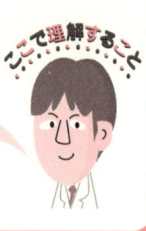

インデラル®（塩酸プロプラノロール：2 mg／2 mL）：Ⅱ群（β受容体遮断）

こんなときにこの薬

- ◆ 発作性頻拍
- ◆ 期外収縮
- ◆ 洞性頻脈
- ◆ 発作性心房細動

使いかた

- ◆ 1 A（2 mL）を20mLに希釈
- ◆ 2 mLずつ静注（心電図モニター監視下）

投与時の注意

- ◆ 血圧低下、心不全増悪に注意
- ◆ 喘息（ぜんそく）では禁忌

特徴と作用

心筋のβ受容体を遮断し、交感神経による過剰な心筋興奮を抑制します。高血圧、狭心症にも使用されるほか、頻脈性不整脈、特に洞性頻脈で頻用されます。喘息を悪化させるため、投与前の問診が必須です。また抑うつなどの中枢神経系副作用をみることがあります。

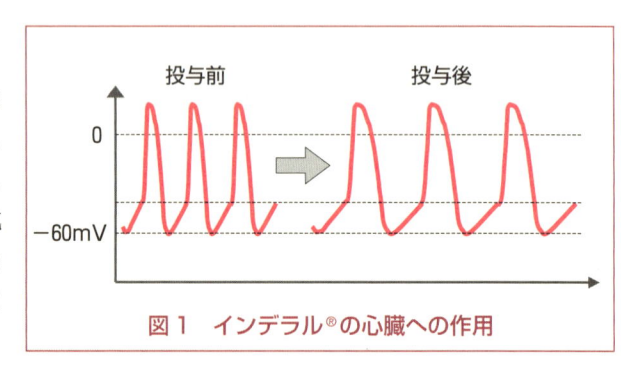

図1　インデラル®の心臓への作用

インデラル®以外のⅡ群

- ・テノーミン®（アテノロール）　：内服
- ・ロプレソール®、セロケン®（酒石酸メトプロロール）　：内服　ほか多数

Lecture 4-6 ハイパー薬編(Ⅲ群)
強い作用と副作用～シンビット®

使用施設が限られてしまうほど、慎重な使用を求められる薬剤です

シンビット®(塩酸ニフェカラント:50mg粉末):Ⅲ群(活動電位延長)

こんなときにこの薬

◆ 生命に危険のある心室頻拍、心室細動(図1)

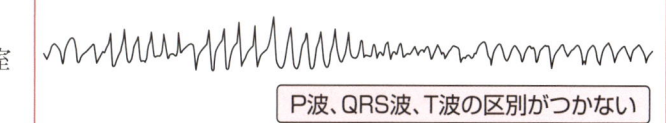

P波、QRS波、T波の区別がつかない

図1 心室細動

使いかた

◆ 1回0.3mg／kgを5分間掛けて(心電図モニター監視下)

投与時の注意

◆ 使用に十分な経験のある医師および施設でのみ使用　　◆ QT延長→心室頻拍に注意

特徴と作用

　カリウムチャンネルを抑制し、活動電位の持続を延長することで不応期を延長し、抗不整脈作用を発揮します。間質性肺炎など重大な副作用が多いため、他剤無効時での使用が原則ですが、致死的な心室細動や心室頻拍で高い効果が得られます。

シンビット®以外のⅢ群

・アンカロン®(塩酸アミオダロン)　：内服
・ソタコール®(塩酸ソタロール)　：内服

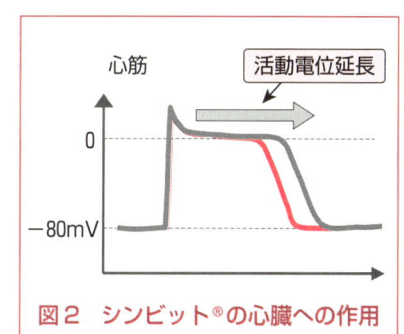

図2 シンビット®の心臓への作用

Lecture 4-7

ハイパー薬編（Ⅳ群）
刺激伝導系を抑制する降圧薬 〜ワソラン®

洞結節、房室結節を抑制する作用がある降圧薬です

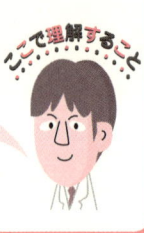

ワソラン®（塩酸ベラパミル：5 mg／2 mL）：Ⅳ群（Caチャンネル抑制）

こんなときにこの薬

- ◆ 発作性心房細動（図1）
- ◆ 発作性上室性頻拍（図2）
- ◆ 心房粗動（図3）
- ◆ 脚ブロックと左軸偏位型QRSを示す心室頻拍

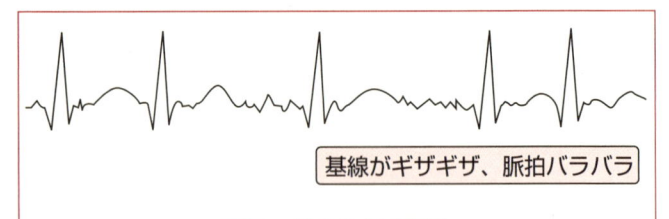

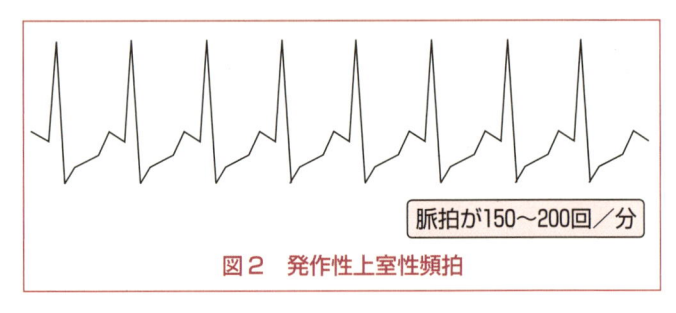

基線がギザギザ、脈拍バラバラ

図1　発作性心房細動

脈拍が150〜200回／分

図2　発作性上室性頻拍

基線＝250〜300／分のF波（フラッター波）

図3　心房粗動

使いかた

- ◆ 1A（2 mL）を20mLに希釈
- ◆ 5分掛けて静注（心電図モニター監視下）

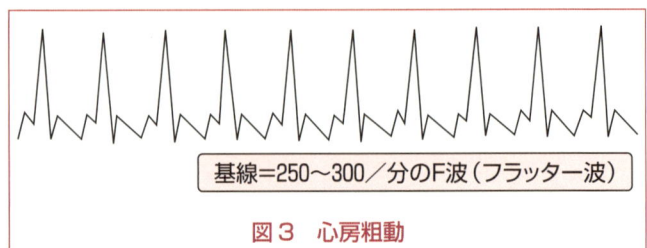

投与時の注意

- ◆ 血圧低下に注意
- ◆ 心機能抑制→心不全悪化に注意
- ◆ WPW症候群に伴う発作性心房細動・上室性頻拍では禁忌

特　徴

　ワソラン®は房室結節の伝導を抑制するため、頻脈性心房細動の徐脈化、発作性上室性頻拍の停止に用いられます。また洞結節抑制作用があり、頻脈を改善します。

　1Aを希釈し、5分掛けて静注します。血管拡張作用があり、狭心症や高血圧にも用いる薬剤ですが、心機能抑制作用もあるため、ときに著明な血圧低下をみることがあります。また過度に洞結節を抑制し、高度の徐脈を来すことがあるので注意が必要です。なお、WPW症候群に伴う心房細動、発作性上室性頻拍では禁忌です。これは、洞結節を抑制することで、ケント束を介した伝導を助長してしまい、病態が悪化するためです。

　本来、心室性不整脈には無効ですが、基礎疾患のない、いわゆる特発性心室頻拍でカルシウム拮抗薬が有効であるとされています。右脚ブロックと左軸偏位型QRSを示す心室頻拍がこれにあたります。

　「ヘルベッサー®」も徐脈作用のあるカルシウム拮抗薬です。不整脈治療よりも、降圧を期待して持続投与されることが多いです。

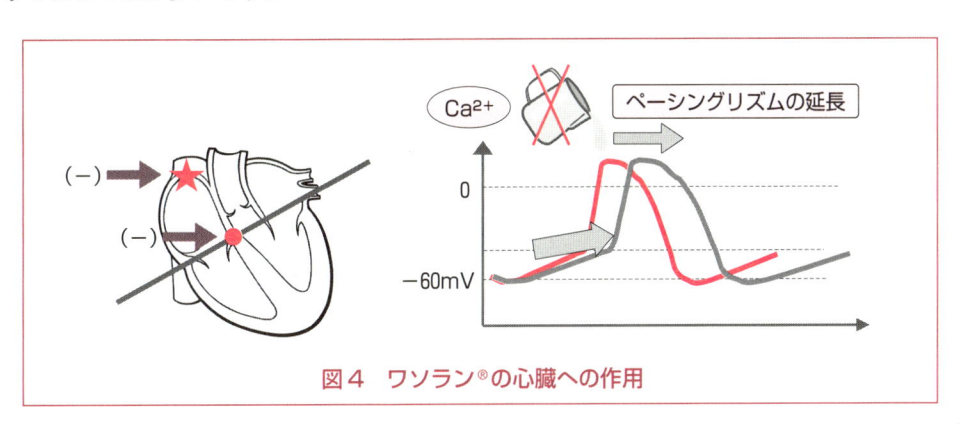

図4　ワソラン®の心臓への作用

心臓への作用と心電図

　細胞内へのカルシウム流入を抑えることで作用を発揮します。洞結節や房室結節ではその興奮がカルシウムに依存するため、それらの活動を抑制します。また心筋細胞に対しては収縮力を弱める働きがあります。血管収縮も抑制するため、血圧を低下させます。

ワソラン®以外のⅣ群

・ヘルベッサー®（塩酸ジルチアゼム）
　：注射、内服

より道COLUMN

◆徐脈作用は特別？◆
　同じカルシウム拮抗薬でも、アダラート®（ニフェジピン）やアムロジン®（ベシル酸アムロジピン）には徐脈作用はほとんどありません。むしろ降圧に伴う反射性頻脈をみることがあります。頻脈性不整脈で用いられるのは、ワソラン®とヘルベッサー®のみです。

Lecture 4-8

ハイパー薬編（V群）
脈はゆっくり、強心作用も ～ジギタリス製剤

古くからある強心薬。頻脈治療を目的に使われることも多いです

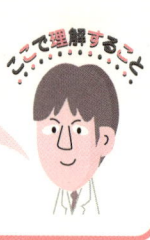

ジゴシン®（ジゴキシン：0.25mg／1mL）：V群（その他）

こんなときにこの薬

- ◆ 発作性心房細動（図1）
- ◆ 発作性上室性頻拍（図2）
- ◆ 心房粗動（図3）
- ◆ うっ血性心不全

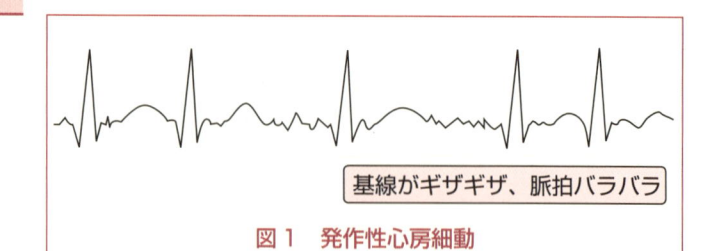

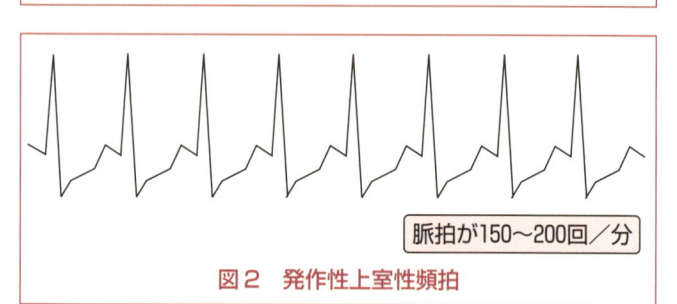

基線がギザギザ、脈拍バラバラ

図1　発作性心房細動

脈拍が150～200回／分

図2　発作性上室性頻拍

使いかた

- ◆ 1A（1mL）を10mLに希釈
- ◆ ゆっくり静注（心電図モニター監視下）

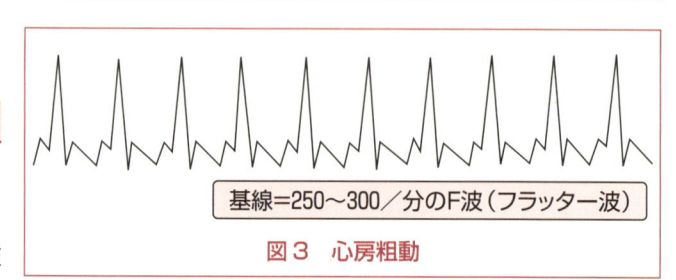

基線＝250～300／分のF波（フラッター波）

図3　心房粗動

投与時の注意

- ◆ 効果発現まで30分
- ◆ 消化器症状に注意
- ◆ 不整脈の誘発
- ◆ WPW症候群に伴う発作性心房細動・上室性頻拍では禁忌

特徴

　ジギタリス製剤はワソラン®同様、房室結節の伝導を抑制するため、頻脈性心房細動の心拍数コントロールや、発作性上室性頻拍の停止を目的に使用されます。1Aを希釈し、ゆっくり静注します。ワソラン®との大きな違いは、心筋の収縮力を増大させる強心作用があることです。このため、慢性心不全を基礎疾患にもつ場合に良い適応となります。

　いっぽうで用量の調節が難しく、副作用が重篤であるのも特徴です。これはジギタリス中毒と呼ばれ、嘔気などの消化器症状だけでなく、さまざまな不整脈を引き起こします。高度の徐脈や房室ブロック、心室性不整脈などで、ときに致死的である場合もあるため、血中濃度を調べる必要があります。注射薬も、1日1回にとどめたほうが安全です。副伝導路の伝導を助けるため、WPW症候群での頻脈発作には禁忌です。同種の注射薬には「ジギラノゲンC®」があります。

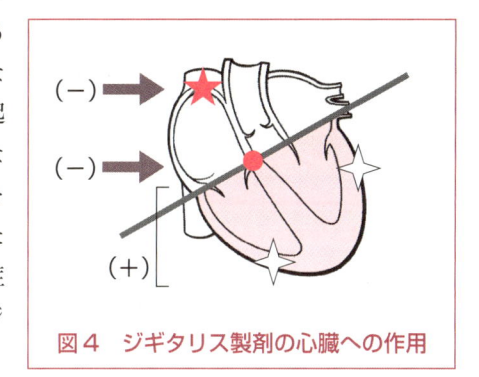

図4　ジギタリス製剤の心臓への作用

心臓への作用と心電図

　ジギタリスは細胞膜にあるナトリウム-カリウム交換ポンプを阻害します。このため細胞内ナトリウムが増加し、これを引き金に細胞内カルシウムが増加し、強心作用が発揮されます。また、洞結節の自動能を抑制し、房室結節の伝導時間を延長させる働きがあります。しかし異所性の自動能を亢進させるため、不整脈が起こりやすくなってしまうのです。心電図上は特徴的なST低下を認めることがあります（盆状降下：第1章Lecture10）。

ジゴシン®以外のジギタリス製剤

- ジギラノゲンC®（デスラノシド）　　　：注射、内服
- ジギトキシン®（ジギトキシン）　　　　：内服
- ラニラピッド®（メチルジゴキシン）　　：内服

より道COLUMN

◆熱愛の花ジギタリス◆
　ジギタリスはもともと生薬として登場してきました。花はつりがね草にも似て可憐な感じ。「きつねのてぶくろ」とも呼ばれます。ちなみに花言葉は「熱愛」です。強心作用をもつだけに、熱いハート？

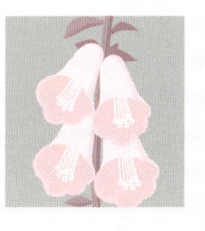

Lecture 4-9

ハイパー薬編（V群）
急速静注で効果を発揮～アデホスコーワ®

> 血管拡張作用がおもですが、頻脈停止にも有効です

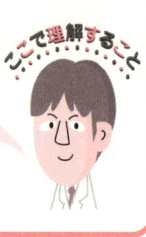

アデホスコーワ®（アデノシン三リン酸ナトリウム：10mg／2mL）：V群（その他）

こんなときにこの薬

◆ 発作性上室性頻拍（図1）

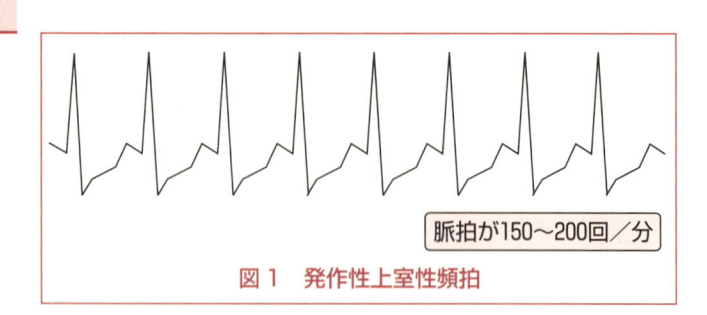

脈拍が150～200回／分

図1　発作性上室性頻拍

使いかた

◆ 1A（2mL）を急速静注（心電図モニター監視下）

投与時の注意

◆ 狭心症、気管支喘息の誘発あり
◆ ときに心停止あり

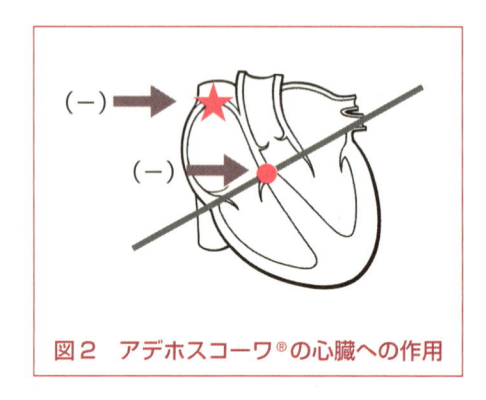

図2　アデホスコーワ®の心臓への作用

特徴と作用

アデホスコーワ®は各臓器の血管拡張作用が主体ですが、洞結節の抑制、房室伝導の抑制作用をもつため、発作性上室性頻拍の停止にも有用な薬剤です。通常は1Aを急速静注します。これは半減期が10秒以下と非常に短いためです。狭心痛や気管支喘息を誘発するため、問診は必須です。また洞機能低下例では心停止をみることがあり、注意が必要です。

投与時に悪心などの不快な自覚症状を認めます。そのほか、心室性不整脈の機序を解明する目的で用いられることがあります。

Lecture 4-10 ハイパー薬編（その他）
あっと驚くアトロピン®
～副交感神経遮断薬

> 副交感神経を遮断して、心拍数を上昇させます

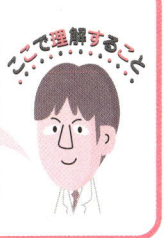

アトロピン®（硫酸アトロピン：0.5mg／1 mL）：副交感神経遮断薬

こんなときにこの薬

- ◆ 洞性徐脈（図1）、洞停止
- ◆ 3度房室ブロック（図2）
- ◆ 洞不全症候群

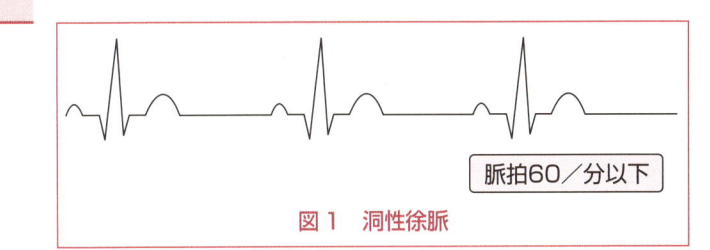

図1　洞性徐脈（脈拍60／分以下）

使いかた

- ◆ 1 A（1 mL）を静注（心電図モニター監視下）
- ◆ 必要があれば5分後さらに1 A追加（4 Aまで）
- ◆ プレシリンジ製剤「アトクイック®」も同じ

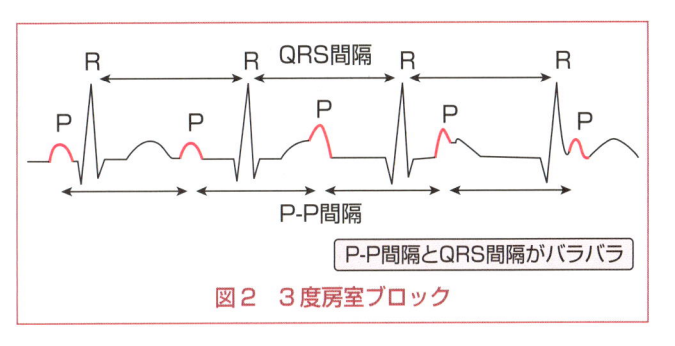

図2　3度房室ブロック（P-P間隔とQRS間隔がバラバラ）

投与時の注意

- ◆ 心室頻拍を誘発する場合あり
- ◆ 緑内障、前立腺肥大には禁忌

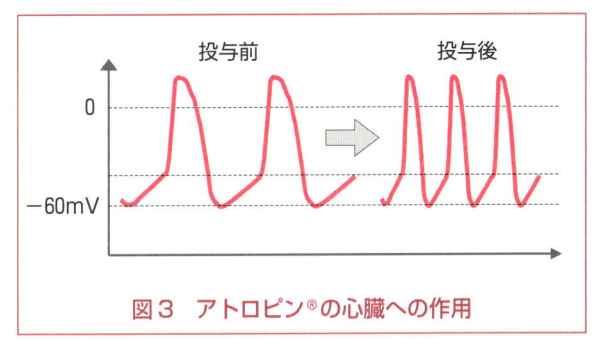

図3　アトロピン®の心臓への作用

特徴と作用

　副交感神経を遮断して、心拍数を増加させます。このため徐脈性不整脈の第1選択となります。ちなみに私は、「アトロピン→あっとろぴん→あっと驚くから、頻脈に」と、こじつけて覚えていました（笑）。

　使用により交感神経優位となるため、心拍数増加のほかにも、散瞳（さんどう）や口渇（こうかつ）など、さまざまな交感神経刺激症状（第2章Lecture19．コラム参照）が現れます。緑内障や前立腺肥大には禁忌です。

Lecture 5-1a ハイパー電解質編
テント状T波が特徴的〜高カリウム血症①

> ここで理解すること
> 高カリウム血症の波形変化を理解しましょう

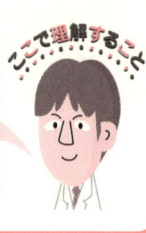

特徴

血清カリウムの正常値は、3.5〜5.0mEq／Lです。5.5mEq／Lを超えると、特徴的な心電図変化が現れてきます。

・血清カリウム：5.5mEq／L以上（軽度上昇）
背が高く、持続時間の短い、先鋭化したT波が出現します。これを「テント状T波」といいます（図1 a）。

・血清カリウム＝6.5mEq／L以上（中等度上昇）
P波の減高と、QRS幅の延長およびQRSの振れ幅の減少が見られます。心室内の伝導障害が生じるためです（図1 b）。

・血清カリウム：9 mEq／L以上（高度上昇）
P波は消失し、QRS波とT波の区別がつかなくなります。「サインカーブ状」と表現されます（図1 c）。

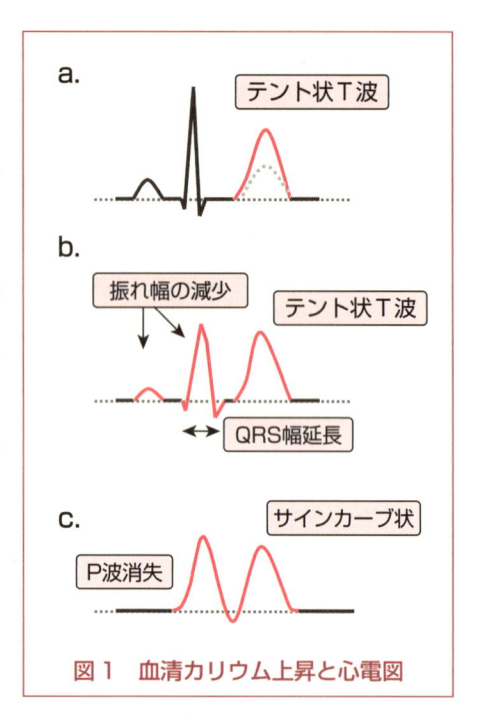

図1　血清カリウム上昇と心電図

原因疾患

・腎機能障害
高カリウム血症を来す原因で最も多いのは腎機能障害です。尿量チェックや血液検査を早急に行います。

・クラッシュシンドローム
クラッシュシンドロームとは、筋肉が強い圧迫により破壊され、細胞内のカリウムが一気に血中に流出し、高カリウム血症となる病態です。また筋肉中のミオグロビンが腎の毛細血管をふさぎ、急性腎不全が急速に進行します。救急医療ではつねに念頭に置くべき病態で、阪神淡路大震災では、このために多くの生命が奪われました。

・横紋筋融解
スタチン系の高脂血症治療薬の副作用の1つです。筋肉痛とCK（クレアチンキナーゼ）の上昇をみるのが特徴です。

対応

　心電図でテント状T波を見た場合、まず考えるのはこの高カリウム血症と超急性期の心筋梗塞（こうそく）です。高カリウム血症であれば早急に治療を開始しなくてはなりません。医師に報告し、心電図モニターを行います。以下のように対応します。
①腎機能・電解質・心筋逸脱酵素について生化学検査を施行
②時間ごとの尿量をチェック
③点滴内にカリウムが入っていないか、カリウム保持性利尿薬（アルダクトンA®、ソルダクトン®）の投与はないかをチェック
④急変時への準備

治療

・グルコース-インスリン療法（より道コラム参照）
・イオン交換樹脂の投与
・メイロン®静注
・カルシウム製剤静注
・ループ利尿剤（ラシックス®）投与
・透析

より道COLUMN

◆ グルコース-インスリン療法 ◆
　グルコース-インスリン療法とは、ブドウ糖とインスリンを同時に投与することで、細胞内にカリウムを取り込み、血清カリウム値を低下させるものです。効果はあまり長続きしませんが、即効性があり汎用されます。

Lecture 5-1b ハイパー電解質編
なぜT波は高くなる？ 〜高カリウム血症②

> 高カリウム血症で、テント状T波が生じる仕組みを説明しましょう

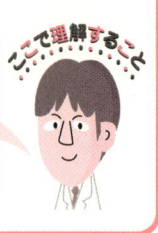

なぜ高カリウム血症ではT波が高くなるのでしょうか？ その疑問を解くカギは、静止電位の成り立ちにあります。

■静止電位とカリウム（図1）

細胞内は－80mVのマイナス電位に保たれています。これを静止電位といいますが、この維持にカリウムイオンが大きく関与します（第1章Lecture21参照）。

カリウムはもともと細胞内にたくさん存在します。細胞膜にある通路（チャンネル）を通って、カリウムは濃度の低い細胞外に出て行きます。細胞はプラスイオンを失い、マイナスに荷電していきます。マイナスになった細胞はプラスイオンを引き付けるため、カリウムイオンは次第に流出しにくくなります。カリウムの流出する力と引き止める力のバランスがとれたときの細胞内電位が、－80mVの静止電位なのです。

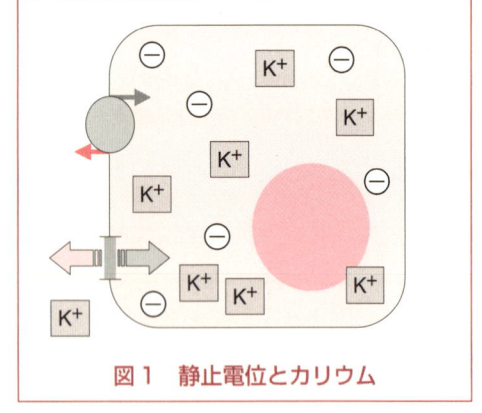

図1 静止電位とカリウム

■高カリウムで静止電位は上昇する（図2）

細胞外のカリウム濃度が高いと、細胞内にいるカリウムは、「外にはカリウムがたくさんいるから、出たくなーい」ということで、あまり出ていきません。このため、プラスイオンが細胞内にとどまり、静止電位はふだんどおりに低くならず、本来より上昇します。

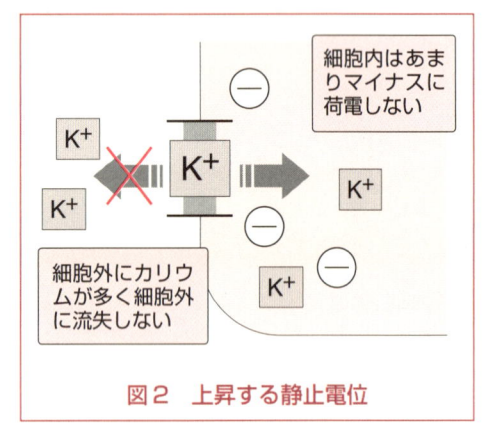

図2 上昇する静止電位

■テント状T波（図3）

T波は興奮からさめる過程でしたね。このとき、興奮した細胞はカリウムを外にくみ出しているのですが、静止電位が高いと、この作業があっと言う間に完了します（再分極の急峻化）。このためT波の持続時間は短く、振れ幅は大きくなります。こうして、背の高い尖ったT波、すなわちテント状T波が描かれるのです。

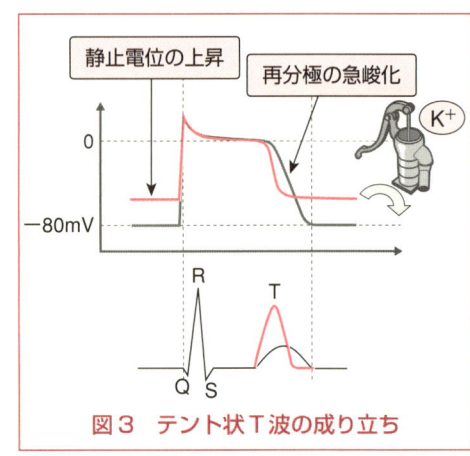

図3 テント状T波の成り立ち

Lecture 5-2 ハイパー電解質編
平低T波とU波の出現 ～低カリウム血症

低カリウム血症の波形変化を理解しましょう

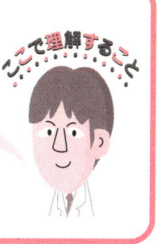

特徴

血清カリウムの正常値は、3.5〜5.0mEq／Lです。3.0mEq／L以下になると、T波を中心とした心電図変化が現れます。

- **血清カリウム：3.0mEq／L以下（軽度低下）**
 T波が平低化します（図1 a）。
- **血清カリウム：2.0mEq／L以下（中等度低下）**
 T波はさらに平低化し、U波が現れます（図1 b）。

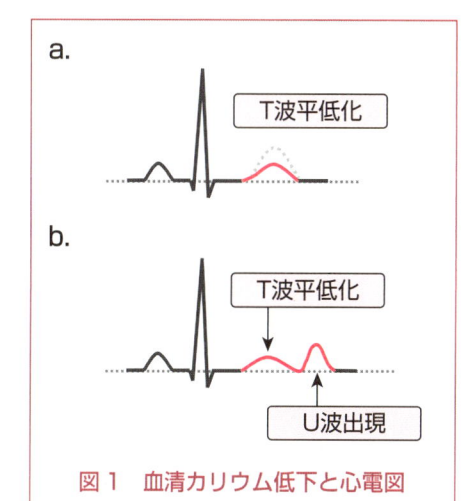

a. T波平低化

b. T波平低化／U波出現

図1　血清カリウム低下と心電図

原因疾患

- 嘔吐、下痢
- 原発性アルドステロン症
- 周期性四肢麻痺
- ループ利尿剤使用

対応

心電図で平低T波を見ただけでは低カリウム血症の決め手にはなりません。虚血性心疾患、肥満を伴う心肥大など、多彩な病態があるからです。採血検査で確認します。低カリウム血症では、軽症で多尿、重症例で四肢筋力低下をみることがあります。ときにトルサード・ポアン型の心室頻拍を引き起こすため、注意が必要です。カリウムの補正をしつつ、その原因を探ります。

治療

- 点滴・経口でのカリウム投与
- カリウム保持性利尿薬（アルダクトン®、ソルダクトン®）の投与

より道COLUMN

◆ U波の正体は？ ◆
U波はT波の後に出現する波ですが、その成因はよくわかっていません。低カリウム血症で見られるほか、高血圧症で陰性U波を見ることがあります。

第3章　ハイパー臨床編　～もっと理解を深めるために

Lecture 5-3 ハイパー電解質編
QT時間の短縮 〜高カルシウム血症

> 高カルシウム血症では、QT時間が短縮します

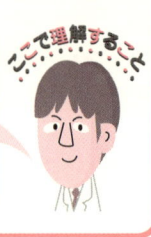

特　徴

血清カルシウムの正常値は、9〜11mg／dLです。
12mg／dL以上になると、ST部分が短縮し、QT時間も短縮します（図1）。

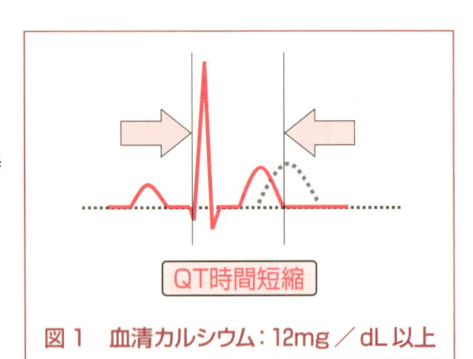

図1　血清カルシウム：12mg／dL以上

QT時間短縮

原因疾患

・悪性疾患
・サルコイドーシス
・甲状腺中毒症
・ビタミンA中毒
・急性腎不全
・ビタミンD中毒
・原発性副甲状腺機能亢進症
・副腎機能不全
・長期臥床

対　応

心電図でQT短縮を見たときは、この高カルシウム血症を考えて、採血を行います。血清カルシウムが12mg／dL以上では悪心、嘔吐などの消化器症状が現れ、14mg／dL以上になると、意識障害など中枢神経症状が出現します。著しい高カルシウム血症は致死的といわれています。治療をしつつ原因検索をします。

治　療

・点滴と利尿
・カルシトニン製剤投与

より道COLUMN

◆カルシウムはパワーのもと？◆

カルシウムは心筋収縮に直接関与するイオンです。高カルシウム血症では、心筋収縮は増強するといわれています。強く収縮するため、収縮時間も短くて済むのでしょう。カルシウムはパワーのもとなのです。

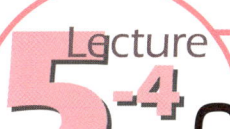

Lecture 5-4 ハイパー電解質編
QT時間の延長 〜低カルシウム血症

> 低カルシウム血症では、QT時間が延長します

特　徴

血清カルシウムの正常値は、9〜11mg／dLです。
7mg／dL以下になると、QT時間の延長が認められます（図1）。

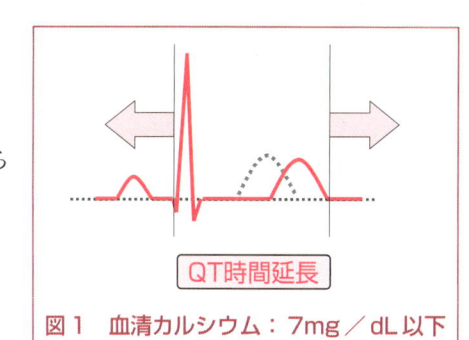

図1　血清カルシウム：7mg／dL以下（QT時間延長）

原因疾患

・副甲状腺機能低下症　　・くる病
・妊娠　　　　　　　　・慢性腎不全

対　応

QT延長の原因の1つとして、この低カルシウム血症は忘れてはならないものです。テタニー症候や意識障害を来すことがあり、要注意です。不整脈を合併することはまれですが、血圧低下をみることがあります。

治療方法

・カルシウム投与
・ビタミンD製剤投与

より道COLUMN

◆不思議ちゃんカルシウム◆

カルシウムは心筋や血管平滑筋細胞を収縮させるように働きます。このため、カルシウムをとればとるほど血圧が上がりそうですが、実際には逆に下がってしまいます。これは「カルシウム・パラドックス」と呼ばれ、しばしば話題になります。カルシウムに利尿作用があるため血圧が下がるのでは？といわれています。

第3章　ハイパー臨床編　〜もっと理解を深めるために

Lecture 6-1 ハイパー不整脈編
よく見ればP波が！〜変行伝導を伴う上室性期外収縮

> 変行伝導とは、上室性期外収縮にもかかわらず、幅の広いQRS波を見る現象です

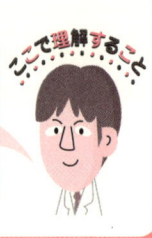

変行伝導（aberrant conduction）は、機能的脚ブロックのため、上室由来の収縮にもかかわらず、幅の広いQRS波を見る現象です。心室性期外収縮との鑑別が必要になります。

心電図所見

図1 心室性期外収縮

図2 変行伝導を伴う上室性期外収縮

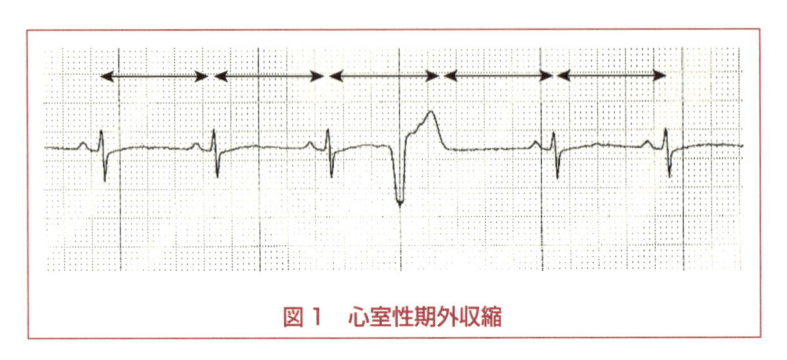

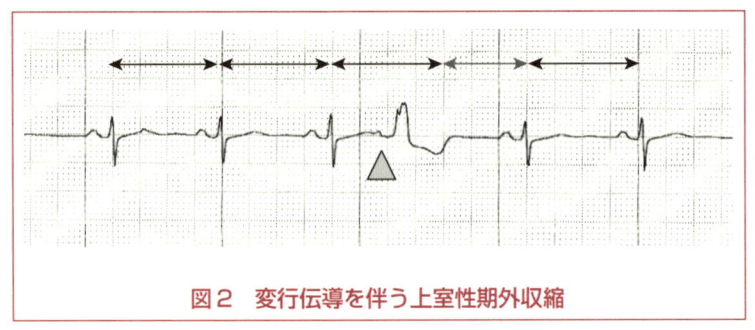

　図1は心室性期外収縮、図2は変行伝導を伴う上室性期外収縮です。変行伝導は通常右脚ブロックのかたちをとり、多くは異所性P波（P´波）を認めます（△印）。心室性期外収縮では、不整脈を挟んだR-R間隔は本来のR-R間隔の2倍となりますが、変行伝導を伴う上室性期外収縮では、R-R間隔の2倍よりも少し短くなることが多いです。

たとえてみれば……

変行伝導をナースステーションでたとえてみましょう。上室性期外収縮ですので、よその師長さんから指示が出ます。これを、左脚ちゃんはきちんと伝達するのですが、右脚ちゃんは、「まだ前の仕事のことで頭がいっぱいです！」と言って、聞き入れない。このため、脚ブロック型の興奮になってしまうのです。

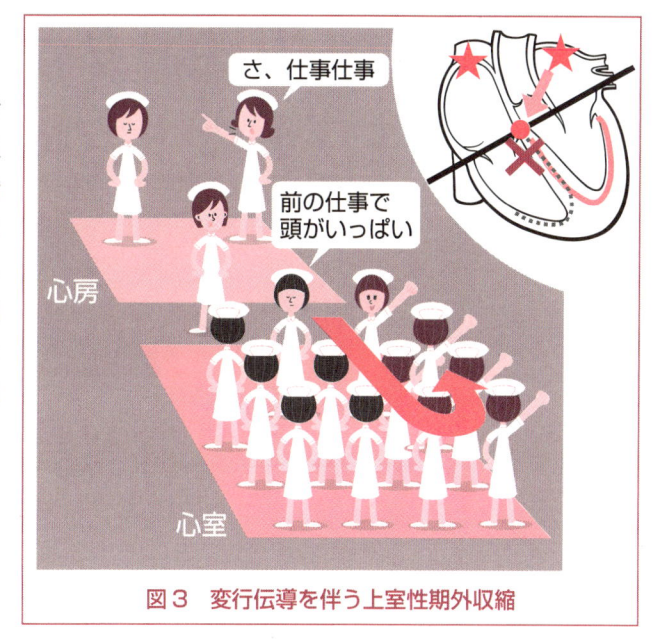

図3 変行伝導を伴う上室性期外収縮

対　応

通常の上室性期外収縮と同じで、治療は不要です。

さらにハイパー！

図4も変行伝導を伴う上室性期外収縮ですが、P´波が先行するT波に重なってしまい、よくわかりません。先行T波の変形が読み取れるかどうかにかかっています。

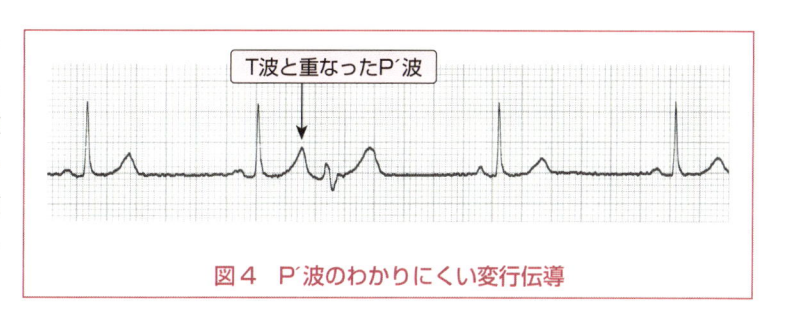

図4　P´波のわかりにくい変行伝導

まわり道COLUMN

◆変行伝導はなぜ右脚ブロック型？◆

興奮を伝え終わった刺激伝導系は、しばらくのあいだ、刺激に反応しない「不応期」に入ります。右脚と左脚ではその不応期の時間が異なります。右脚は左脚に比べてひ弱で途切れやすいのですが、不応期の長い頑固者でもあります。このため、早期の異所興奮＝上室性期外収縮がやってきた場合、タイミングが早いと反応できません。こうして変行伝導が生まれるのです。

Lecture 6-2 ハイパー不整脈編
洞停止と間違えないで〜非伝導性上室性期外収縮

> 非伝導性上室性期外収縮とは、上室由来の興奮に心室がついてこない状態です

非伝導性上室性期外収縮（blocked APC）は、変行伝導を伴う上室性期外収縮のいわば発展版です。上室由来の異所興奮に対し、房室結節自体が不応期であるものです。異所性P波（P´波）の後のQRSが脱落するもので、洞停止との鑑別が必要になります。

心電図所見

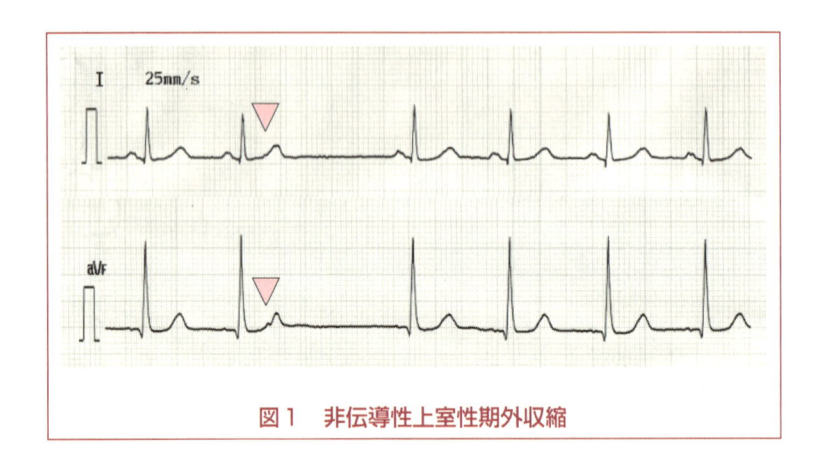

図1 非伝導性上室性期外収縮

突然R-R間隔が長くなるため、洞停止と間違われることが多いのですが、ともかくP´波があればこれと診断できます。多くの場合、P´波は先行するT波の中に隠れているので、注意が必要です。また、延長したR-R間隔は本来のR-R間隔の2倍よりも少し短くなります。これは変行伝導を伴う上室性期外収縮のときと同じです。

図1は非伝導性上室性期外収縮の1例です。I誘導だけ見ると、急にP波が脱落したように見えますが、aVF誘導では、先行T波の前半に小さなトゲが見られます。これがP´波であり、非伝導性上室性期外収縮と診断されます。

たとえてみれば……

ナースステーションにたとえると、よその師長さんからの指示が出ても、主任さんはまだ仕事を終えたばかりで、ちょっと余裕がない。よその師長さんはがっかりです。

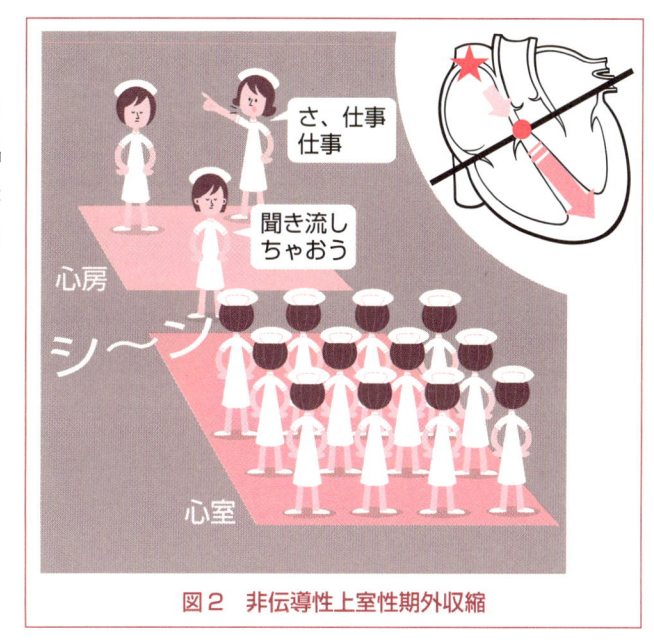

図2　非伝導性上室性期外収縮

対応

通常の上室性期外収縮と同じで、治療は不要です。ただし、頻発するとめまい症状などが出る場合もあり、抗不整脈薬の使用も考慮します。

さらにハイパー！

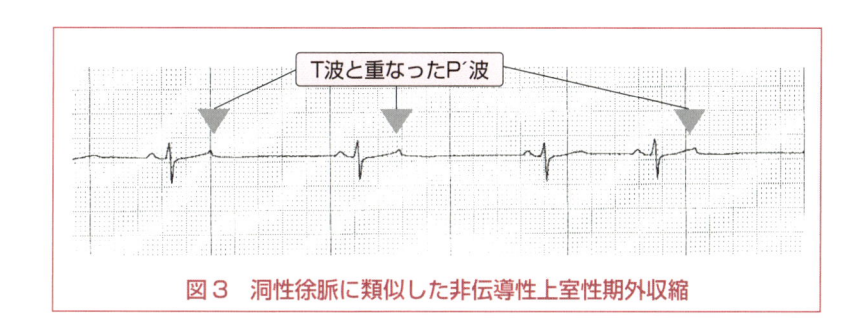

図3　洞性徐脈に類似した非伝導性上室性期外収縮

図3は、まるで洞性徐脈のようです。第1拍と第2拍のR-R間隔は8マス＝1.6秒あり、心拍数は300÷8≒38となります。が、よく見ると、第1拍と第2拍、それに第4拍では、T波に重なってP′波が認められます。非伝導性上室性期外収縮が連続して出現したものです。このようなケースでは、めまいなどの自覚症状をもつ場合があり、注意が必要です。

Lecture 6-3 ハイパー不整脈編
P波いろいろ～房室接合部調律

房室結節やその近傍がペースメーカーとなる病態です

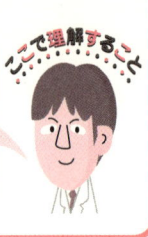

房室接合部調律（AV junctional rhythm）は、房室結節およびその近傍（房室接合部）がペースメーカーとなって刺激を発生する調律です。「異所性心房調律」と呼ばれることもあります。

心電図所見

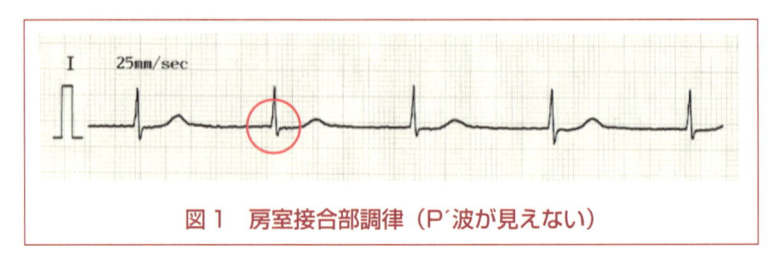

図1　房室接合部調律（P´波が見えない）

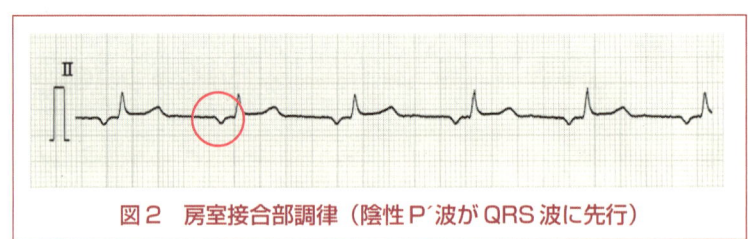

図2　房室接合部調律（陰性P´波がQRS波に先行）

　房室接合部調律は、洞徐脈に対する補充調律として出現する場合や、副交感神経の緊張亢進により起こる場合があります。異所性P波（P´波）はQRS波に先行したり、あるいはQRS波の後ろに出てきたりします。QRS波とちょうど重なって、見えなくなるケースもあります。QRS波は正常です。

　図1、図2はいずれも房室接合部調律ですが、図1ではP´波が認められません。いっぽう図2では、陰性P´波がQRS波に先行して現れています。このようにP波の位置が異なるのは、房室接合部の中での興奮が起こる場所と伝導速度が、わずかに違うためといわれています。Ⅱ誘導やaVF誘導でP´波が陰性なのは、心房内を興奮が本来とは逆に下から上へと伝わるため、心臓を下から眺める誘導で、遠ざかる方向、すなわちマイナスに波が振れるのです。

たとえてみれば……

ナースステーションでいえば、主任さんが指示を出すのですが、心室側だけでなく、心房側にも指示を伝えてしまうケース。主任さんのがんばりが、師長さん側まで巻き込んでしまうのです。

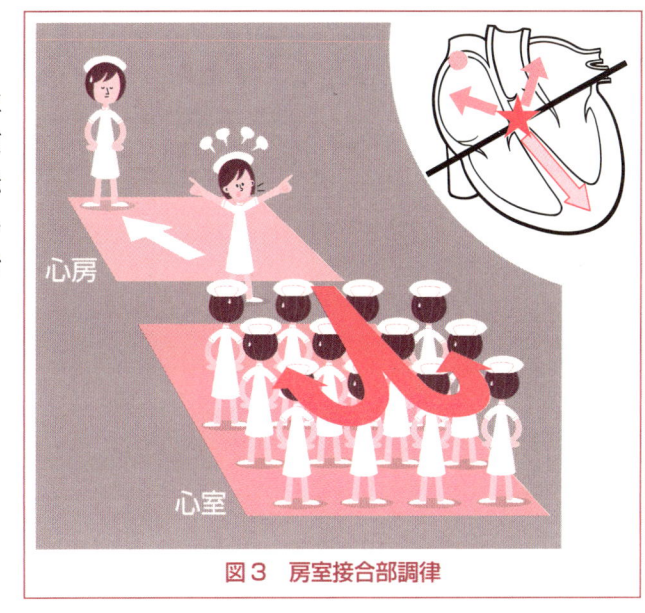

図3　房室接合部調律

対　応

治療は不要です。健常者でも見る場合がありますが、運動負荷を掛けると通常の洞調律となります。

さらにハイパー！

図4は、V_3誘導などでPQ短縮が見られ、WPW症候群と間違えてしまいそうです。しかし、Ⅲ誘導でP波が陰性であり、房室接合部調律です。このように、房室接合部調律ではPQ短縮を見ることも多いです。

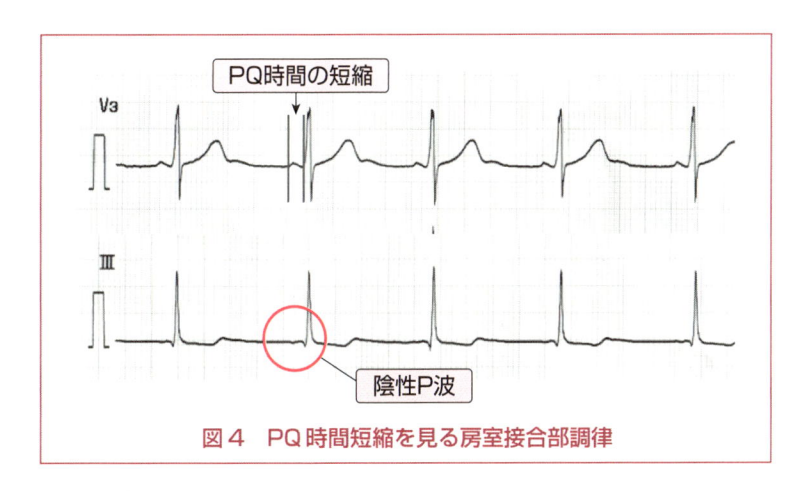

図4　PQ時間短縮を見る房室接合部調律

第3章　ハイパー臨床編　〜もっと理解を深めるために

Lecture 6-4 ハイパー不整脈編
師長さん一人ぼっち ～洞房ブロック

洞結節の興奮が、心房に届いていない状態です

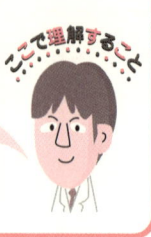

洞房ブロック（SA block）は、洞結節から出た刺激が周囲の心房筋に伝わらず、P波以下が脱落するものです。洞停止（洞休止）との鑑別は、しばしば困難です。

心電図所見

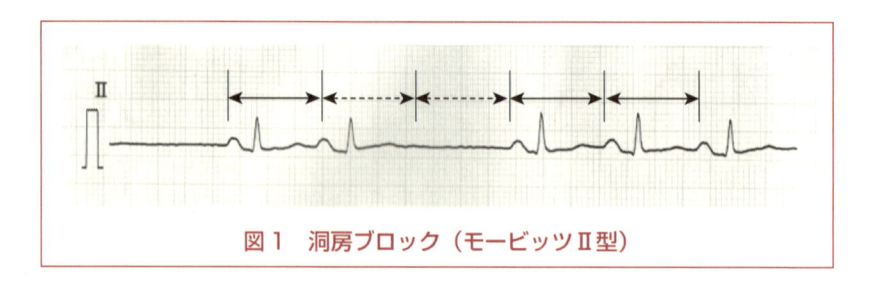

図1　洞房ブロック（モービッツⅡ型）

P波がない、ということは、心房の興奮がないことを意味しますが、洞結節の興奮がないかどうかは、じつはわかりません。洞結節の興奮自体はとても弱く、もともと心電図に記録されないからです。洞房ブロックは、せっかくの洞結節の刺激が心房に伝達されず、予測された位置にP波もQRS波も出現しないものです。「洞不全症候群（第2章Lecture20）」の1つに分類され、副交感神経の緊張や、洞結節の虚血で生じます。

図1では、突然P波とQRS波が脱落しています。まず洞停止が疑われますが、P波以下が抜け落ちた区間を計測してみると、本来のP-P間隔の整数倍となっています。となると、洞結節本来のリズムは一定に保たれていると考えるほうが自然であり、洞房ブロックと考えられます。

たとえてみれば……

ナースステーションにたとえると、師長さんは指示を出したつもりなんですが、かぜで喉をやられているのか、声が出ません。そのため周囲に伝達できず、指示が抜け落ちてしまうのです。師長さん一人ぼっち。孤独です。

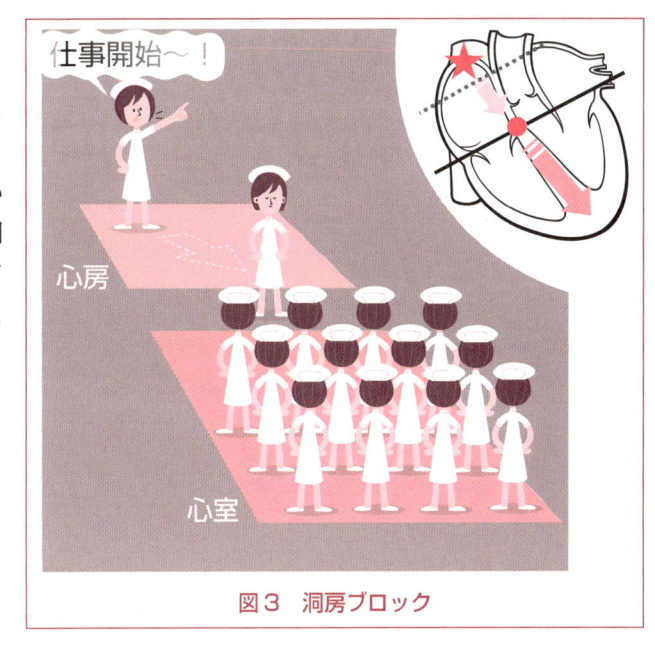

図3　洞房ブロック

対　応

虚血などの原因疾患の治療を優先します。薬剤誘発性であれば、疑わしい薬剤を中止します。自然治癒をみる場合も多いのですが、逆に意識障害など、重篤な症状を伴う場合もあります。アトロピン®などで徐脈への対応を行い、必要であればペースメーカー治療の適応になります。

まわり道COLUMN

◆洞房ブロックにもウェンケバッハ型？◆

第2章Lecture14で説明したように、「2度房室ブロック」ではＰＱ時間がだんだん延長する「ウェンケバッハ型」と、ＱＲＳ波が突然脱落する「モービッツⅡ型」があります。じつは洞房ブロックにもこの考えが当てはまり、本文で紹介した洞房ブロックは「モービッツⅡ型」となります。洞結節－心房間の伝導時間がだんだん延長する「ウェンケバッハ型洞房ブロック」は、心電図上は洞停止との鑑別が難しく、洞停止に準じて扱われます。

◆さまよえる師長さん～ワンダリングペースメーカー◆

Ｐ波の形が次々と変わり、ＰＱ時間も一定でない調律を見ることがあります。これを「ワンダリング・ペースメーカー（Wandering Pacemaker）」といいます。刺激の発生部位が洞結節内やその近くをあちこち移動するもので、健常者でも見られますし、自律神経失調症や心筋梗塞で見るときもあります（下図）。

Lecture 6-5 ハイパー不整脈編
引っ込み思案なケント束 〜間欠性WPW症候群

デルタ波をときどきしか見ないWPW症候群を見ることがあります

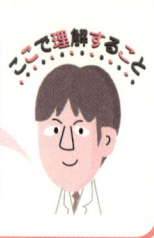

間欠性WPW症候群（intermittent WPW syndrome）は、ケント束を通過する早期興奮が、ときどきしか認められないものです。

心電図所見

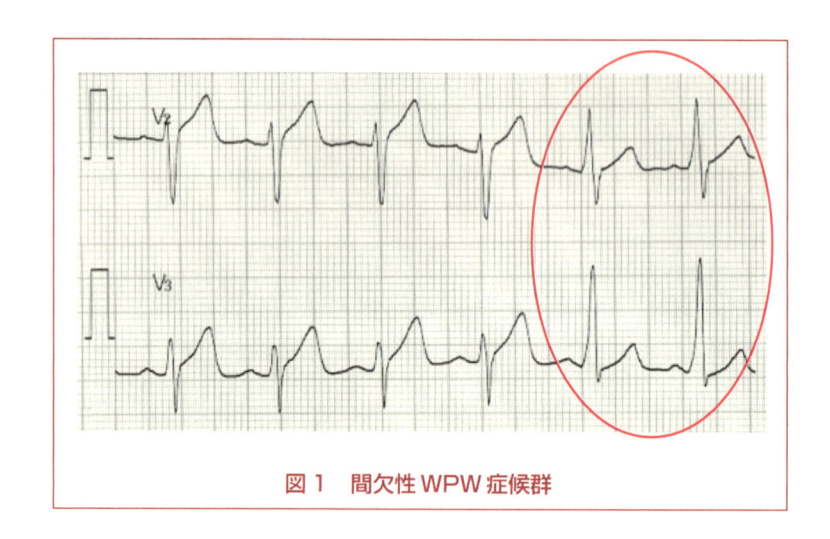

図1　間欠性WPW症候群

　間欠性WPW症候群では、ケント束の伝導が不安定で、WPW症候群特有のデルタ波を伴った幅の広いQRS波はときどきしか出現しません（WPW症候群：第2章Lecture 9）。いっぽうで、つねにデルタ波を見るものを、「顕性WPW症候群」と呼ぶことがあります。図1は、ATP負荷心筋シンチグラム施行時の心電図です。一過性に幅の広い、WPW症候群に特有の波形が表れています。これは、ATP（アデホスコーワ®）に房室結節抑制作用があるためで、このため、もともとあったケント束の伝導が優位となり、波形変化を起こしたと考えられます。

　さらに、ケント束の伝導が心室から心房方向へと限られているものもあります。これは波形変化を来さず、洞調律と区別がつきません。「潜在性WPW症候群」と呼ばれ、房室回帰型頻拍を起こしたときのみ、WPW症候群と診断できます。

たとえてみれば……

ナースステーションにたとえると、間欠性WPW症候群とは、少し引っ込み思案なケント束がいて、師長さんの指示を待っている感じです。主任さんより早くスタッフに指示を伝えたいのに、いつも主任さんより遅れてしまいます。

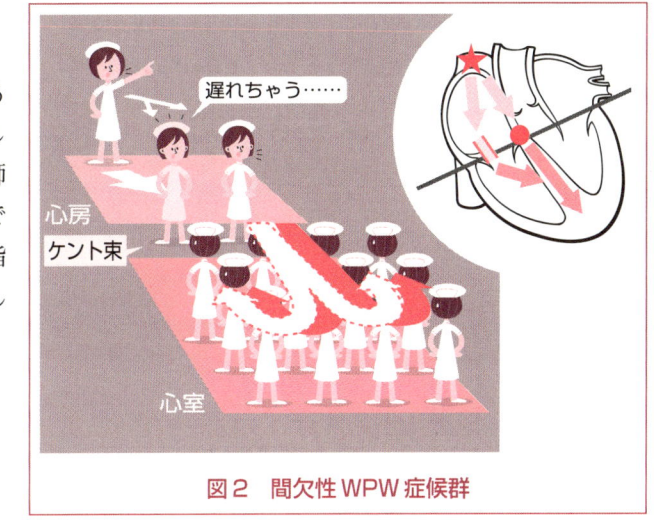

図2　間欠性WPW症候群

分類と対応

図3はWPW症候群の分類です。このうち、顕性WPW症候群では、いつも幅の広いQRS波を見ます。間欠性WPW症候群は、特有の波形はときどきしか出現しません。潜在性WPW症候群は、頻拍発作が起こらない限り、正常心電図と区別がつきません。

治療についてはWPW症候群に準じます。間欠性WPW症候群は、顕性WPW症候群に比べてケント束の伝導が不安定な分、不整脈が重症化せず、突然死のリスクが低いといわれています。

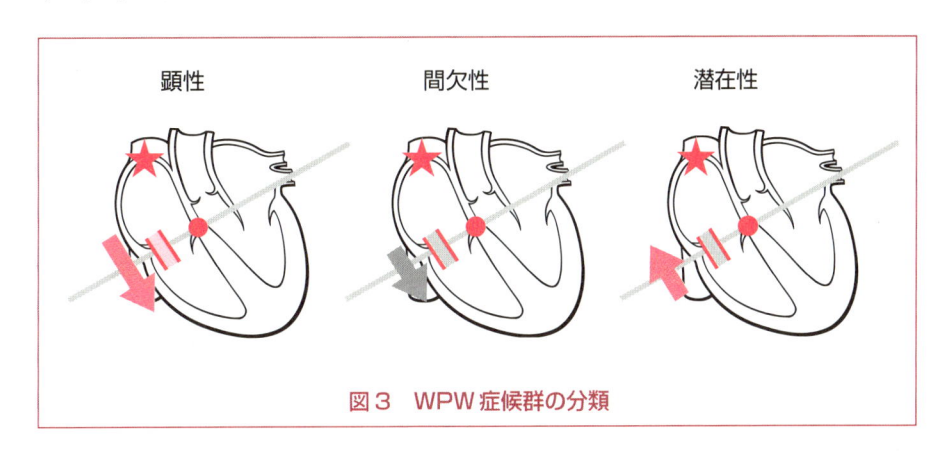

図3　WPW症候群の分類

Lecture 7 さらにハイパー臨床編
広範囲なST上昇 ～急性心膜炎

> 急性心膜炎では、ST上昇が広範囲に認められます

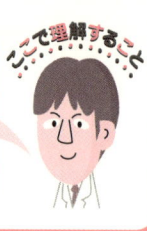

急性心膜炎（acute pericarditis）はST上昇を見る代表的な疾患です。

心電図所見

急性心膜炎でのST上昇は、責任冠動脈によって場所が限定される虚血性心疾患とは異なり、aV_R、V_1を除く全誘導で見られます（図1）。また異常Q波を見ることはありません。多くの場合、ST上昇は数日以内に改善します。心嚢水（しんのうすい）が貯留すると、四肢誘導、胸部誘導ともに低電位となります。

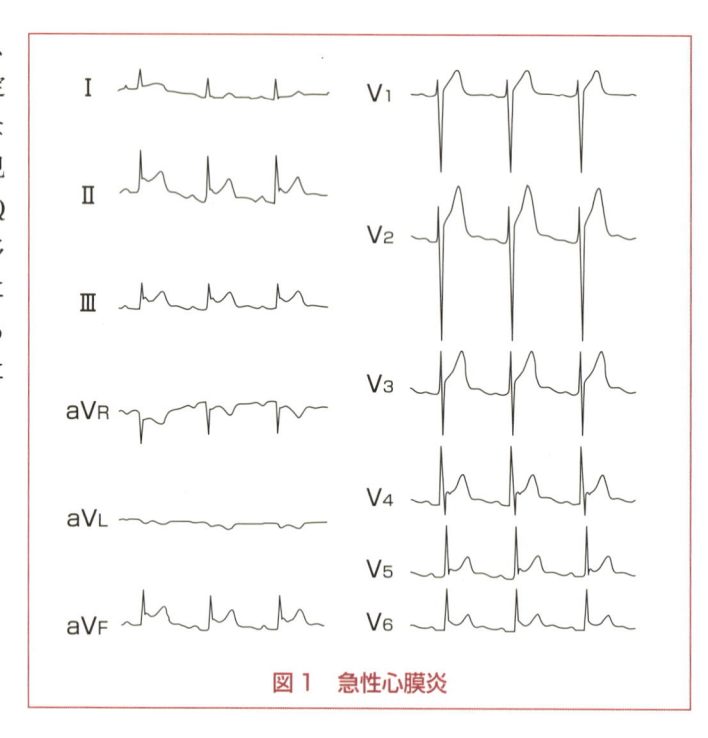

図1　急性心膜炎

対応

急性心膜炎の原因は、ウイルス感染のほか、悪性腫瘍（しゅよう）や膠原病（こうげん）、アレルギーや中毒など、多岐にわたります。原因が特定できればその治療が優先されますが、原因が特定できず、消炎鎮痛剤で対症療法をせざるをえないケースもしばしばあります。心嚢水が著明になり、心タンポナーデに移行すれば、心嚢水穿刺（せんし）が行われます。

Lecture 8 さらにハイパー臨床編
高電位と陰性T波 〜肥大型心筋症

> 肥大型心筋症では、左室高電位と陰性T波が特徴的です

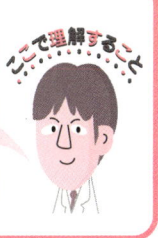

肥大型心筋症(hypertrophic cardiomyopathy)は、著明な心肥大をみる原因不明の心筋疾患です。

心電図所見

肥大型心筋症ではST-T変化が著明で、巨大な陰性T波を見ます。また、左側胸部誘導（V_5、V_6）のR波の高電位を認めます。

肥大型心筋症の心電図を示します。胸部誘導の電位が高すぎるため、感度を1/2にした記録も併せて載せています。

ST-T変化が著明で、巨大な陰性T波も見られます。また、胸部誘導では特に左側胸部から見る誘導（V_5、V_6）で高いR波を認めます。

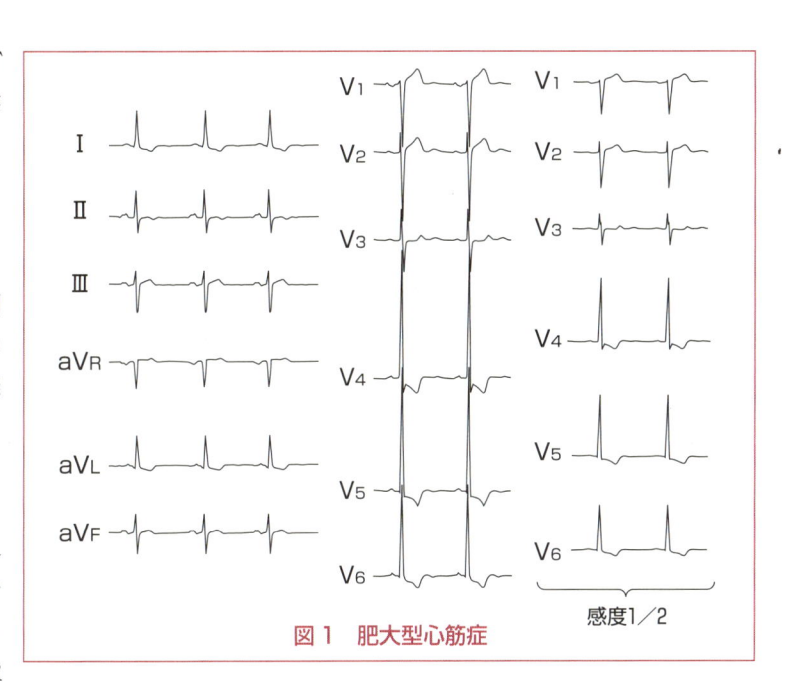

図1　肥大型心筋症

感度1/2

対　応

肥大型心筋症の治療は一般的に経過観察のみで、薬物療法は行いません。心筋の負荷を軽くする目的で、ごく少量のβ遮断薬が使われることもあります。ときに心室細動などの致死的不整脈を起こすことがあり、突然死の危険があります。約50％に家族歴がみられ、遺伝の関与もあるといわれています。

Lecture 9 さらにハイパー臨床編
術後合併症として重要 〜肺梗塞症

> 肺梗塞症では、急速な右心負荷を反映した心電図変化を示します

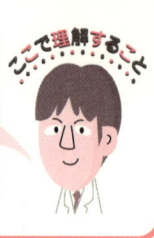

肺梗塞症は、肺動脈が血栓により閉塞し、肺循環障害から肺組織に壊死を生じるものです。閉塞機転自体は肺塞栓症と呼ばれます。ここでは肺梗塞症として、まとめてお話しします。

心電図所見

肺梗塞症では、SⅠQⅢTⅢパターンが特徴的といわれています。すなわち、Ⅰ誘導で深いS波、Ⅲ誘導で深いQ波と陰性T波を認めるもので、急速な右心負荷を反映するものです。また、肺性P波を認めることもあります（肺性P波：第1章Lecture 6）。ですが、こういった心電図が現れるのは1割から2割といわれており、心電図だけでは判断できないのが実情です。

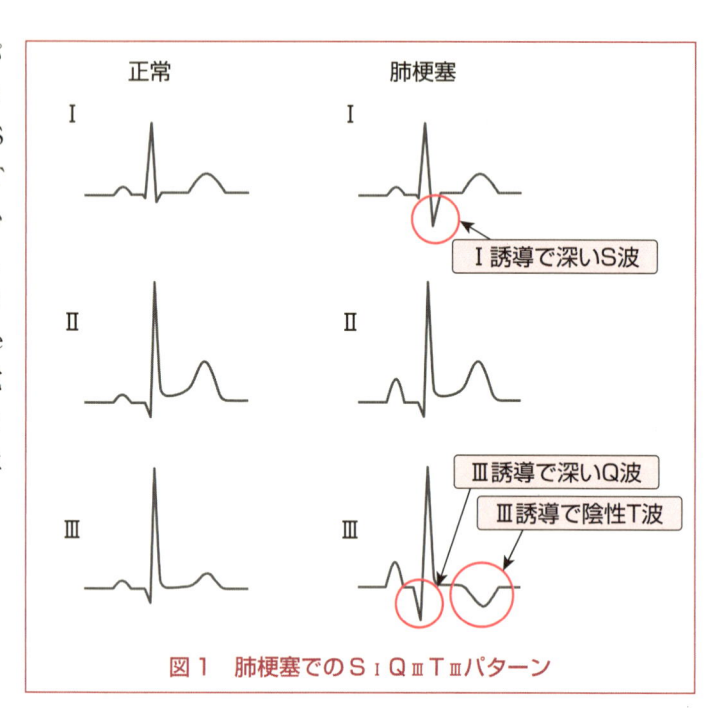

図1 肺梗塞でのSⅠQⅢTⅢパターン
- Ⅰ誘導で深いS波
- Ⅲ誘導で深いQ波
- Ⅲ誘導で陰性T波

対応

肺梗塞症は長期臥床や術後に生じることが知られています。また、飛行機での移動のように長期間の座位保持により生じることもあります（「エコノミークラス症候群」）。術後の突然の呼吸困難やショックの原因として重要で、ときに致死的です。ただちに血栓溶解療法がとられますが、下大静脈内にフィルターを留置することもあります。最近では術後の肺梗塞予防のために、弾性ストッキングの着用や予防的なヘパリン®（抗凝固剤）投与が勧められています。

Lecture 10 さらにハイパー臨床編
突然死が怖い特殊波形 ～ブルガダ症候群

> ここで理解すること
> ブルガダ症候群は、特発性心室細動を起こしやすい原因不明の疾患です

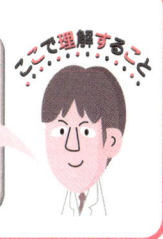

ブルガダ症候群（Brugada syndrome）は、右脚ブロックパターンの波形と、胸部誘導での特徴的なST上昇を見る疾患群で、心室細動を起こしやすいことで注目されています。

心電図所見

図1は、ブルガダ症候群の心電図です。右脚ブロックパターンの波形に加え、V₁〜V₂誘導で「サドルバック（saddle back）型」と呼ばれる特徴的なSTの上昇を認めます。ST上昇の形は、そのほかに「コーブド（coved）型」と呼ばれるタイプのものもあります。

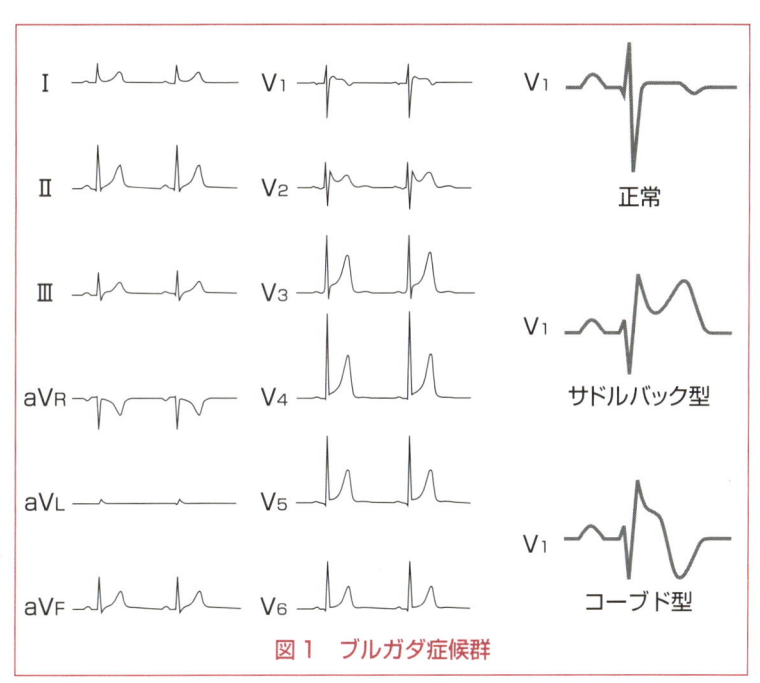

図1　ブルガダ症候群

対　応

ブルガダ症候群は若年から中年の男性にみられ、突然死を起こしやすいといわれています。遺伝が関与しているようですが、成因ははっきりしません。心室細動を一度でも起こしたことがある場合、あるいは失神の既往や突然死の家族歴がある場合は、電気生理学的検査を行い、植え込み型除細動装置の適応を考慮します。

第3章　ハイパー臨床編　～もっと理解を深めるために

Lecture 11 もう迷わない！～ドクターコール集

「こんなときにドクターコールを！」という場面をまとめてみました

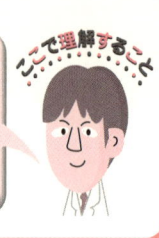

心拍数40／分以下、あるいは心拍数140／分以上はドクターコール

■徐脈

「心拍数が40を切ったけど、どうしよう。ドクターコールしたほうがいいのかな」と、判断に迷うことがあると思います。もともと徐脈であるスポーツ心臓の人はともかく、心拍数40／分以下は異常です。迷わずコールしてください。心筋梗塞などの虚血が関与しているかもしれませんし、ジギタリス製剤、Ca拮抗剤などの薬剤性徐脈の可能性もあります。「心拍数が40／分以下になったら、血圧はOKでもひとまずドクターコール」というのが基本です。

■頻脈

安静にしていても、発熱や貧血があると、心疾患がなくても120／分くらいまで上がります。120～140／分はグレーゾーン。心拍数が140／分を超えるなら、ドクターコールを考えてください。

図1は、学生のときに習った心拍数と心拍出量との関係を示すグラフです。心拍数が増えると心拍出量、つまり1分当たりの心臓から出て行く血液量は増加します。しかし、その増加は無限ではありません。心拍数120／分あたりがピークで、それ以上だと、心拍数が上がっても心拍出量は逆に低下することがわかります。

このグラフはおそらく若年健常者を対象にしていますから、高齢者では心拍出量の低下はさらに強くなると予想されます。となると、高齢者では脈拍が120／分くらいでも、心拍出量が低下し、血圧も下がってしまうかもしれません。140／分以上なら、なおさら。たとえば貧血や脱水など、全身状態に問題があって頻脈の場合でも、心拍数が速すぎると逆効果です。補液などほかの治療法を考えるべきですので、ドクターコールを。

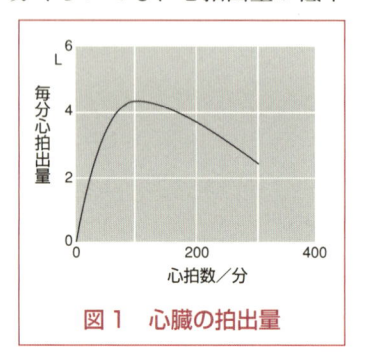

図1 心臓の拍出量

新たなST偏位はドクターコール

これまでなかったST偏位が出てきたときもドクターコールをしてください。新たなST偏位を見つけるためには、以前のモニター波形との比較や、12誘導心電図と見比べることが大事です。

頻脈時には明らかな虚血がなくてもST部分が低下することがあります。また、モニター感度が自動的に変わっていて、STが急に下がって見えることもありますので、気を付けましょう。

不整脈でのドクターコール

■早めの治療が必要なもの
　患者さんによって状況が違うので、一概には言えませんが、早めの治療を要するのは「発作性心房細動」と「発作性上室性頻拍」です。早く治療に入ったほうが、患者さんも楽ですし、早く治ります。あまり長く放置すると、心不全となったり、血栓ができやすくなったりしていろいろ困ることもあります。これらの波形を見たら、すぐにドクターコールです。

■経過が心配なもの
　経過が心配なものとしては、「房室ブロック」があります。早急にペースメーカー治療となる場合もあります。心室性期外収縮も、ときに注意が必要です。急性心筋梗塞では、心室頻拍の前触れのことがあるからです。また、ローン分類のgrade 3以上、つまり多形性や連発、あるいはR on T型の心室性期外収縮も要注意。3連発以上の「ショートラン」は見た目にも怖そうです。

■即座に救命を！
　「心室頻拍」「心室細動」は即座に救命措置が必要です。迷わずドクターコールです。

よくわかんないけどドクターコール（？）

　実際に臨床に出ていると、これまで勉強したどれにも当てはまらないような心電図にあたることもあります。「QRS波が1拍ごとに上向きになったり下向きになったりしている」とか、「QRS波の幅が急に広くなって、しばらくして元に戻った」とか。所見をうまく言えないので、コールをためらったりしていませんか？
　こんな場合でも、ドクターコールを掛けていいんです。そのためには、「なんとなく波形が気になるので、コールしたいんだけど、朝3時だしー」という場合に備えて、気まずくならないような人間関係を日ごろから築いておくのも、ちょっと大事かも（笑）。

モニターよりもベッドサイドへ

　心電図は、患者さんの状態を把握するための1つの道具にすぎません。モニター波形を見ながら、ナースステーションであれこれ考えるよりも、まずベッドサイドへ行きましょう。実際に患者さんを診て、患者さんに触れることで得られる情報のほうが、ずっと確かでたいせつなのです。この波形って、何か変だ。この脈の乱れがちょっと気になる。そんなときは迷わず、患者さんを診にいってください。「モニター前よりも、ベッドサイドへ」。これを怠ってはいけません。

問題集

力試しをしてみよう!

第4章 Chapter4

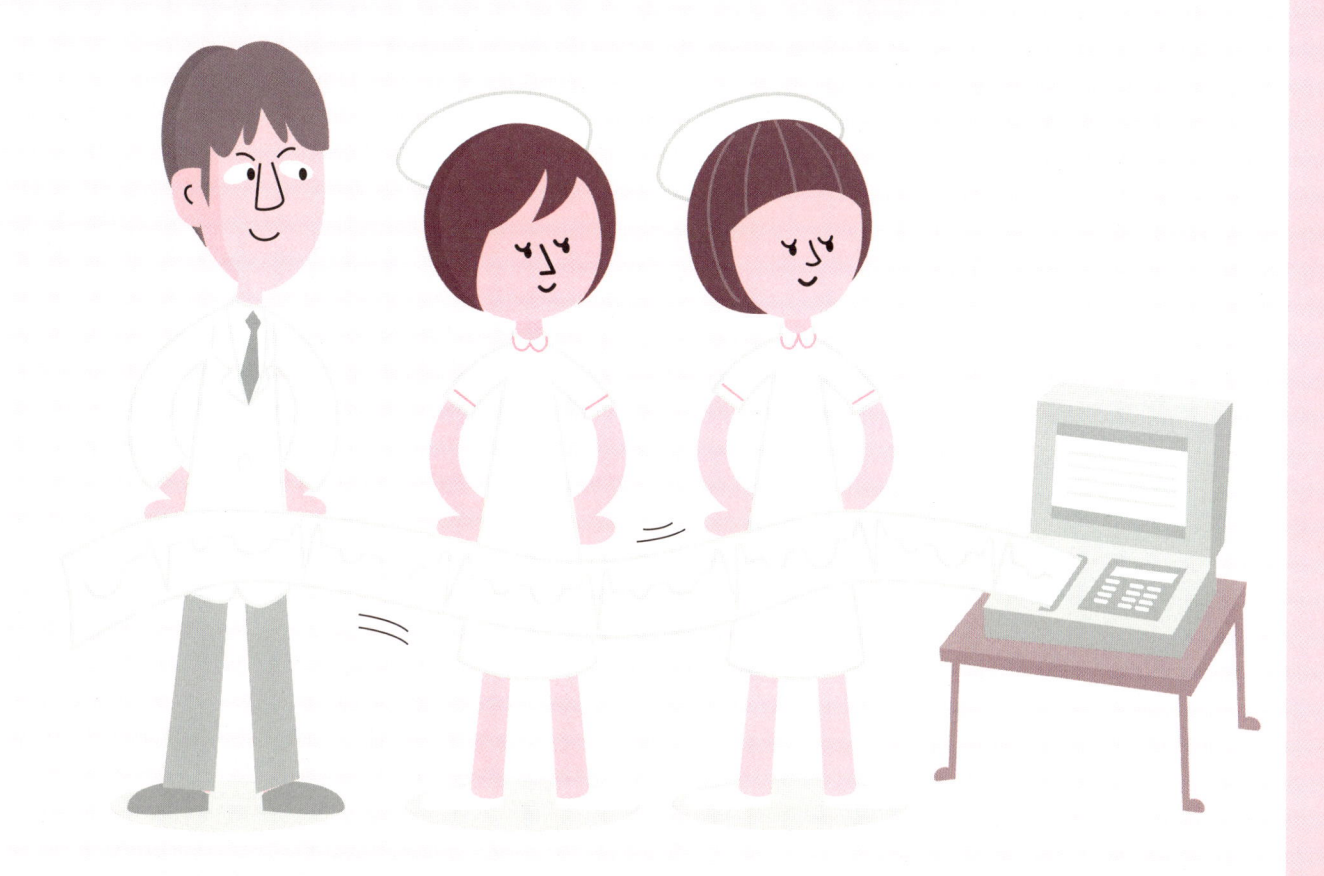

Question 1

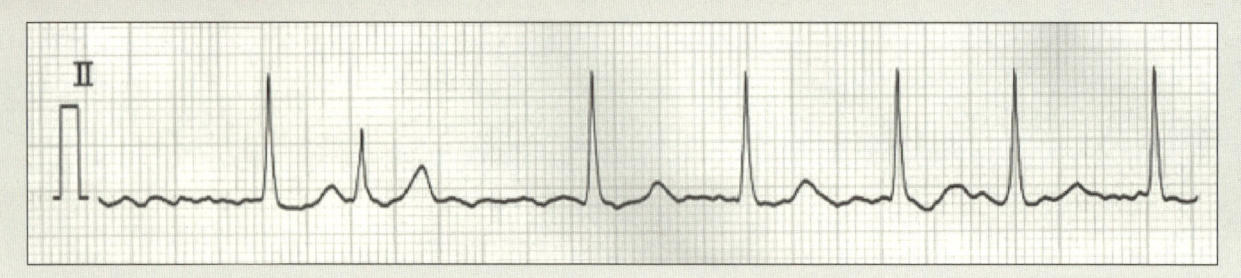

58歳男性。僧帽弁閉鎖不全症にて外来加療中です。ふだんは正常洞調律ですが、とある定期受診時の際、脈の不整に気づきました。

Q ①心電図診断はなんでしょう？
　②第２心拍のQRS変化はなんといいますか？

ヒント：まずP波を探しましょう。きちんと指摘できますか？　そしてR-R間隔は一定ですか？

Question 2

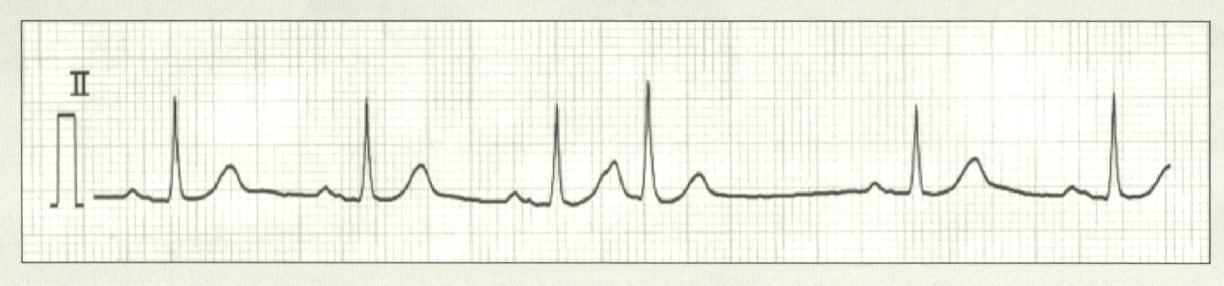

73歳男性。高脂血症で加療中で、特に症状はありません。

Q 心電図診断はなんでしょう？

ヒント：リズムの異なる場所がありますね。そのQRS波形はほかといっしょですか？

Answer

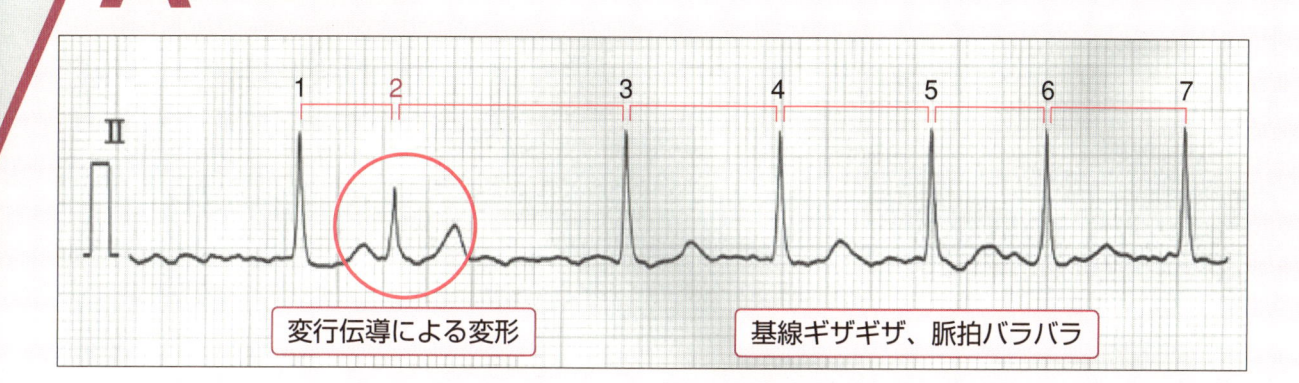

変行伝導による変形

基線ギザギザ、脈拍バラバラ

　まずP波がはっきりしません。基線は小さく揺れており、R-R間隔もバラバラです。心房細動と診断できます。

　第2心拍のQRS波は幅広く変形しています。第1心拍終了後、房室結節が完全に回復しないうちに次の興奮がやってきたため、一時的な脚ブロックになった状態です。これを変行伝導といいます。特に治療は必要ありませんが、心室性期外収縮との鑑別が難しいケースもあります。

A ①心房細動（Af）
　　②変行伝導

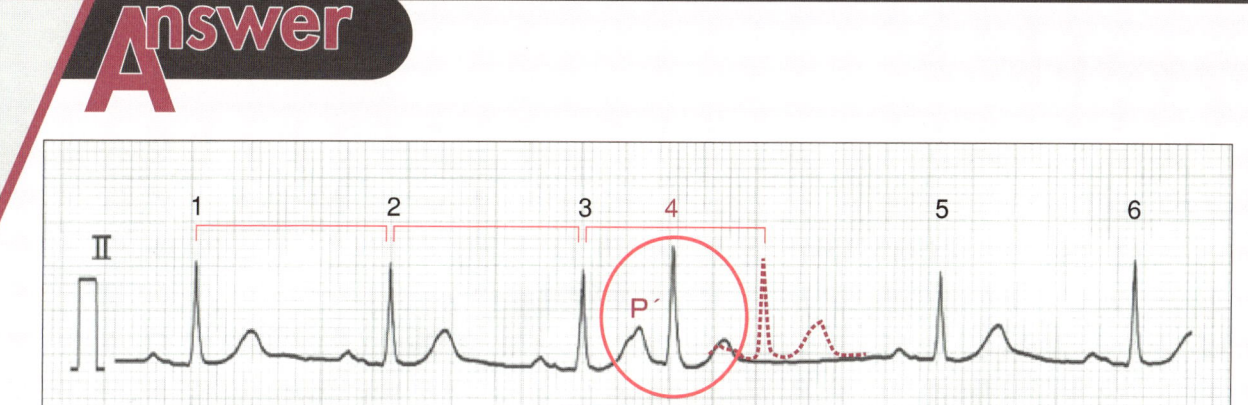

Answer

P′

上室性期外収縮

　第4心拍は本来のタイミングより早期に出現しています。QRS波はほかの波形とほぼ同じで、上室由来の興奮です。直前のT波がわずかに変形しており、P′波が重なっているようです。上室性期外収縮と考えます。症状のない限り、治療は不要です。

A 上室性期外収縮

第4章　問題集 〜力試しをしてみよう！

Question 3

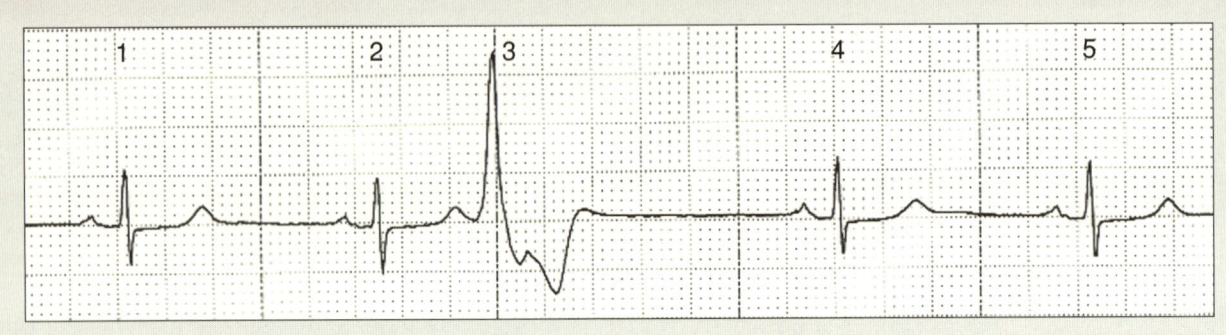

53歳男性。ときに動悸があるということで受診されました。ホルター心電図で不整脈が認められています。

Q 心電図診断はなんでしょう？

> ヒント：幅の広いQRS波の鑑別です。P波を認めないときは……。

Question 4

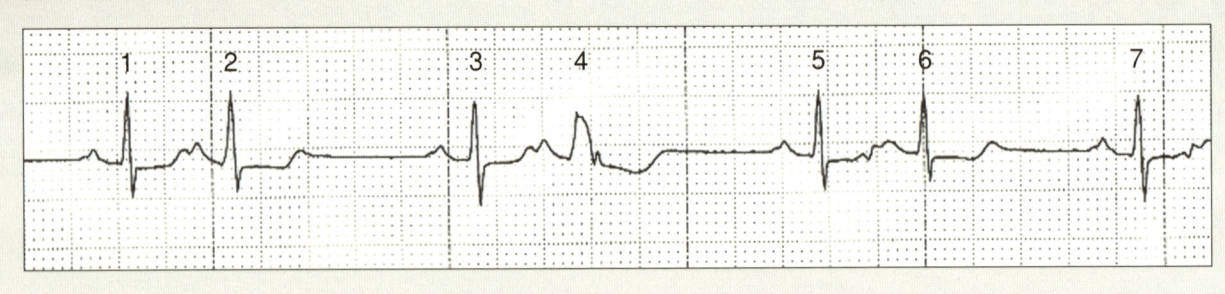

Question 3と同じ患者さんのホルター心電図所見。不整脈が頻発していますが、よく見ると波形がちょっとずつ違います。

Q ①第4心拍は第2心拍とどこが違いますか？
②第6心拍は第2心拍とどこが違いますか？

> ヒント：期外収縮の鑑別です。P波の有無、QRS波の形に注意します。

Answer

心室性期外収縮

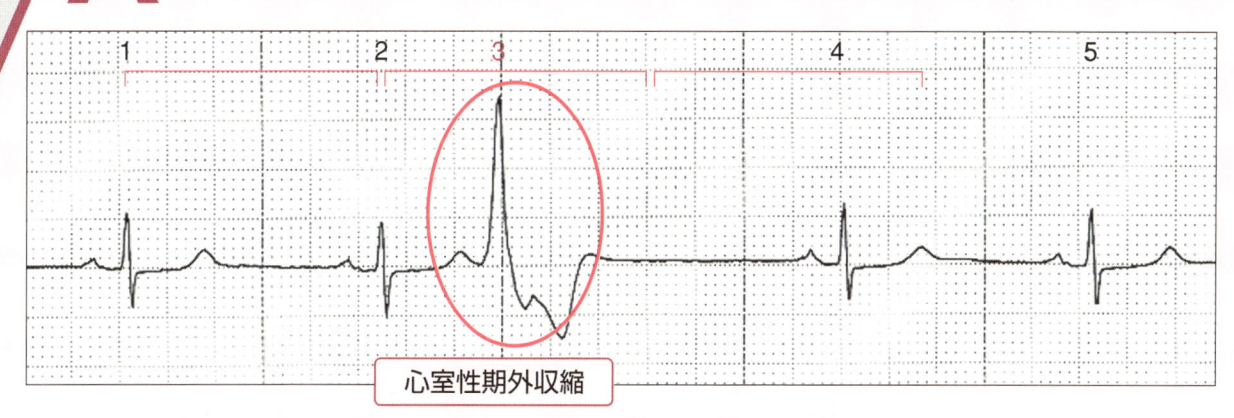

第3心拍は幅の広いQRS波と陰性T波を示し、P波は認めません。典型的な心室性期外収縮です。特に治療は不要です。

心室性期外収縮では、期外収縮を挟んだ前後のR-R間隔は、本来のR-R間隔の2倍になることが多いのですが（完全代償性休止期）、この場合は少し短くなっています。原則どおりとはなかなかいきません。

A 心室性期外収縮

Answer

上室性期外収縮　　上室性期外収縮の変行伝導　　別の部位からの上室性期外収縮

第2心拍は上室性期外収縮でよいでしょう。第4心拍のQRS波は幅が広く、心室性期外収縮に似ていますが、明らかに先行P´波をもちます。上室性期外収縮が変行伝導を起こしたものです。

第6心拍はP´波のタイミングが少し早く、形も違います。P´Q間隔も第2心拍より少し長くなっています。第2心拍とは別の場所からの上室性期外収縮と考えます。

いずれも危険度は低いですが、症状のある場合は投薬治療を行います。

A ①第4心拍：上室性期外収縮の変行伝導
　　②第6心拍：別の部位からの上室性期外収縮

Question 5

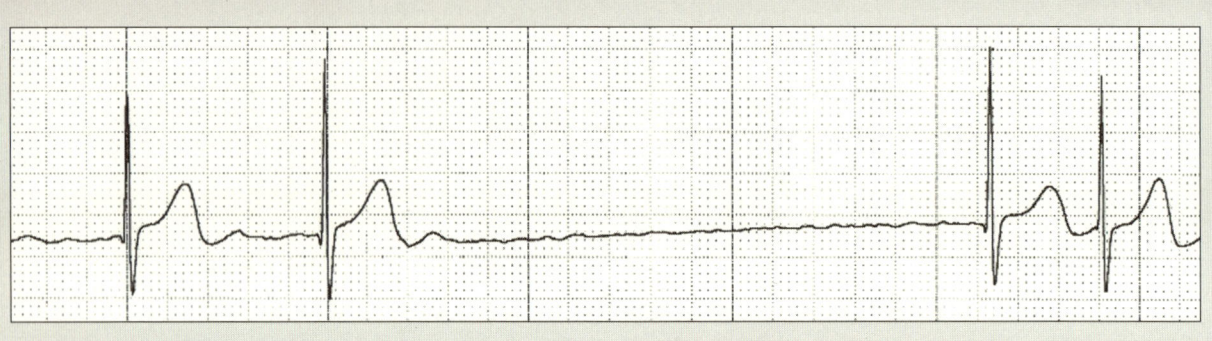

70歳男性。ふらふら感にて外来を受診されました。ホルター心電図を施行したところ、上記のような波形を認めています。

Q ①心電図診断はなんでしょう？
②休止期は何秒ありますか？

ヒント：心電図の横軸は、5mmマスが0.2秒です。

Question 6

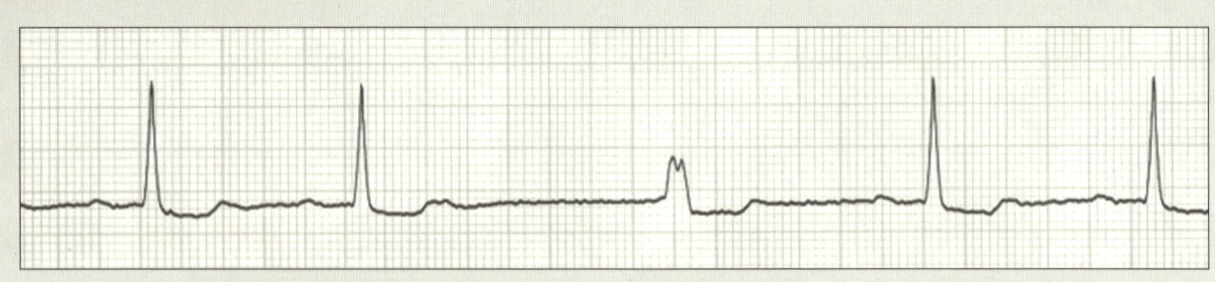

77歳男性。腸閉塞（へいそく）にて入院された患者さんです。心電図で不整脈が指摘されました。バイタルサインや自覚症状など特記すべきことはありません。

Q ①第2心拍の後、長い休止期があります。洞停止でしょうか？
②幅の広いQRS波である第3心拍をなんといいますか？

ヒント：洞停止かどうかの判別は非常にたいせつ。また、長い休止期の後といえば……。

Answer

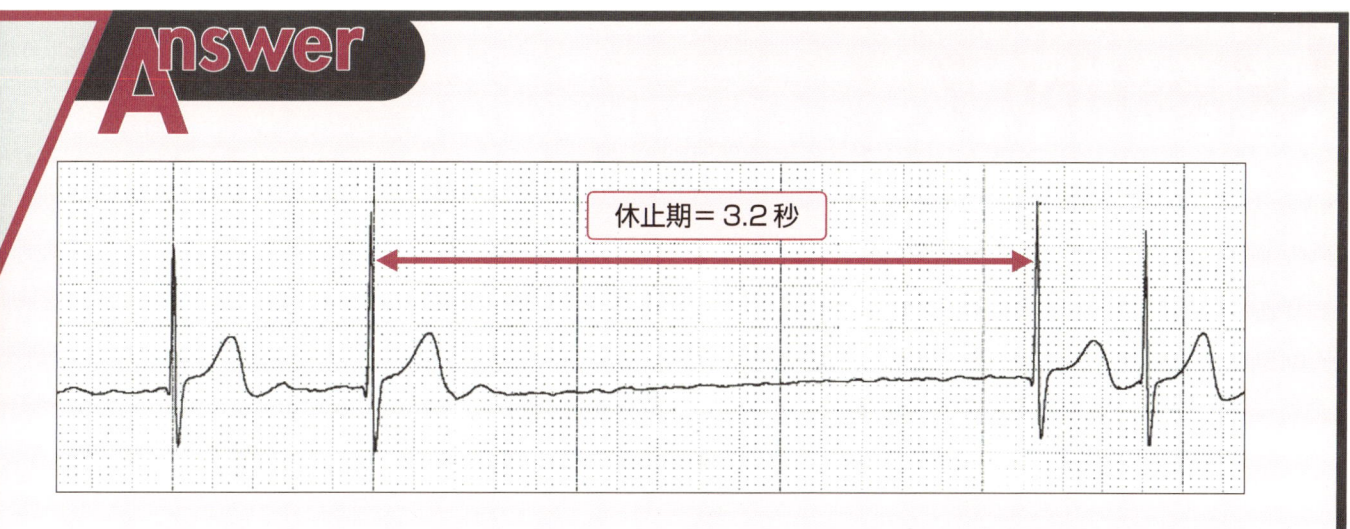

休止期＝3.2秒

　基線は直線にも見えますが、やはり小さく揺れているようです。心房細動に休止期を伴ったものと考えます。

　休止期の間には5mmマスが16個あり、0.2秒×16＝3.2秒となります。休止期が3秒を超えていれば、ペースメーカーの適応となります。ドクターコールが必要です。そのあいだは、意識消失の有無などが観察項目となります。

A ①休止期を伴う心房細動
　　②3.2秒

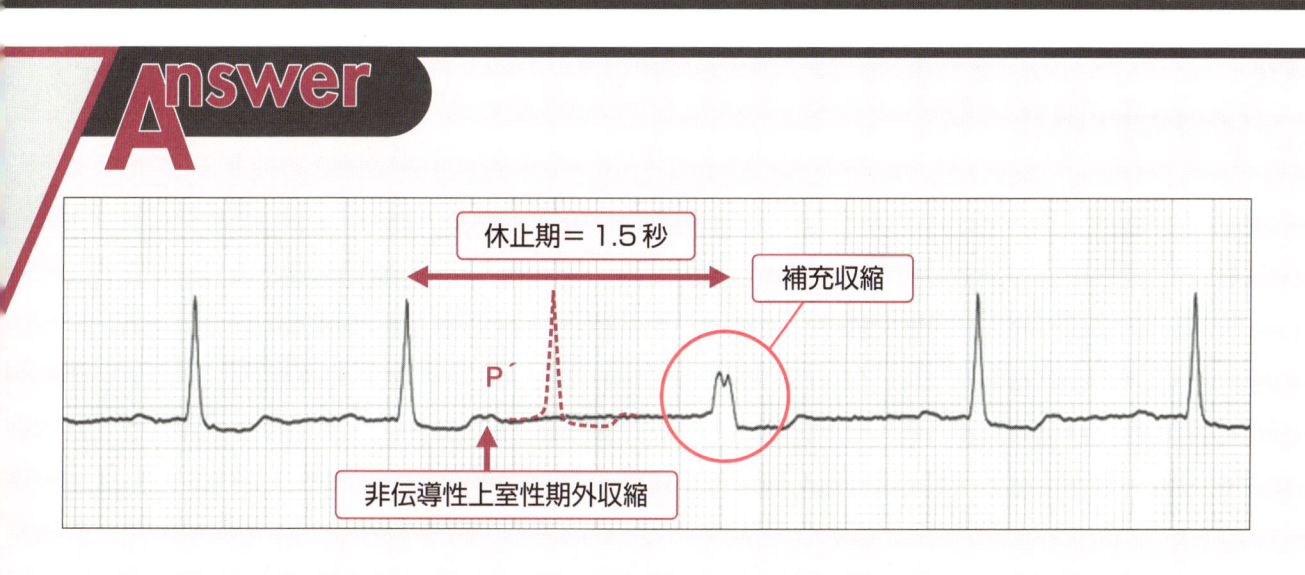

Answer

休止期＝1.5秒
補充収縮
P´
非伝導性上室性期外収縮

　第2心拍の後、約1.5秒の休止期がありますが、よく見るとT波と重なって小さな波があります。これが異所性P波で、それに続くQRS波が脱落しています。これを非伝導性上室性期外収縮といいます。症状がない限り治療は不要です。

　第3心拍はQRS幅が広く、また先行するP波がありません。長い休止期の後、下位の刺激伝導系がんばって新たに興奮を発生する状態、すなわち補充収縮（心室性）です。経過観察でよいでしょう。2秒前後の休止期を見る場合、先行T波の観察が非常にたいせつです。

A ①非伝導性上室性期外収縮
　　②補充収縮（心室性）

Question 7

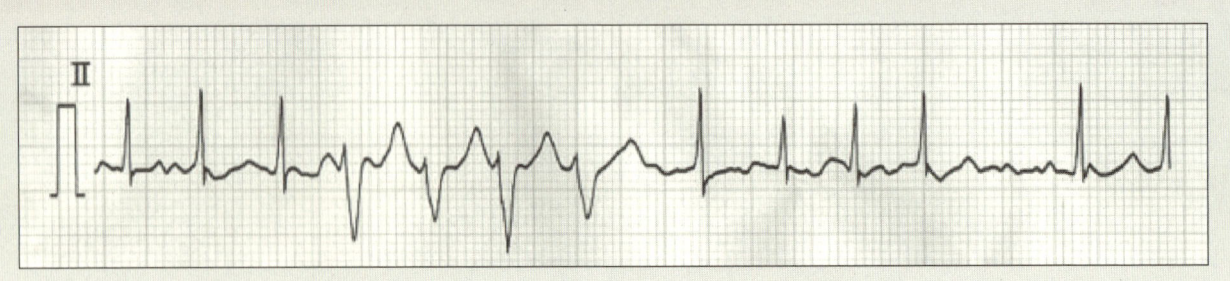

74歳男性。発作性心房細動から心不全となった既往があります。今回、心房細動発作の最中に幅の広いQRS波の連続を見ています。

Q これは心室頻拍でしょうか？

ヒント：たしかに幅の広いQRS波の連続ですが……。

Question 8

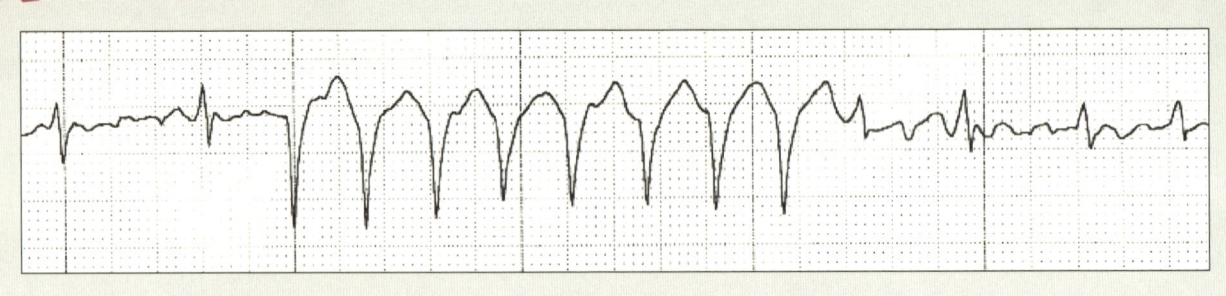

74歳男性。心房細動の患者さんのホルター心電図所見です。幅の広いQRS波の連続を見ています。

Q これは心室頻拍でしょうか？

ヒント：Question7の心電図と比較しましょう。

Answer

R-R間隔の短縮

鋭く狭いr波と深いS波、およびT波

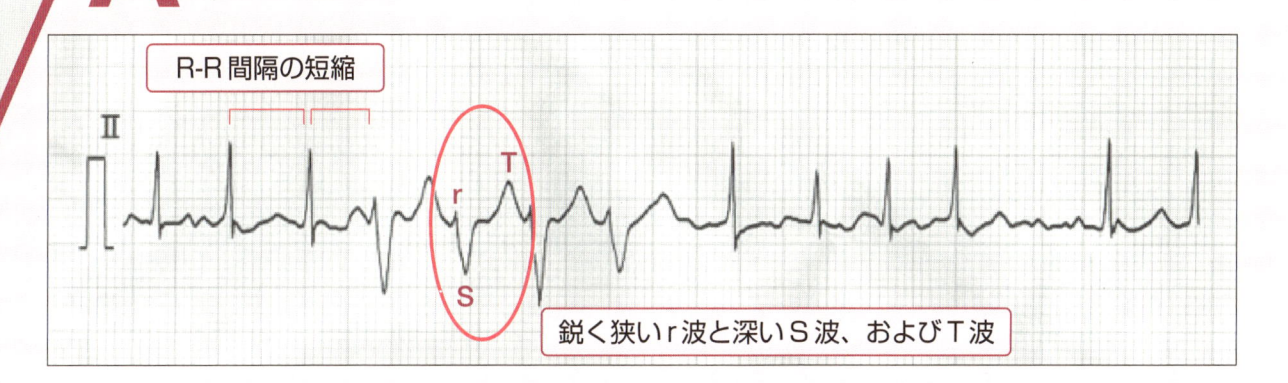

　確証に乏しいのですが、おそらく通常の心房由来の興奮が変行伝導を起こしたものと考えます。幅広いQRS波が先行するR-R間隔よりも早いタイミングで出ていることもポイントです。

　また、その波形を見てみると、鋭く狭いr波と深いS波、それにT波の組み合わせです。このようなはっきりしたr波を心室頻拍で見ることはほとんどありません。扱いとしては、通常の心房細動となんら変わらず、特別な治療も必要ありません。

A 変行伝導を伴う心房細動

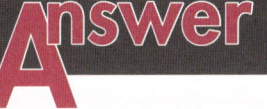

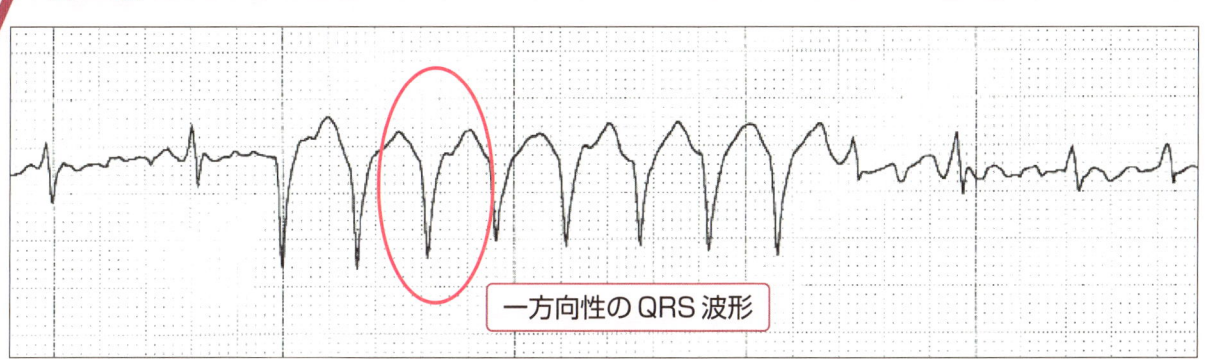

Answer

一方向性のQRS波形

　これは心室頻拍でよいと思います。心室頻拍の場合、このようにQRS波とST-T部分が連続し、区別がつかないことが多いです。また、下向きなら下向きと、一方向性の興奮であるのも心室頻拍を疑う特徴の1つです。

　心室頻拍はすぐにドクターコールを。特に30秒以上続く場合は血行動態に影響を与える可能性が高くなるので要注意です。

A 心室頻拍

第4章 問題集 ～力試しをしてみよう！

Question 9

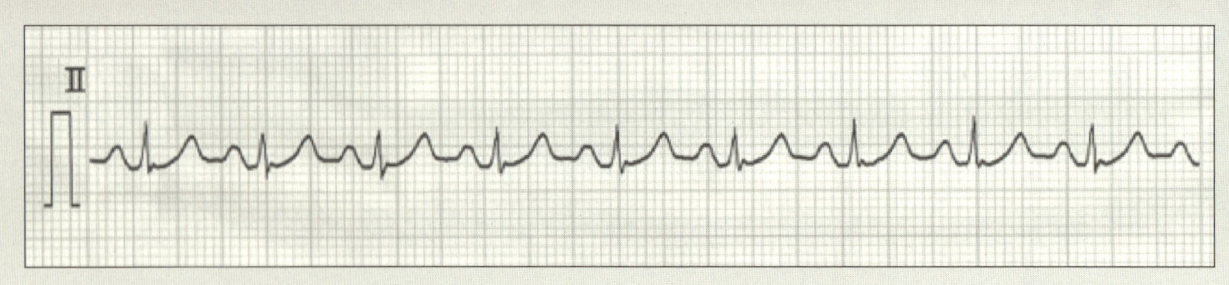

全身倦怠感と食欲不振で入院された81歳女性。腎障害があります。入院中6日目に呼吸苦の訴えがあり、心電図が施行されました。

Q 心電図診断はなんでしょう？

ヒント：P波の確認、心拍数、QRS波の形と、順に見ていきます。心電図診断はシンプルです。

Question 10

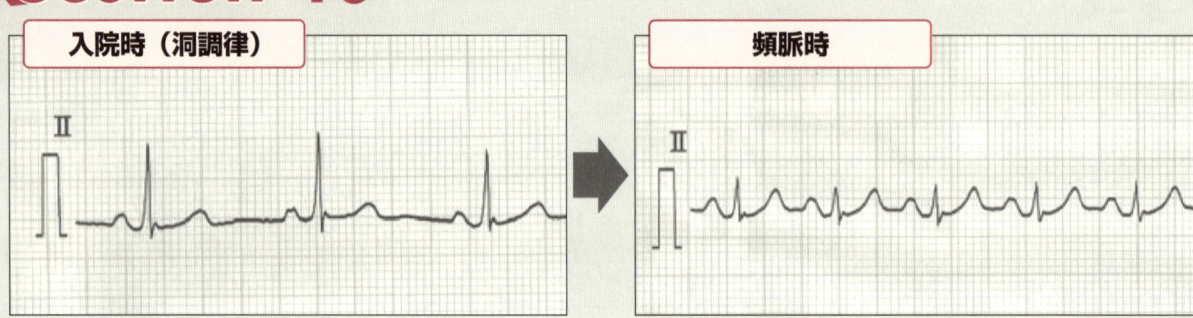

入院時（洞調律） → 頻脈時

Question 9と同じ患者さんの入院時心電図を示します。入院時の心電図に比べ、頻脈時の心電図はP波がやや増高し、逆にQRS波が低くなっているようです。

Q 頻脈の原因として、どんな病態を考えますか？

ヒント：P波の変化は心房負荷を、QRS波の変化は心室の電気力を示します。それにしてもQRS波の減高はなんでしょう？

Answer

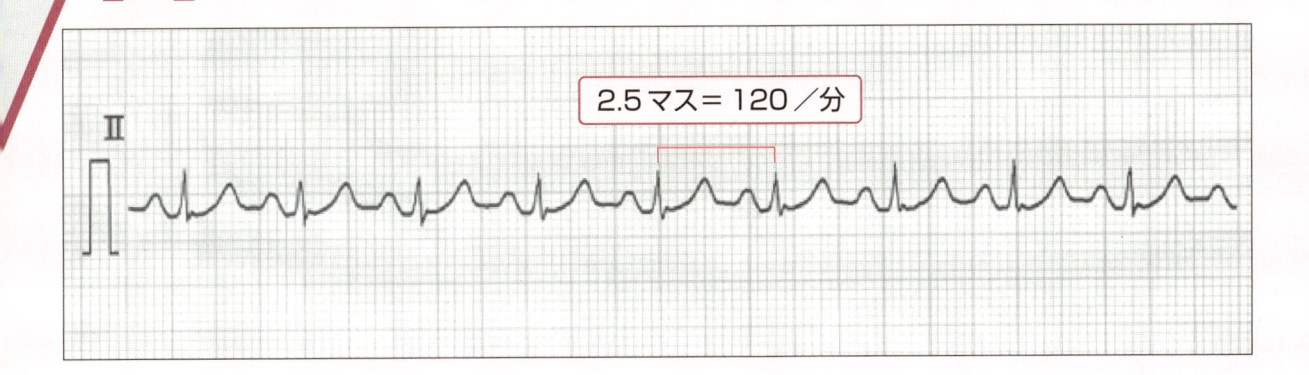

2.5マス＝120／分

　P波、QRS波、T波と特に問題はないようです。脈拍早わかりの法則では300÷2.5マス＝約120／分で、頻脈に分類されます。波形自体に問題はなく、リズム不整もありません。洞性頻脈でよいと思います。

A 洞性頻脈

Answer

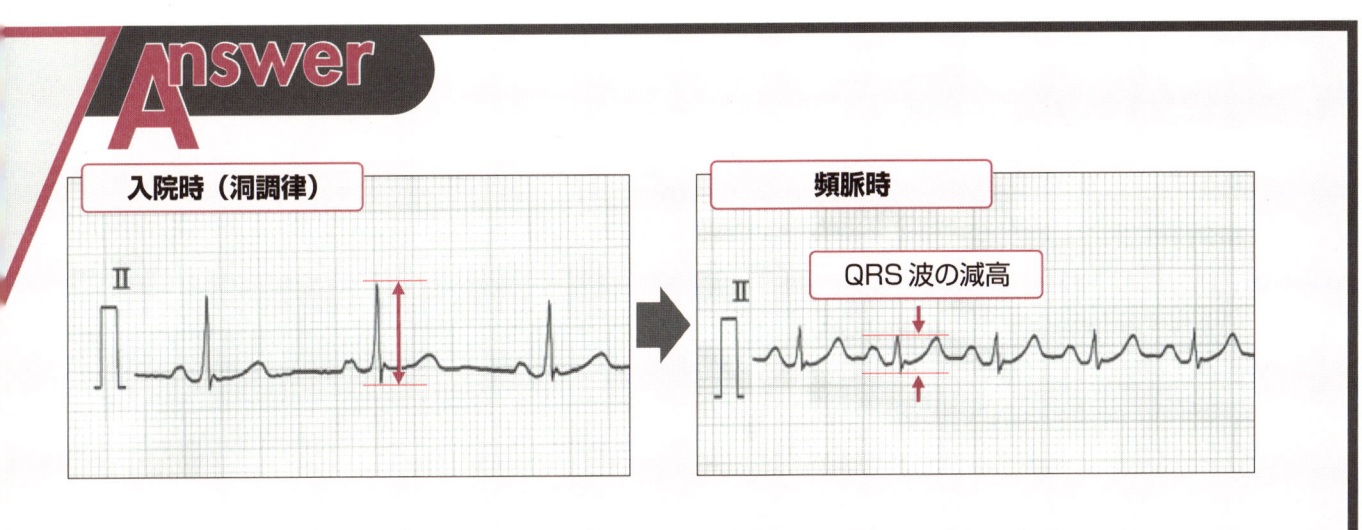

入院時（洞調律） → 頻脈時　QRS波の減高

　頻脈で、しかもQRS波の振れ幅が減少する病態としては、心タンポナーデがあります。またP波が目立つのは右心系の負荷かもしれません。となると、肺梗塞の可能性も考えておくべきでしょう。
　じつはこの症例では、下血のためHb＝12g／dLから7台に低下しており、このための頻脈でした。同時に腎不全が進行し、心囊水が貯留しており、QRS波の振れ幅が減少したようです。肺梗塞についてははっきりしませんでした。

A 貧血および心囊水貯留

Question 11

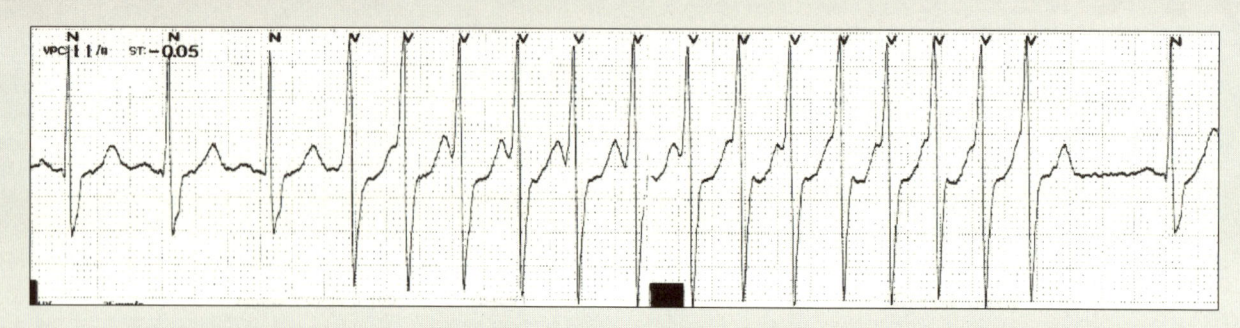

パーキンソン病と肺炎で入院中の84歳男性。夜間モニターで突然の頻拍が記録されていました。

Q これは心室頻拍？　それとも上室性頻拍？

ヒント：難問です。現場で悩むことも多いです。

Question 12

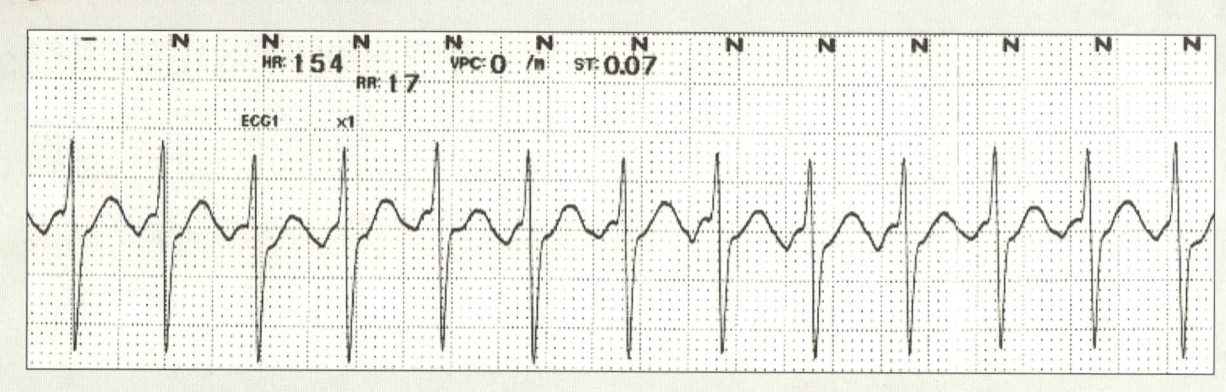

84歳女性。慢性の心房細動のため、リスモダン®の内服中でした。ふらふら感が強いとのことで入院、その際のモニター心電図です。

Q この心電図から、どんな疾患を思い浮かべますか？

ヒント：QRS波の幅が狭い頻脈の鑑別診断です。基線の揺れも気になります。

Answer

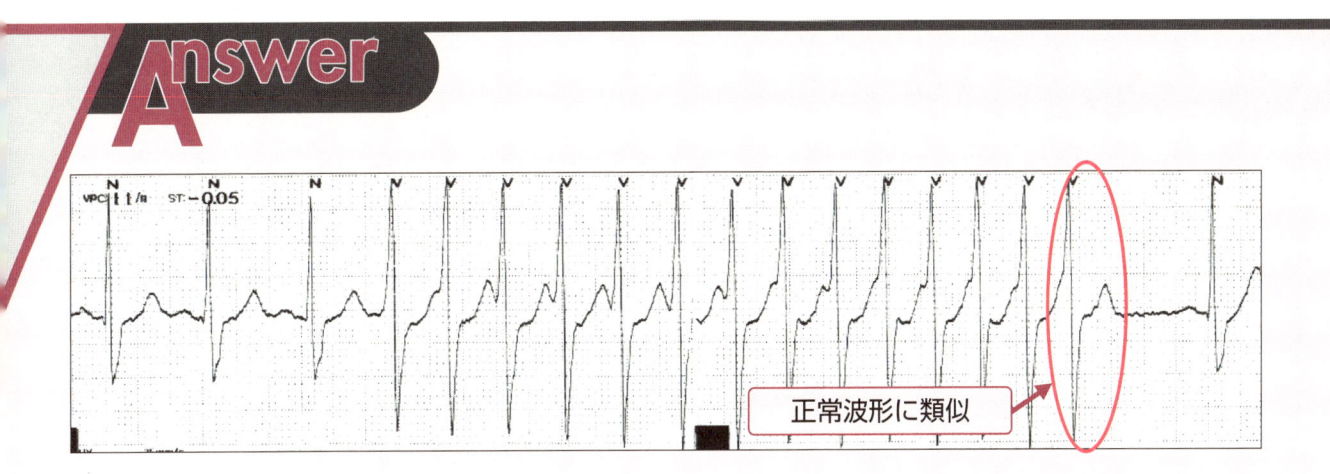

正常波形に類似

　心拍数が約150／分の頻脈発作。発作時のQRS波は洞調律のときよりもやや幅が広く、触れ幅も大きくなっています。このため心室頻拍も候補に挙がりますが、心室由来にしては洞調律時の波形と似ています。特に最後の波形はQRS-Tの波形がはっきりわかります。発作性上室性頻拍でしょう。自然停止しなければドクターコールをお願いします。

A 発作性上室性頻拍

Answer

フラッター波

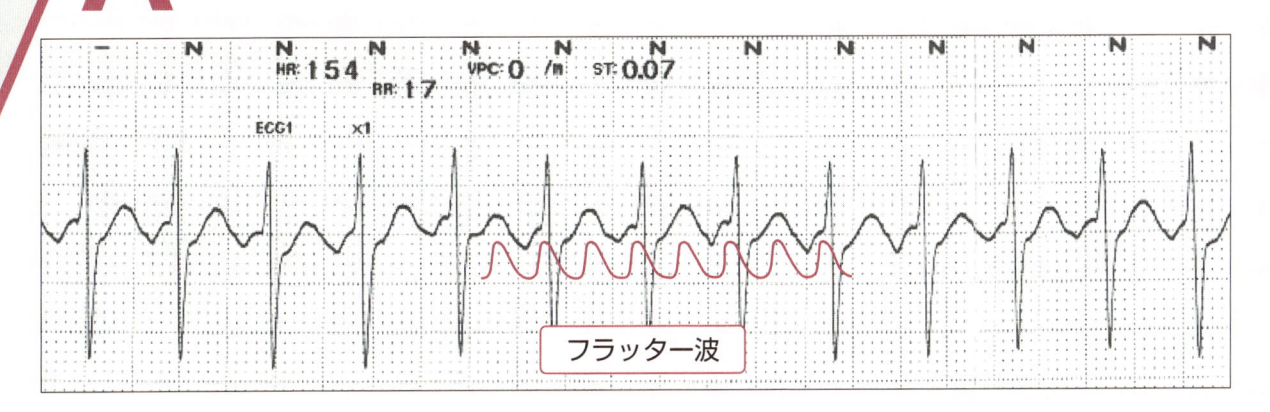

　脈拍は150／分で、不整はないようです。不整のない頻脈としては、洞性頻脈、発作性上室性頻拍、心房粗動が挙げられます。また、心房細動も強い頻脈時には脈の不整が目立たず否定はできません。正確な診断に行き着かなくても、心拍数140／分以上ではドクターコールでよいでしょう。

　図に示すように、基線の振れはフラッター波（F波）を思わせるもので、心房粗動を疑わせます。ワソラン®１／４Ａ投与にて、伝導比が１：４に変化し、心房粗動と確認できました。

A 候補となる疾患：洞性頻脈、発作性上室性頻拍、心房粗動、頻脈型心房細動など

第４章 問題集 ～力試しをしてみよう！

Question 13

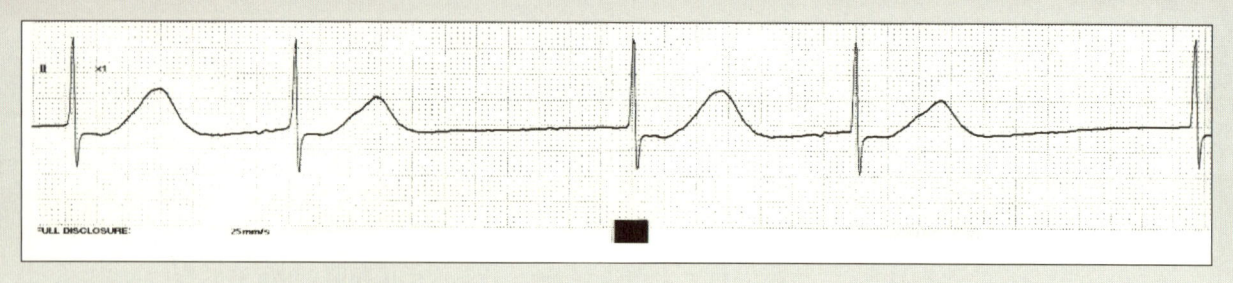

84歳男性。発作性心房細動を繰り返し、薬物治療を受けていた患者さんです。不整脈も気になりますが、波形が……。

Q 波形上の問題点はなんでしょう？

ヒント：非常に危険な兆候です。その根拠は？

Question 14

59歳女性。数日前から胸痛が出現し、入院。半年前の健康診断のとき、および今回の心電図です。

Q どんな疾患を考えますか？

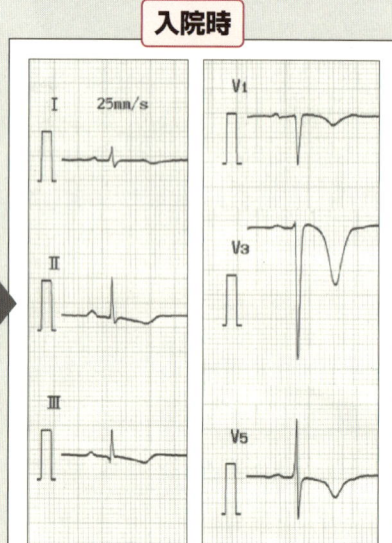

ヒント：入院時の心電図では、波形が大きく変化しています。心臓の異常を知らせるチャイムであることは間違いありません。

Answer

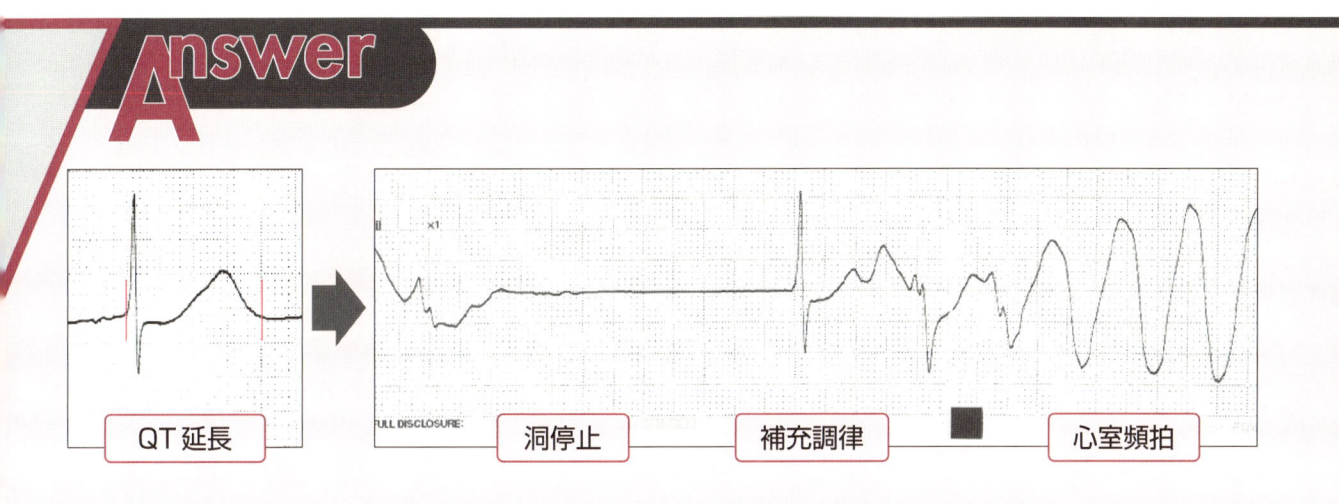

QT延長 → 洞停止 / 補充調律 / 心室頻拍

　1度房室ブロックと極端な徐脈ももちろん問題ですが、なにしろQT時間が0.8秒と著明に延長しています。内服中のピメノール®を中止し、キシロカイン®の持続投与を開始しましたが、30分後、トルサード・ポアン型の心室頻拍へと移行してしまいました。難治性で、1時間ごとにカウンターショックを施行。幸い24時間後に終息し、事なきを得ましたが。

A 1度房室ブロック、洞性徐脈（洞停止）、QT時間延長

Answer

　I、II、III誘導、V_1からV_5誘導と、陰性T波が出現しています。特に胸部誘導で強く、前壁梗塞を疑います。心エコーでは心尖部を中心に収縮が非常に悪く、心室瘤のようでした。
　しかし経過を通じて心筋逸脱酵素（CPKなど）は変化せず、後日行った冠動脈造影でも有意な狭窄を認めませんでした。強い冠動脈攣縮型狭心症を契機に、一過性の心筋虚血を来したようです。T波が正常化するにつれて、心室収縮も回復しました。

A 冠動脈攣縮型狭心症後の一過性心筋虚血

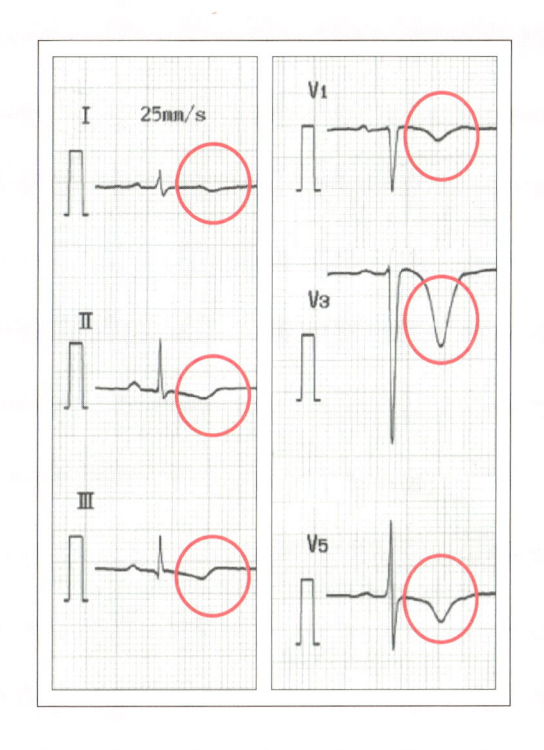

第4章　問題集 ～力試しをしてみよう！

INDEX

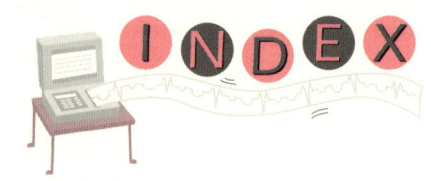

欧文索引

Af（心房細動） 66
AF（心房粗動） 72
AIVR 75
APC（上室性期外収縮） 58
DDDモード 107
F波（フラッター波） 73
f波（細動波） 67
LBBB（左脚ブロック） 86
PQ時間 18
PQ部分 16, 18, 55
PR時間 19
PSVT（発作性上室性頻拍） 68
P波 12, 16
QRS波 12, 16, 20, 55
QS波 20
QTc 12
QT延長 22, 129
QT短縮 22, 128
R on T型心室性期外収縮（VPC） 64
RBBB（右脚ブロック） 84
R波増高不良 44
SSS（洞不全症候群） 92
ST上昇 96, 98, 140, 143
ST低下 24, 26, 96
ST部分 16, 55
ST偏位 22, 29, 144
T波 12, 16, 30, 55
T波増高 22
T波平低化 22
U波 127
Vf（心室細動） 76
VPC（心室性期外収縮） 60, 62, 64
VT（心室頻拍） 74
VVIモード 107
WPW症候群 70

和文索引

あ
アーチファクト 46
アイントーフェン 38, 39
アイントーフェンの三角形 40
アダムス・ストークス発作 89
アデホスコーワ® 122
アトロピン® 123
イオン電流 48
移行帯 44
異所興奮の不整脈 55, 58, 60, 62, 64, 66, 68, 72, 74, 76
異所性心房調律 19, 134
異所性P波（P′波） 58, 130, 132, 134
1度房室ブロック 19, 78
陰性T波 22, 32, 98, 141
インデラル® 116
ウィルソン 39
ウィルソンの中心電極 40
ウェンケバッハ型洞房ブロック 137
ウェンケバッハ型2度房室ブロック 81
右脚 10, 84
右脚ブロック（RBBB） 84, 143
右室肥大 45
右軸偏位 42, 45
運動負荷心電図 97

か
活動電位 10, 50
カテーテルアブレーション 71
下壁梗塞 102
カリウムイオン 50, 126
カリウムチャンネル 48, 51
カルシウム 50, 128
カルシウムチャンネル 50
カルシウム・パラドックス 129
間欠性WPW症候群 138
冠性T波 32, 98
完全右脚ブロック 85
完全左脚ブロック 87
完全房室ブロック 83
感度 14
冠動脈 24, 34
冠動脈造影 36
キシロカイン® 112
脚ブロック 20, 85
急性心膜炎 140
狭心症 22, 24, 26, 96
胸部誘導 38, 44, 46
虚血 24, 32
緊急時対応 77
筋電図 47
偽性心室頻拍 71
血管迷走神経反射（ワゴトミー） 91
ケント（Kent）束 71
降圧薬 118
高位側壁梗塞 105
高カリウム血症 22, 124
高カルシウム血症 23, 128
交感神経 91
抗コリン作用 111
較正曲線 12
高度房室ブロック 83
抗不整脈薬 108
ゴールドバーガー 38, 41

さ
細動波（f波） 67
再分極 50
左脚 10, 87
左脚ブロック（LBBB） 32, 86
左室肥大 26, 43, 45
左室優位 8, 36
左軸偏位 42
3段脈 63
3度房室ブロック 82
サンリズム® 114
刺激伝導系 10, 54, 55
四肢誘導 38, 41, 42, 46
ショートラン 63, 75
心筋回復 30
心筋梗塞 22, 28, 98
心筋興奮 30, 48
心室細動（Vf） 76

心室性期外収縮(VPC)　60, 62, 130
心室性不整脈　32
心室頻拍(VT)　74
心室瘤　100
心臓の自動能　83
心電図　9
心嚢水貯留　20
心肺蘇生　77
心肥大　20, 22, 24, 32, 43, 45
シンビット®　117
心房細動(Af)　66
心房性期外収縮　59
心房粗動(AF)　72
心膜炎　22, 28
ジギタリス製剤　27, 120
持続型心室頻拍　75
受攻期　65
循環器　8
上室性期外収縮(APC)　19, 58, 130
徐脈　144
徐脈頻脈症候群　93
人工ペースメーカー　106
静止電位　10, 48, 126
前胸部叩打法　75
全層性障害　28
前壁側壁梗塞　104
前壁中隔梗塞　100
早期興奮症候群　18
双極誘導　38, 40
促進性心室固有調律　75
側壁梗塞　105
憎帽性P波　18

た
多源性心室性期外収縮　63
多発性心室性期外収縮　63
単極誘導　38, 40
脱分極　50
陳旧性心筋梗塞　99
低カリウム血症　127
低カルシウム血症　23, 129
テント状T波　98, 124, 126
デルタ波　70

電気軸　42
電気的除細動　77
電気的除細動器　77
電極　46
伝導障害の不整脈　55, 78, 80, 82, 84, 86
伝導途絶の不整脈
時計回転　44
トルサード・ポアン　75
トレッドミル運動負荷心電図　27
洞結節　10, 54
洞結節由来の不整脈　55, 88, 90, 92
洞性徐脈　90, 93
洞性頻脈　88
洞停止　93, 132, 136
洞不全症候群(SSS)　92
洞房ブロック　93, 136
ドクターコール　144

な
ナトリウム-カリウム交換ポンプ　48, 121
ナトリウムチャンネル　50
2段脈　63
2度房室ブロック　80
2連発　63

は
肺梗塞症　142
肺性P波　18, 45
肺塞栓症　142
反時計回転　44
非持続型心室頻拍　75
ヒス(His)束　10, 54
肥大型心筋症　27, 141
左回旋枝　34, 105
左冠動脈優位型　37
左主幹部　34
左前下行枝　34, 36, 100, 104
非伝導性上室性期外収縮（blocked APC）　132
標準12誘導心電図　38, 42
頻脈　144
不完全左脚ブロック　87

副伝導路症候群　70
不整脈　55
フラッター波(F波)　73
ブルガダ症候群　143
プラトー　50
プルキンエ線維　10
ヘミブロック　87
変行伝導　130
ペースメーカーコード　106
補充調律　83
発作性上室性頻拍(PSVT)　68
ホルター心電図　97
房室回帰性頻拍　69, 71
房室解離　91
房室結節　10, 54
房室結節リエントリー性頻拍　69
房室接合部調律　134
房室接合部補充調律　83, 91
ポーズ　93

ま
膜電位　48
右冠動脈　34, 102
脈拍数　12
迷走神経刺激手技　69
モービッツⅡ型洞房ブロック　137
モービッツⅡ型2度房室ブロック　81
モニター心電図　14

や
誘導　14
4段脈　63

ら
リスモダン®　110
連結期　63
ローン(Lown)分類　61, 63

わ
ワソラン®　118

■著者紹介

石橋 克彦（いしばし・かつひこ）
中国電力株式会社中電病院 内科副部長

1987年広島大学医学部卒業。
広島大学医学部附属病院、広島市民病院、中国労災病院にて循環器内科勤務。
1993年より2年間、テキサス大学医学部高血圧研究所に留学。
1997年医学博士取得。同年より現職。心臓病、高血圧などを中心として診療にあたり現在に至る。
日本内科学会認定医、日本循環器学会認定専門医。

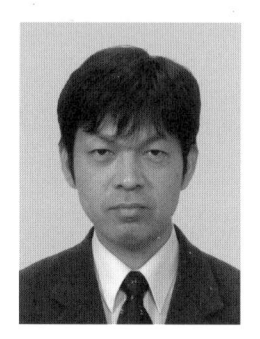

本書は、小社刊行のナース向け月刊情報誌『ナースビーンズ』2004年10月号特集「たとえで覚える！ 心電図と心臓のしくみ」、11月号特集「あわてない！ あせらない！ 不整脈心電図」をまとめ、加筆修正して単行本化したものです。

Hon de ナースビーンズ・シリーズ
もう忘れない！ 早わかり心電図
たとえで覚える心臓の動きと心電図の読みかた

2006年2月10日発行　第1版第1刷
2007年6月30日発行　第1版第3刷

著　者　石橋 克彦（いしばし かつひこ）
発行者　長谷川 素美
発行所　株式会社メディカ出版
　　　　〒564-8580　大阪府吹田市広芝町18-24
　　　　電話　06-6385-6931（編集）
　　　　　　　0120-27-6591（お客様センター）
　　　　http://www.medica.co.jp/
編集担当　粟本安津子
編集協力　有限会社メディファーム、沖上直広
カバー・本文デザイン　パジャマ・スタディオ
イラスト　トモダマコト
印刷・製本　図書印刷株式会社

© Katsuhiko ISHIBASHI, 2006

落丁・乱丁はお取り替えいたします。　　　　　　　　　　　禁無断転載
ISBN978-4-8404-1448-7　　　　　　　　　　　Printed and bound in Japan